# Biografisches Arbeiten und Lebensrückblick in der Psychotherapie

Barbara Rabaioli-Fischer

# Biografisches Arbeiten und Lebensrückblick in der Psychotherapie

Ein Praxishandbuch

hogrefe

**Dipl.-Psych. Barbara Rabaioli-Fischer**, 1970–1974 Studium der Psychologie und Slawischen Philologie in Tübingen. 1973–1976 wissenschaftliche Mitarbeiterin am Max-Planck-Institut für Psychiatrie und ab 1977 am Lehrstuhl für Sportpsychologie der Technischen Universität München. Seit 1983 Tätigkeit in eigener Praxis in München. Seit 1986 Tätigkeit als Dozentin und Supervisorin (Verhaltenstherapie) an verschiedenen Instituten und Kliniken. Lehraufträge in Deutschland, Österreich, Italien, Schweiz, China. Arbeitsschwerpunkte: Interkulturelle Psychotherapie, Verfahren der Verhaltensmedizin, Psychotherapie für ältere Menschen, biografische Arbeit in der Verhaltenstherapie, neue Ansätze der kognitiven und transaktionalen Verhaltenstherapie.



**Bibliografische Information der Deutschen Nationalbibliothek**

Die Deutsche Nationalbibliothek verzeichnet diese Publikation in der Deutschen Nationalbibliografie; detaillierte bibliografische Daten sind im Internet über http://dnb.dnb.de abrufbar.



Hogrefe Verlag GmbH & Co. KG
Merkelstraße 3
37085 Göttingen
Tel.: 0049 (0)551 99950-0
Fax: 0049 (0)551 99950-111
E-Mail: verlag@hogrefe.de
Internet: www.hogrefe.de

Umschlagabbildung: © Barbara Ferra Fotografia/Getty Images, München
Satz: ARThür Grafik-Design & Kunst, Weimar
Druck: Media-Print Informationstechnologie, Paderborn
Printed in Germany
Auf säurefreiem Papier gedruckt

1. Auflage 2015

(E-Book-ISBN_PDF 978-3-8409-2625-9; E-Book-ISBN_EPUB 978-3-8444-2625-0
ISBN 978-3-8017-2625-6
http://doi.org/10.1026/02625-000

# Inhaltsverzeichnis

# 1 Einführung in das Thema

*Biografiebewußte Menschen, nicht nur die Erfolgreichen, sagen gerne: „Es hat mich nie etwas von meinem Weg abbringen können ...“ Dem kann ich nur entgegnen: es hat mich alles immer und immer aufs Neue von meinem Weg abbringen können. Unbeirrt bewege ich mich erst, seitdem die Lage ausweglos ist.*

Botho Strauß, 1980

Im vorliegenden Band sollen unter dem Aspekt des biografischen Arbeitens bewährte und wissenschaftlich gesicherte Methoden, sowie einzelne spezielle Varianten aus der neueren kognitiven Verhaltenstherapie zusammengefasst vorgestellt werden. Ziel ist dabei, eine praktische Anleitung für die Bearbeitung *biografisch-prägender* Ereignisse zu geben. Ein spezieller Teil beschäftigt sich mit den neueren Verfahren der *Lebensrückblickinterventionen.* Ein weiteres Anliegen ist, eine Zusammenführung der konzeptionellen Grundlagen der kognitiven Verhaltenstherapie und der transaktionalen Verhaltenstherapie für die Arbeit mit wichtigen Inhalten der Biografie zu geben. Damit soll letztendlich ein Handwerkszeug vorgestellt werden, welches dazu befähigt, Biografiearbeit in der kognitiven Verhaltenstherapie fundiert durchzuführen.

Die Schritte zur Bearbeitung der Biografie sind die Anamneseerfassung und Analyse biografischer Erfahrungen im Zusammenhang mit der gesamten Entwicklung des Patienten, seiner Individuation und spezifisch mit seinem *Problemverhalten* bzw. seiner Symptomatik. Grundlage sind hierbei die Methoden zur Einordnung dieser Gesamtinformation, wie sie insbesondere von Frederic Kanfer, der die Darstellungsformen der Biografie in der Mikro- und Makroanalyse dargelegt hat, sowie von Aaron Beck und seinen Nachfolgern, die die Behandlung biografisch-relevanter Ereignisse erforschten, mitbegründet wurden. Weiterhin werden testdiagnostische Instrumente zur Erfassung und Darlegung biografisch-relevanter Ereignisse vorgestellt.

Erläutert werden insbesondere *emotional-aktivierende* Verfahren, die bekanntlich eine tiefergreifende Problembewältigung von kritischen Lebensereignissen für die Patienten ermöglichen. Sie erlauben, mit den neu erschlossenen, veränderten Verhaltensweisen auf jeder psychologischen Ebene (emotionale, physiologische, kognitive und Verhaltensebene) den Patienten einen guten Weg für die Zukunft geben zu können.

Die Literatur bezieht sich sowohl auf die grundlegenden Arbeiten aus der Zeit der Entwicklung der kognitiven Verhaltenstherapie, als auch auf neuere Ansätze.

Dabei liegt der Fokus der Darstellung immer auf den Techniken und Methoden zum biografisch-lebensgeschichtlichen Arbeiten.

Ein Kernanliegen in der psychotherapeutischen Arbeit ist bei allen Verfahren die Bearbeitung der Biografie bzw. der lebensgeschichtlichen Zusammenhänge, die die Störung mit verursachen, beeinflussen und aufrechterhalten. Es ist ein zentrales Bedürfnis von Patienten, einerseits zu erfahren, welche lebensgeschichtlichen Einflüsse und biografischen Ereignisse ihre Belastungen bzw. das Störungsbild verursachen. Und andererseits diese Ursachen zu bearbeiten, um zu neuen Verhaltensmustern zu gelangen. In den letzten Jahren wurden hierzu im Rahmen einer allgemeinen Psychotherapie (d. h. therapieschulen-übergreifend) viele Arbeitstechniken und Interventionen vorgestellt. Hierzu gehören z. B. auch *Lebensrückblickverfahren*, die innerhalb der psychotherapeutischen Arbeit eine Sonderstellung einnehmen.

Kanfer et al. beschreiben in Bezug auf die Therapeut-Klient-Beziehung bereits 1991:

> Der Klient hat einen erheblichen Informationsvorsprung in den Bereichen, die sein eigenes Leben betreffen: Er ist in diesem Sinne „Experte über sich selbst". Er ist die primäre und vorrangige Informationsquelle für den Therapeuten – sowohl durch sein sprachliches, als auch sein nonverbales Verhalten. Im Lauf seiner einzigartigen Lebensgeschichte hat jeder Klient gewisse Verhaltenskompetenzen, emotionale und psychophysiologische Reaktionsmuster erworben, so wie ein kognitives Modell von „sich und der Welt" entwickelt, wovon der Therapeut zu Beginn einer Therapie keinerlei Kenntnis hat, worüber er jedoch Informationen benötigt, um dem Klienten weiter helfen zu können. (S. 57)

Dabei wirft die *Makroanalyse* in der Verhaltenstherapie einerseits einen Blick auf die gesamte lebensgeschichtliche Entwicklung, während in der *Mikroanalyse* andererseits aktuelle, problematische Interaktionssituationen und symptombezogenes Problemverhalten betrachtet werden. Das Bedürfnis, Menschen mit ihrer Geschichte und ihrer Gewordenheit zu erfassen, um therapeutisch sinnvoll und zielführend hilfreich sein zu können, ist somit bei einer guten Therapie beidseits gegeben: vom Patienten und vom Therapeuten. Fiedler (1998, S. 371) nennt dazu drei Aspekte des biografischen Arbeitens:

**Drei Aspekte des biografischen Arbeitens nach Fiedler (1998, S. 371):**

- *Biografische Problemanalyse als Grundlage:* subjektive Störungstheorie und das Expertentum des Patienten.
- *Biografie als Erklärungshintergrund:* Begründung und Validierung ätiologischer Hypothesen.
- *Biografie als therapeutisches Ziel:* Patientenschulung im Verstehen der eigenen Biografie.

Er führt weiter aus:

> Therapeutisch wirkt jede (Biografie-)Exploration bereits durch sich selbst. So beinhaltet die kooperative Rekonstruktion einer persönlichen Leidensgeschichte (subjektive Störungstheorie) zumeist, dass auch „neuartige" Erkenntnisse generiert werden können, weil die bisher zumeist wenig einsichtigen psychischen Störungen im diagnostischen Gespräch in einem (er)klärenden oder sinnstiftenden Licht erscheinen [...]. Insbesondere die Persönlichkeitsstörungen verlangen eine sorgsame biographische Betrachtung, weil zunächst nicht sicher ist, ob sich (selbst bei Kriterienerfüllung) die Diagnose einer Persönlichkeitsstörung rechtfertigt. (S. 373, 375)

Auch Aaron Beck et al. (Beck, 1986, 1995) und später seine Tochter Judith Beck (Beck, Judith, 1999) betonen seit Jahrzehnten, dass ein gutes und sinnvolles Arbeiten in der kognitiv-emotionalen Psychotherapie nur gelingen kann, wenn die relevanten biografischen Daten und die daraus resultierende Symptomatik erfasst und bearbeitet werden. Im vorliegenden Band soll dem vielfach geäußerten Bedürfnis von Ausbildungskandidatinnen und -kandidaten Raum gegeben werden, *wie* sie biografisches Arbeiten einführen können, welches insbesondere auch die *emotionale Verarbeitung* kritischer Lebensereignisse ermöglicht.

## Zum Aufbau des Bandes

Im theoretischen Teil soll zuerst ein kurzer, historischer Überblick zu den vorhandenen Grundlagen der Biografiearbeit wesentlicher Autoren der kognitiven Verhaltenstherapie gegeben werden. Danach werden Erweiterungen präsentiert, die daraus entwickelt wurden. Die Verarbeitung von lebensgeschichtlichen Ereignissen, welche die aktuellen Probleme von Patienten aufrechterhalten, wird dargestellt. Diese zusätzlichen *„neuen"* Verfahren sind auf der Basis der Erweiterung der kognitiven Verhaltenstherapie durch emotional-aktivierende Interventionen entstanden. Bei den erweiterten neuen Verfahren beschränken wir uns *ausdrücklich* auf die Darstellung der Interventionen zu biografischer Arbeit. Geübte Verhaltenstherapeuten können Ausführungen zu den Grundlagen aus dem Anfangskapitel überschlagen.

Des Weiteren sollen Vorschläge zum biografischen Arbeiten durch die Integration der Transaktionsanalyse in die Verhaltenstherapie vorgestellt werden. Anschließend folgen Aspekte biografischen Arbeitens, wie sie die spezifischen *Lebensrückblickverfahren* anbieten. Die konkreten Behandlungsmöglichkeiten, wie sie von verschiedenen Autoren beschrieben werden, werden praxisnah vorgestellt. Danach beschäftigen wir uns mit konkreten Anwendungsmöglichkeiten anhand von Beispielen bei verschiedenen Störungsbildern und Patientengruppen. Fragebogenverfahren und diagnostische Interventionen, die die Arbeit erleichtern, werden vorgestellt. Im letzten Kapitel erfolgt ein kurzer Überblick zu Wirksamkeitsnachweisen.

*Ziel* des Bandes ist somit, eine spezifische, theoretische und praktische Sicht (besonders mithilfe der Fallbeispiele) auf die Verarbeitung biografisch relevanter Ereignisse in der Psychotherapie zu geben. Die dargestellten evidenzbasierten Verfahren sollen dem Leser Handlungsanleitungen für die Umsetzung in der klinischen Praxis liefern. Ansätze aus der Psychoanalyse und der systemischen Therapie werden nicht berücksichtigt, da die psychoanalytische Psychotherapie hierzu seit Jahrzehnten ein ganz eigenes Konzept vorlegt. Eine entsprechende Darstellung auch dieser Ansätze würde den Rahmen dieses Bandes sprengen.

## Danksagung

Dank an

- Herrn Adrian Vogel, ohne dessen Einsatz diese Arbeit nicht möglich gewesen wäre;
- Herrn Hans Karl Burger, der durch seine Ungeduld die Sache wesentlich beschleunigt hat;
- Herrn Prof. Dr. J. Heiner Ellgring, der die Struktur und Gliederung wesentlich verbessert hat;
- Frau Dr. Sibylle Kraemer, die durch anregende Kommentare die Arbeit inhaltlich unterstützt hat;
- *alle Patienten*, die ihre Daten zur Verfügung gestellt haben. Ohne sie wäre das Buch gar nicht möglich gewesen!

München, März 2015 Barbara Rabaioli-Fischer

# 2 Biografisches Arbeiten – Theoretische und praktische Entwicklungen

## 2.1 Biografisches Arbeiten nach Fred Kanfer

Der Mitbegründer der kognitiven, verhaltenstherapeutischen Arbeit Frederic Kanfer ist derjenige, der das noch heute gültige Grundmodell biografischen Arbeitens entwickelt hat (Kanfer et al., 1991). Seine *Mikro- (S-O-R-K-C-Modell)* und *Makroanalyse* sind seit über 50 Jahren weltweit die Basisverfahren für die Planung und Zielerarbeitung in der kognitiv-emotionalen Verhaltenstherapie. Im Rahmen seiner Selbstmanagement-Therapie hat er Modelle entwickelt, welche ermöglichen, dass der Patient und der Therapeut gemeinsam die Zusammenhänge von Biografie, lebensgeschichtlicher Entwicklung und Problemverhalten transparent erarbeiten können. Damit erhält der Patient sozusagen *„Hilfe zur Selbsthilfe"* und kann sich so aus pathologischen Verhaltensmustern lösen. Im Grundmodell der Verhaltensanalyse, nämlich der *Mikro-* und *Makroanalyse*, soll die lebensgeschichtliche Entwicklung und Krankheitsanamnese der Patienten so dargestellt werden, wie sie für die geplante Therapie relevant sind. Dies erfolgt unter anderem unter dem Aspekt der klassischen Lerngesetze in der Makroanalyse. Hier wird auf frühere Verstärkungsbedingungen, Modelllernen, Bewältigungsfertigkeiten und spezifisch behindernde Entwicklungsbedingungen eingegangen, die für die Entstehung und Aufrechterhaltung der Krankheit wesentlich sind. Schwarz (in Rabaioli-Fischer & Kraemer, 2002) führt dazu aus:

> Die Makroanalyse bzw. Bedingungs- und Funktionsanalyse soll aus der Lebensgeschichte ableitbare Dispositionen für die aktuelle Störung enthalten (z. B. Modelllernen bei überängstlicher Mutter, mangelnde Entwicklung von Copingfertigkeiten durch fehlende Modelle der Eltern). Es soll deutlich werden, weshalb dieses Verhalten jetzt aktualisiert und durch welche Bedingungen (positive und negative Verstärkungsprozesse) es aufrechterhalten wird. (S. 22)

Somit wird deutlich, dass wir bereits in den Anamnesesitzungen die Planung der Psychotherapie stets aufgrund biografischer Informationen spezifisch im Hinblick auf Problemverhalten analysieren, vernetzen und für die Therapieplanung und für den Patienten transparent erklärbar machen wollen.

Kanfer et al. (1991) beschreiben die Entwicklung von *„Verhaltensstörungen"* durch eine Fülle von zusammenwirkenden Einzelfaktoren und Zuständen, welche nur durch ein multifaktorielles Modell adäquat repräsentiert werden können. Problematisch werden diese Faktoren dadurch, dass ursprünglich funktionale Verhaltensmuster im Laufe der Zeit dysfunktional werden. Kanfer macht dies anhand des Beispiels deutlich, dass es Patienten z. B. nicht gelingt, ihre rigiden, stereotypen Gewohnheiten zu ändern. Und dies angesichts der Tatsache, dass ihre Lebenssituation zwischenzeitlich gravierend anders ist als früher und somit ihre alten Verhaltensmuster nicht mehr passen (Kanfer et al., 1991):

> Wenn zum Beispiel ein Kleinkind bei Problemen die Mutter um Hilfe bittet, so kann dies durchaus als „kindgemäßes" Verhalten gelten. Wenn aber dieses Kleinkind mittlerweile 50 Jahre alt geworden ist, sich aber immer noch bei persönlichen Entscheidungen von der Mutter lenken lässt, sind dysfunktionale Konsequenzen hochwahrscheinlich. Ein fehlendes Anpassen eigener Schemata an neue Entwicklungsstufen im Leben ist ein potentieller Risikofaktor für spätere Störungen. (S. 77)

Des Weiteren betonen die Autoren, dass persönliche Erlebnisse in der Kindheit mit traumatischem Charakter von vielen Therapieschulen als Entstehungsbedingung für bleibende Verhaltensstörungen anerkannt werden. Im Rahmen der Verhaltensanalyse und des funktionalen Bedingungsmodells werden somit die unmittelbar störungserhaltenden Variablen und die im Makromodell ermittelten, lebensgeschichtlichen Faktoren, die zur Entstehung und Aufrechterhaltung eines Problemverhaltens führen, erfasst. Für die Analyse und Entwicklung des problematischen Verhaltens schlagen Kanfer et al. (1991, S. 257) folgende Fragen vor:

**Fragen zur Analyse und Entwicklung problematischen Verhaltens nach Kanfer et al. (1991):**

- Unter welchen Umständen hat sich das problematische Verhalten ursprünglich entwickelt?
- Lassen sich die zum Zeitpunkt der Problementstehung relevanten Bedingungen noch eruieren?
- Ist es im vorliegenden Fall notwendig, Informationen über die ursprüngliche Problementstehung zu kennen?
- Welche damaligen Umstände/Bedingungen sind heute noch vorhanden und funktional relevant/welche nicht?
- Gibt es im Verlauf über die Zeit deutlich kovariierende Bedingungen?
- Gibt es Hinweise auf ein „Lernen am Modell"?
- Ist das problematische Verhalten „V" möglicherweise als missglückter, subjektiver Lösungsversuch für andere Probleme zu interpretieren?
- Wie erklärt sich der Patient die Entstehung seiner Schwierigkeiten?

Zur Erfassung lebensgeschichtlich relevanter Bedingungen für die Planung einer Verhaltenstherapie dienen die klassischen Lerngesetze sowie sozialpsychologischen Paradigmata, die die späteren Verhaltensweisen beeinflussen. Handlungsbestimmende Einstellungen werden im Rahmen der Sozialisation über den Prozess des *klassischen* und *instrumentellen* Konditionierens sowie über Prozesse des *Modelllernens* erworben. Das klassische Konditionieren ist z. B.: in Leistungs-/Exponierungssituationen (CS) → CR– tritt Scham als Gefühl auf.

Das *operante Konditionieren* kann dazu führen, dass sich beim Erwachsenen inadäquate Minderwertigkeits- oder Schamgefühle erhalten, wenn der Patient in seiner Kindheit fortlaufend Abwertung und Missachtung seitens seiner Eltern erlebt hat. Das heißt, dass ein Kind in einer einfachen S-R-Verbindung erlebt, dass es beim Zeigen von bestimmten Reaktionen (wie z. B. dem Stolz auf ein selbst gemaltes Bild) verlacht und mit Missachtung behandelt wird. Um angenehmere Reaktionen durch die Eltern zu erzielen (was stets das Ziel eines Kindes ist: nämlich Anerkennung, Liebe und Zuwendung zu erhalten), lernt dieses dann, dass es besser ist, sich zurückzunehmen oder devot zu zeigen. Die Entwicklung von Schamgefühlen ist somit ein typisches Beispiel für die Entstehung von Problemverhalten durch den Prozess der klassischen und operanten Konditionierung. Besonders manifest bleibt diese Reaktion später in Situationen als Erwachsener, wenn das Kind diese Strafreaktion von Verachtung und Abwertung vor anderen Menschen (z. B. Geschwistern, Verwandten) erlebt hat.

Das Lernen von handlungsleitenden Kognitionen und Verhaltensweisen kann andererseits auch über *instrumentelles Konditionieren* erworben werden. Instrumentelles Konditionieren tritt dann auf, wenn wir erlernen, dass ein bestimmtes Verhalten eine angenehme oder unangenehme Konsequenz zur Folge hat. Wird ein Kind beispielsweise für negative Äußerungen gegenüber Ausländern bestärkt und gelobt, so kann es diese Einstellung als stabiles Vorurteil handlungsleitend erwerben.

Der Hauptunterschied zwischen dem klassischen und dem instrumentellen Konditionieren besteht darin, dass der Einstellungserwerb beim klassischen Konditionieren eher unbewusst vor sich geht und auf Gefühlen und psychischen Prozessen beruht (so dass eine einfache Reaktionsverbindung quasi reflexhaft wird), während beim instrumentellen Konditionieren eine Verhaltensweise oder Einstellung über Verstärkungsprozesse geformt wird (Nawratil & Rabaioli-Fischer, 2010). Manche Menschen entwickeln jedoch auch ein „Gegenmodell" in ihrem Verhalten, um eine eigene Identität und Abgrenzung zu den Eltern zu etablieren. So werden etwa Gefahrensituationen bewusst ignoriert, um eine Abgrenzung gegenüber vorgegebenen Sozialisationsmustern einer überängstlichen Mutter zu ermöglichen. Ein Beispiel kann die Tochter sein, die allein als Rucksacktouristin Länder bereist, vor deren Aufsuchen aufgrund terroristischer Anschlägen explizit abgeraten wird.

Ein weiteres Lernparadigma im Rahmen des Sozialisationsprozesses ist die Einstellungsübernahme durch *Modelllernen.* So erlebt ein Kind beispielsweise seine Mutter bei Gewittern ängstlich und verunsichert und entwickelt dann selbst diese Ängste vor Gewittern. Dieses Lernparadigma gilt beispielsweise auch für Schmerz. Wir wissen, dass unsere Schmerztoleranz unter anderem davon abhängig ist, wie wir im Prozess der Sozialisation gelernt haben, mit Schmerz umzugehen. Wird ein Kind etwa bei Schmerzen überwiegend von seinen Eltern inadäquat getröstet und erhält diesbezüglich übertriebene Aufmerksamkeit, für andere Verhaltensweisen aber nicht, so wird es später eine geringe Toleranz für Schmerzen haben und keine guten Copingstrategien für Schmerzerleben erwerben. Dies gilt insbesondere dann, wenn besonders auf Schmerz starke Zuwendung erfolgt, jedoch nicht auf die *Überwindung* und den *Umgang* (Copingstrategien) mit diesen oder anderen, unangenehmen Gefühlen.

Ein letztes Modell, welches die Sozialpsychologie als leitend für die Entwicklung für Verhaltensweisen definiert, ist das *Kommunizieren* bzw. der *Assimilationseffekt (Angleichungseffekt)*. Dabei ist es möglich, dass das Ansehen einer Person aufgrund der Tatsache steigt, dass sie sich im Kontext einer anderen attraktiven bzw. angesehenen Person befindet (vgl. http://www.wissenschaft-online.de/abo/lexikon/psycho/1449). So wissen wir, dass wir Einstellungen von den Personen übernehmen, die uns sympathisch sind. Je sympathischer wir eine Person finden und je höher deren Prestige ist, desto mehr lassen wir uns in unserem Handeln und Einstellungen von dieser Person leiten. Für diesen Lernprozess ist nicht unbedingt persönlicher Kontakt notwendig, vielmehr kann dieser auch durch Vorbilder aus dem öffentlichen Leben (Film, Fernsehen, Politik) geschehen. Während Einstellungen und Verhaltensweisen anfangs vor allem im familiären Umfeld entwickelt werden, werden später auch Bezugsgruppen, mit denen Jugendliche Kontakt haben (Peergroups), relevant. Die Übernahme von Gruppennormen dient in erster Linie dazu, dass wir unserem Bedürfnis nach Anerkennung in unserem Lebensumfeld nachgeben können, andererseits aber auch dem Bedürfnis nach Abgrenzung. In der späteren Entwicklung dient dies der Entwicklung eigener Identität und der Lösung vom Elternhaus. Stets haben jedoch die erworbenen Verhaltensmuster und Einstellungen aus dem Elternhaus und von anderen *emotional* wichtigen Bezugspersonen in Kindheit und Jugendzeit stärkeren Effekt und sind stärker handlungsleitend. Sie sind somit wichtig im Sinne einer (Nawratil & Rabaioli-Fischer, 2010):

- *Identifikationsfunktion*, damit Menschen sich in Gruppen und einer Gesellschaft zurechtfinden.
- *Ökonomiefunktion*, damit Menschen sich leichter zurechtfinden.
- *Abwehrfunktion*, damit Menschen sich rechtfertigen und beschützen können.

Einstellungen zeigen sich konkret auf den drei Verhaltensebenen *Gedanken, Gefühle und Verhalten.* Aufgrund dessen spricht man auch vom *„Dreikomponentenansatz"*. Ein konkretes Beispiel hierfür zeigt Abbildung 1.

Zur Erfassung von *lebensgeschichtlich relevanten* und für die spätere Störung aufrechterhaltenden Bedingungen gehören natürlich besonders *persönliche Erlebnisse* mit *traumatischem Charakter*. So weisen Kanfer et al. (1991) auf die Relevanz von traumatischen Erfahrungen für die Entstehung von Verhaltensstörungen hin. Sie betonen, dass neben einmaligen Traumatisierungen (z. B. das Erleben einer Naturkatastrophe als Kind) auch mehrere Belastungen kleinerer Intensität,

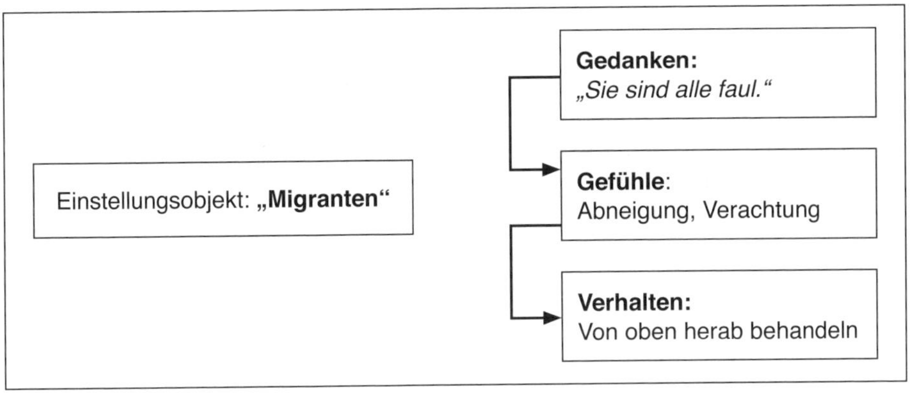


**Abbildung 1:** Beispiel für einen Dreikomponentenansatz

die gehäuft über einen langen Zeitraum auftreten, später Verhaltensstörungen produzieren können. Diese Erfahrungen lassen sich im diagnostischen Modell des Typ I- und Typ II-Traumas einteilen.

Die Kunst der hypothesengeleiteten Erfassung biografischer Informationen besteht somit darin, die multifaktoriellen und in ihrer Vernetzung und gegenseitigen Beeinflussung relevanten Faktoren in einer Art und Weise zu erheben und darzustellen, dass sie die geeigneten Behandlungsmaßnahmen für eine Psychotherapie ergeben. Wichtig ist außerdem, dass Kausalbeziehungen bzw. die gegenseitige Beeinflussung („Was ist Henne, was ist Ei?") manchmal nicht erfassbar sind. Es kann für die exakte Planung einer Therapie jedoch durchaus auch genügen, die wechselseitige Beeinflussung richtig zu erfassen. Die Analysemethoden, die Kanfer et al. (1991) für die Erfassung der autobiografischen Erzählung und Entwicklung von späteren Störungsbildern geliefert haben, geben uns somit Hinweise auf die jeweilige Identitätsstruktur von Patienten und unterstützen uns darin, die Lebensgeschichte so zu verstehen, dass wir die Störungs- und die Gesamtentwicklung einer Person einigermaßen annähernd erfassen können. Sie geben uns die Grundstruktur zur Therapieplanung.

### 2.1.1 Die Plananalyse bzw. die Analyse von Schemata

Die Weiterentwicklung der kognitiven Verhaltenstherapie, in der es um das Erfassen von Verhaltensmustern und Verhaltensweisen eines Patienten in einem übergeordneten Rahmen, dessen Ziele, Funktionen und der dahinterstehenden Wertvorstellungen geht, nennt sich *Plananalyse*. Diese Plan- oder Schemaanalyse ist einer der Kernbausteine in der Verhaltenstherapie geworden. Als Autoren, die die Plananalyse unter anderem mitentwickelt und vorangetrieben haben, werden Grawe und Caspar genannt. Wenn wir die Definition von Schemata nach

Grawe betrachten (Grawe et al., 1994; Grawe & Caspar, 1984) wird deutlich, dass diese in die Entwicklung handlungsleitender Kognitionen oder Kernkognitionen integrierbar sind. So werden Schemata definiert als „organisierte Einheiten der psychischen Regulation, die auf früheren Lernerfahrungen (in Kindheit und Jugend) beruhen und die wiederholt aktiviert und elaboriert werden im Lebenslauf, insbesondere in Interaktions- und Kommunikationssituationen" (Grawe, 1998). Kanfer et al. (1991) bezeichnen die Plananalyse (zunächst vertikale Analyse, später dann Plananalyse genannt) als Hilfsinstrument, um sogenannte interne Anweisungen zu eruieren (bei Meichenbaum auch als „inneres Selbstgespräch" bezeichnet), die uns und unseren Patienten verständlich machen, welche Wertvorstellungen, Pläne und Ziele ihr Verhalten lenken. Der Vorteil der Plananalyse ist, dass hier die Möglichkeit gegeben wird, dies auf einer hierarchischen Ebene zu gestalten und somit den Patienten die Möglichkeit eingeräumt wird, konkret zu erfassen, welche verschiedenen, störenden Verhaltensweisen durch den jeweils gleichen Plan geleitet werden. Die Analyse von Plänen kann nach Kanfer et al. (1991, S. 264) in zwei Bewegungen erfolgen:

**Analyse „von unten nach oben" („bottom up"):**

Von konkretem „Verhalten-in-Situationen" (V-i-S) ausgehend wird anhand von Daten analysiert, welche subjektiven (übergeordneten) kognitiven Ziele und Pläne dieses V-i-S funktional bedingen:

*V=f (Ziele/Pläne)*

Bestimmte Verhaltensweisen lassen sich dann anhand ihrer (hypothetisch) gemeinsamen Funktionen/Ziele/Pläne auf einem höheren Niveau zusammenfassen.

**Analyse „von oben nach unten" („top-down"):**

Auf der Basis (verbalisierter oder anderweitig bekannter) übergeordneter Ziele und Pläne des Klienten werden spezifische Verhaltensweisen auf konkreter Situationsebene vorhergesagt oder post hoc (mit ihrer instrumentellen Funktion für diese Ziele/Pläne) „erklärt":

*Ziele/Pläne → Regeln → Verhalten in Situationen*

Das Beispiel einer Patientin mit Prüfungsängsten illustriert die Plananalyse in Abbildung 2.

Selbstverständlich ist eine kontinuierliche Überprüfung aller während der Plananalyse aufgestellten Hypothesen und Vorhersagen unerlässlich, um anhand konkreter „Daten" die Schlussfolgerungen zu bestätigen oder zu verwerfen und die Therapieziele zu verifizieren.

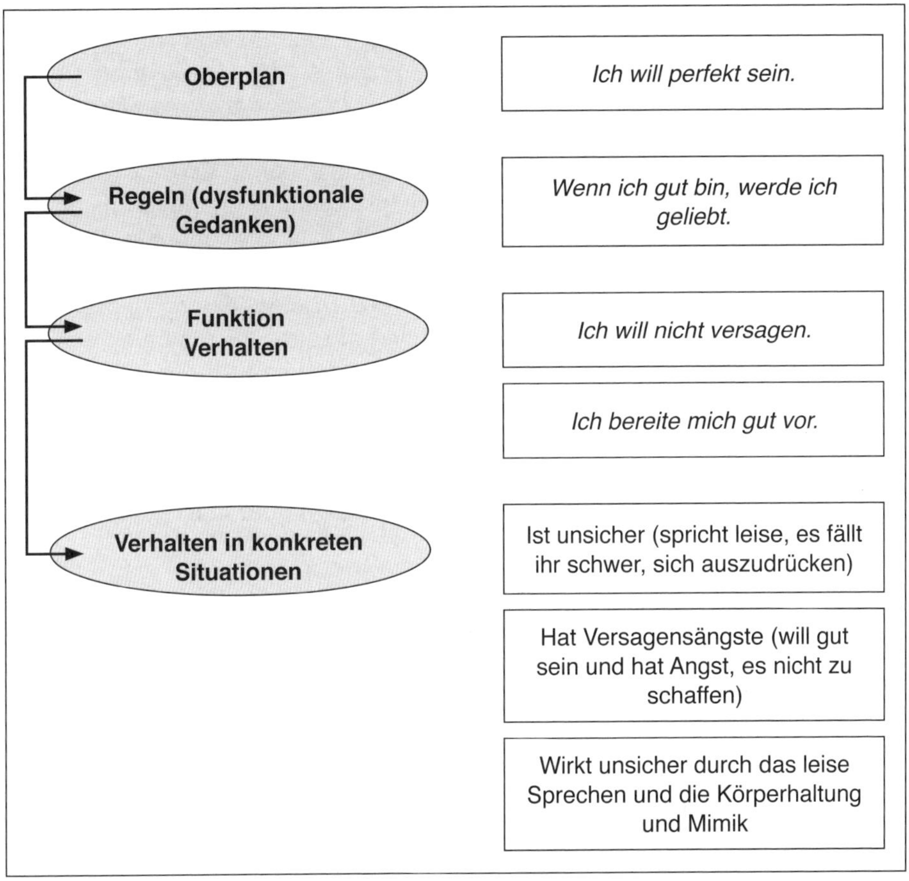


**Abbildung 2:** Plananalyse am Beispiel einer Patientin mit Prüfungsangst

**Beachte:**

Es soll, wie von allen Autoren betont, darauf aufmerksam gemacht werden, dass Plananalysen immer hypothetische Konstrukte sind, die der besseren Fassung, Ableitung und Veränderung von Verhaltensweisen und in der Lebensgeschichte gelernten, handlungsleitenden Plänen und Zielen dienen sollen. So zitieren Kanfer et al. (1991, S. 265) und Fiedler (1979), dass die Plananalyse lediglich dazu gedacht ist, eine bessere Strukturierung der Problemsituation und die Ableitung von überdauernden Persönlichkeitsmerkmalen zu liefern.

Im kognitiven Fallkonzept von Judith Beck (1999) und mit den Beobachtungsbögen zu Gedanken von Newman et al. (1991) werden weitere, praktische Modelle zur Strukturierung lebensgeschichtlich-relevanter Daten als Grundlage für die therapeutischen Interventionen dargestellt (vgl. Kapitel 2.3 und Kapitel 3.4.12).

### 2.1.2 Die Arbeit mit der Biografie nach dem klassischen verhaltenstherapeutischen Modell

Die Erfassung der Lerngeschichte von Patienten ist von Beginn an ein zentrales Instrument der Verhaltensanalyse. Wie bereits in der Einführung dargestellt, wird in der Makroanalyse der Blick auf die *Lebens-* und *Lerngeschichte* geworfen, woraufhin dann in entsprechenden Mikroanalysen anhand problematischer Verhaltensweisen eine Konkretisierung erfolgt. Das heißt, dass mit dem Patienten erarbeitet wird, welche Lerngeschichte in welcher aktuellen Problemsituation aufgrund der erworbenen Situations- und Verhaltenserwartungen zu problematischem Verhalten (Problemverhalten) führt und wie diese mit der Lerngeschichte zusammenhängen. Dies wird mit dem Patienten stets transparent und für ihn auch nachvollziehbar erschlossen. Das konkrete Vorgehen wird anhand des folgenden Beispiels veranschaulicht:

**Fallbeispiel 1: Arbeiten mit der Biografie nach dem klassischen verhaltenstherapeutischen Modell**

Ein Patient wendet sich an uns und berichtet, er habe massive Selbstwertprobleme, die er jetzt aufgrund eines beruflichen Aufstiegs bemerke. Er müsse in Meetings die Ergebnisse einer Projektgruppe vortragen. Zusätzlich erhalte er aufgrund seines Aufstiegs die Aufgabe, mit Fremdfirmen Kontakt aufzunehmen und dort die eigene Arbeit vorzustellen, um Aufträge von Fremdfirmen zu erhalten.

Dies ist die unmittelbare Auslösesituation für sein Problemverhalten. Er fühlt sich überfordert und alte Erinnerungen aus der Kindheit an schambesetzte Situationen behindern ihn.

Im SORKC-Modell bildet sich dies folgendermaßen ab:
*S:* Projektdarstellung in seiner eigenen Arbeitsgruppe; Kontaktaufnahme mit Fremdfirmen; dabei Vorstellung der Kompetenzen der Arbeitsgruppe.
*O: „Ich bin nichts wert“*; selbstunsichere Persönlichkeitsstruktur.

*Verhalten:*
*R kognitiv:* „Das wird mein Abstieg sein. Ich werde die Arbeit verlieren. Alle werden merken, was ich für eine verachtenswerte Person bin. Ich muss erfolgreich sein.“
*R Verhalten:* Unsicher in der Präsentation; *„Durchhetzen“* durch die Präsentation; wann immer möglich, diese an Mitarbeiter abgeben oder sofort nach der Präsentation den Raum verlassen.
*R Gefühle:* Scham; Angst; Unsicherheit; Wut.
*R Physiologie:* Schwitzen; zittrige Hände; zitternde Stimme; Schlafstörungen.

*Konsequenzen:*
*Kurzfristig C–:* Erleichterung durch Vermeidung; Reduzierung der Spannung; *C–* unmittelbare Freude ist gefährdet und führt
*Langfristig C–:* zu einem immensen Kraftaufwand, der zu einer sich weiter und weiter steigernden Erschöpfung führt; Patient achtet zu stark auf sich selbst, anstatt die tatsächliche Rückmeldung der Zuhörer zu beachten und verhindert dadurch erneut den Aufbau eines sicheren Selbstbilds.

*Makroanalyse:*
Lerngeschichtliche Bedingungen, die zu diesem Problemverhalten geführt haben, sind: Der Patient wächst ohne Vater bei seiner ständig überforderten Mutter mit zwei weiteren Kindern, die von anderen Vätern gezeugt wurden, in finanziell-ärmlichen Verhältnissen auf. Die Mutter projiziert ihren Männerhass auf den Sohn, den sie in allen möglichen öffentlichen Situationen (z. B. Gartenfest in der Wohnanlage, Schulabschlussfeier) durch lautes Auftreten und Niedermachen seiner Person beschämt. Der Patient wendet sich deswegen mithilfe einer Lehrerin sehr früh von der Familie ab. Diese unterstützt ihn, so dass er schließlich ein Fachhochschulstudium absolvieren kann. Der Mangel an einem Modell für Selbstwirksamkeit und die schmerzhafte Erfahrung des ständigen Beschämtwerdens verankern sich in dem Patienten in einem Selbstbild, das dominiert wird von Gedanken wie *„ich bin nichts wert, ich bin zu verachten“* und *„ich werde nicht weiterkommen“*. Obwohl er im Studium mit Kommilitonen immer wieder erlebt, dass er sehr wohl akzeptiert und geschätzt wird, kann er dieses Selbstbild aufgrund der frühen, tiefsitzenden und schmerzhaften Erfahrungen, welche stets auch von starken körperlichen Reaktionen begleitet werden, nicht verändern. Er bemüht sich deswegen auch immer, es anderen Recht zu machen und arbeitet deshalb mehr als notwendig. Dies führt sowohl bei Kollegen, als auch der Leitung aufgrund seiner sichtbar werdenden Kompetenzen zu einer Förderung, aufgrund derer er im Alter von 28 Jahren zum ersten Mal von seinen Erfolgen profitieren kann.

Sein Problemverhalten wird vor allem dadurch aufrechterhalten, dass seine Mutter (die einzige für ihn noch vorhandene Bezugsperson aus der frühen Kindheit) einerseits weiterhin verächtlich über ihn spricht, ihn andererseits jedoch in für sie schwierigen Situationen zu Hilfe holt (Intermittierende Verstärkung). Er nimmt durch dieses inkongruente Verhalten die Mutter weiterhin wichtig. Die Väter seiner jüngeren Brüder sind ebenfalls nur kurze „Gäste“ gewesen, so dass er sich für die Brüder verantwortlich fühlt. Er tut dies gerne, da er aufgrund einer hohen Sensibilität und seines Einfühlungsvermögens deren schlechtere Lebenssituation sieht und – mit seiner eigenen vergleichend – ein schlechtes Gewissen hat. Ein Erlernen alternativer sozialer Fähigkeiten wird dadurch jedoch verhindert. So hat er z. B. immer nur kurze Partnerschaften, bei denen er zwar Wertschätzung erlebt, dies selbst jedoch erneut nicht integrieren kann, da er verinnerlicht hat, sich vor Blamage in Acht nehmen zu müssen und bereits kleinere Streitigkeiten als „verachtet werden“ fehldeutet.

In der Psychotherapie werden nach der *Entwicklung von Zielen* (Verbesserung seines Selbstbilds, Erlernen von neuen, sozialen Fertigkeiten trotz der schmerzhaften Erfahrungen aus der Kindheit und letztendlich Korrektur seines Selbstbilds), geeignete Behandlungsmaßnahmen gewählt.

Zuerst wird vereinbart, in einer Gruppentherapie *soziale Kompetenzen* zu entwickeln, um den unmittelbaren Leidensdruck zu beheben. Der Patient erhält für die Mikrosituationen *Selbstbeobachtungsaufgaben* und kommt dadurch immer mehr in die Lage, zu erkennen, wann sein problematisches Verhalten auftritt und durch welche Erwartungen und Vorstellungen an die anderen und an sich selbst dieses verstärkt wird. Anhand von *Videoanalysen* seiner Übungssituationen wird mit dem Patienten zusammen eine *Plananalyse* erstellt, welche ihm bewusst macht, wie er verbal und nonverbal alten Schemata folgt. Die *emotional-aktivierenden Übungen* im Rollenspiel machen ihm ebenfalls bewusst, wie stark die Selbstentwertung verinnerlicht ist und er entdeckt dadurch auch, dass diese internalisierten Vorstellungen mit den tatsächlichen Situationen nicht im Einklang stehen. Die weiteren Erfolge in der sozialen Kompetenzgruppe und die *Mikro- und Makroanalyse* seines Verhaltens lassen ihn selbstständig seine Problematik und dadurch neue Verhaltensziele erkennen. Er erhält zusätzliche Aufgaben, in denen er Beobachtungsprotokolle ausfüllt und lernt, andere Personen und deren Reaktionen auf ihn genauer wahrzunehmen, um eine *sozial-interaktionelle Wahrnehmungsdifferenzierung* vornehmen zu können und zu erleben, wie selten er in den Kontakten mit anderen Personen tatsächlich Misserfolge erlebt. Dadurch kann er sich von einer angstfixierten Selbstbeobachtung immer weiter entfernen (Realitätstestung).

Der Patient erlernt weiterhin *Entspannungsverfahren*, um einerseits die Fähigkeit zu erwerben, körperliche Reaktionen zu vermindern und andererseits Energie für Selbstbeobachtung und alternative Selbstbewertung zu haben. Es werden *Selbstverstärkungssätze* eingefügt, die der Patient auch modellhaft in der Therapiesituation seitens des Therapeuten erlebt. Er kann im Rahmen des *Diskriminationslernens* erkennen, dass es auch für ihn Personen gibt, die sympathischer oder weniger sympathisch sind und dass er diesbezüglich bewusst wählen kann. Für die berufliche Situation lernt er, dahingehend zu differenzieren, dass es um Arbeit geht und nicht um emotionale Bewertung seiner Person. Somit kann er sich mehr *Freizeit* gönnen und selbst wählen, mit wem er Kontakt haben will. Er wird angeregt, sich über seine Wirkung und seine Person *aktive Rückmeldung* bei seinem Chef und bei den

Kollegen und Mitarbeitern zu holen. Dies, um zu erkennen, dass dabei zwar ein gemischtes Bild über ihn entsteht, letztlich aber keine Person dabei ist, die ihn beschämen wollte. Und selbst wenn dies der Fall sein sollte, kann er erkennen, dass er die Freiheit besitzt, diese Attacken nicht zu ernst zu nehmen und auf diese (die das Problem einer anderen Person darstellen!), gelassener zu reagieren.

Schließlich wird er angeregt, durch *praktische Übungen* neue Verhaltensweisen zu lernen, die im Kontrast zu bisherigen Verhaltensfertigkeiten stehen. Er kann somit eine neue Perspektive über sich gewinnen. Dadurch wird sein Verhalten immer flexibler und er erlebt eine „emotionale Rekonstruktion" (Kanfer et al., 1991).

Im Rahmen der *kognitiven Arbeit* und der *Veränderung von Plänen* wird er innerlich auch darauf vorbereitet, was als Schlimmstes passieren kann, um für unerwartete Schwierigkeiten gewappnet zu sein. Im Rollenspiel wird ausprobiert, wie er mit diesen unerwarteten Situationen tatsächlich umgehen kann (Aufbau von *Copingstrategien*). Um die Pläne weiter zu verinnerlichen und auch emotionales Verarbeiten zu unterstützen, übt er in der Therapie im Rollenspiel *Gespräche mit seiner Mutter und seinen Brüdern.* Er traut sich erstmals, der Mutter selbstbewusster zu begegnen, ihr seine Wut über ihr Verhalten mitzuteilen und findet geeignetere Umgangsformen für die heutige Zeit. Sowohl mit der Mutter, als auch mit den Brüdern. Diese kann er vor allen Dingen darin bestärken, dass sie ihre eigenen Kräfte mobilisieren und ihr Leben selbstverantwortlich in die Hand nehmen. Damit wird auch ein „erwachsener" Umgang (Berne, 1983) mit der Mutter möglich. Dies baut Selbstwirksamkeit bei ihm als sogenannten „mittelbaren" Therapieerfolg auf.

Ein weiteres zentrales Element in der Psychotherapie ist die *Ziel-Werte-Klärung*, im Rahmen derer die Patienten mit imaginativen Verfahren in die Lage versetzt werden, neue Perspektiven für sich zu entwickeln und diese vor allen Dingen auch *spüren* zu können. Somit geht es einerseits darum, Distanz und Veränderung zum bisherigen Selbstbild zu erreichen. Und andererseits, die Flexibilität im Denken und Fühlen zu fördern, offen zu machen für neue Verhaltensmöglichkeiten und durch das innere Erleben veränderter Gestimmtheit auch die Verhaltenspotentiale zu erweitern. Kanfer et al. (1991) schlagen dazu eine Reihe von Übungen vor, die dann – je nach Patient – individuell ausgesucht werden. Diese Übungen sind besonders fruchtbar, weil sie eine Entfernung von alten, biografisch geprägten Interaktions- und Verhaltensmustern darstellen. Sie machen den Weg für neues Verhalten frei.

Folgende Übungen eignen sich zur Einleitung der Verhaltensänderung (Kanfer et al., 1991, S. 456 bis 458):

**Übungen zur Veränderung problematischer Biografien nach Kanfer et al. (1991):**

*Die „Rucksack-Metapher“:* Die Rucksack-Metapher, welche eine Fantasie-Übung darstellt, wird von Kanfer als Einleitungsübung verwendet. In ihrem Rahmen begibt sich der Patient gedanklich auf eine Tour durch die Berge. Dabei schleppt er einen imaginären Rucksack mit sich, in dem sich die fünf größten Lebensprobleme befinden. Diese werden nun nach und nach aus dem Rucksack entnommen und am Wegrand abgelegt. Dadurch kann der Patient:

- die subjektiven Probleme neu gewichten,
- Informationen über Vernetzungen von Problembereichen finden,
- indirekte Aufschlüsse über Zielbereiche und Relativierungseffekte erlangen,
- gelegentlich Prioritätsverschiebungen bemerken,
- neue Problem- und Zielbereiche definieren, die bisher „im Hintergrund“ standen.

*Die Übung „Charakteranalyse“:* Bei der Charakteranalyse bitten wir den Patienten, wichtige Charakteristika seiner Eltern oder Geschwister zu beschreiben und anzugeben, welcher dieser Personen er am meisten ähnelt. Ebenso können Unterschiede herausgearbeitet werden. Er stellt sich somit im familiären, innerlichen Beziehungsgefüge dar. Resultat dieser Übung ist das Herausfinden von bedeutsamen Schlussfolgerungen für eigene Ziele und Werte und ein neu definiertes Selbstbild.

*Die Übung „Lebensweichen“:* Hier sollen die Patienten gedanklich zu bedeutsamen Lebensentscheidungen zurückkehren und eine solche „Lebensweiche“ neu stellen. Anschließend wird herausgearbeitet, ob der Patient „verpasste Gelegenheiten“ erkennt oder die wichtigsten Lebensentscheidungen erneut so treffen würde, wie er es getan hat.

*Die Übung „Jugendträume“:* Im Rahmen der Übung Jugendträume soll der Patient nach Jugendträumen befragt werden, da wir so analysieren können, an welche er sich konkret erinnert, welche davon Wirklichkeit wurden und welche Träume er vielleicht noch heute hat. Werte und individuelle Ziele werden dadurch geklärt.

*Die Übung „Kindererziehung“:* Die Patienten werden hierbei gebeten, als „erfahrene/r Mutter/Vater“ einen Vortrag für werdende Eltern zu halten. Dabei ist fraglich, ob der Patient diesen Ratschläge geben wird, die seiner eigenen Erziehung entsprechen oder nicht. Auf diese Art und Weise kann Positives aus seiner Erziehung weitergegeben und Negatives verändert werden. Es entsteht eine emotionale Distanz zu eigenen biografischen Erfahrungen und eigenen inneren Bildern von Vater und Mutter.

Aufgrund der Forschungsergebnisse zur Stimmungskongruenz gilt die *Leitlinie, stets auf positiv getönte Bereiche zu achten.* Für die Auswertungsphase geben Kanfer et al. (1991) folgende Anregungen:

- Für die Phase der Neuorientierung Zeit zu geben.
- Für unter Umständen tiefe Erfahrungen, die im Rahmen dieser Übungen aufgearbeitet werden, Raum zu geben.
- Wenn möglich einen Tonträger mitlaufen lassen und die Kassette mit den Antworten zur Nacharbeit nach Hause mitgeben.

Folgende Beispielfragen werden dem Patienten mitgegeben (Kanfer et al., 1991, S. 459):

**Beispielfragen an den Patienten nach Kanfer et al. (1991, S. 459):**

- „Was bedeutet diese Idee/diese Emotion/diese Handlung im Hinblick auf meine ‚dahinterstehenden' Ziele und Werte?"
- „Welche Ziele/Pläne/Wünsche sind für mich in meinem Leben wichtig (bzw. unwichtig)?"
- „Was genau ist mir dabei wichtig?"
- „Welche Ziele und Pläne spielen in meinem Alltagsleben zurzeit tatsächlich eine Rolle?"
- „Worauf bin ich stolz, worauf freue ich mich in meinem Leben?"
- „Was bedauere ich, worüber bin ich traurig?"
- „Wovon will ich Abschied nehmen?"

## 2.2 Biografisches Arbeiten bei Aaron Beck

Im Modell von Aaron Beck werden wissenschaftliche Grundlagen der Sozial-, Wahrnehmungs- und Persönlichkeitsentwicklungspsychologie und insbesondere die Entwicklung von Kognitionen herangezogen, um problematische Verhaltensweisen, die sich im Rahmen der Sozialisation entwickelt haben und später in Störungsbildern manifestieren, zu verstehen. In seinem Grundlagenbuch „Die kognitive Therapie der Depression" (1986) ist für Beck die lebensgeschichtliche Entwicklung innerhalb der kognitiven Triade „negatives Selbstbild – negatives Bild der Umwelt – negatives Bild von der Zukunft" verankert. Daraus resultiert bei den Patienten bei der *Interpretation von Erlebnissen* und der *Erinnerung* an diese Erlebnisse eine systematisch negative Verzerrung. Die positiven Schemata sind immer weniger zugänglich: für depressive Patienten sind die negativen Aspekte eines Ereignisses leicht, die positiven Aspekte hingegen nur schwer erkennbar. Die Patienten können sich eher an negative als an positive Ereignisse erinnern. Unerwünschte Ergebnisse ihres Handelns sind für sie wahrscheinlicher als positive. Beck hat in seinen Forschungsarbeiten zur Depression folgende grundlegende Kognitionen gefunden, die *in der Kindheit erworben* sind und *Depressionen* aufrechterhalten:

**Kognitionen, die nach Beck Depressionen aufrechterhalten:**

- „Um glücklich zu sein, muss ich in allem, was ich mache, erfolgreich sein."
- „Um glücklich zu sein, müssen mich alle anderen immer akzeptieren."
- „Wenn ich einen Fehler mache, so bedeutet das, dass ich unfähig bin."
- „Ich kann nicht leben, ohne dass mich jemand liebt."
- „Wenn jemand mit mir nicht übereinstimmt, so bedeutet das, dass er mich nicht mag."
- „Der Wert meiner Person hängt davon ab, was andere von mir denken."

Diese Liste kann Patienten mitgegeben werden, damit diese ihre eigenen Kognitionen identifizieren können.

Bei der Behandlung von *Persönlichkeitsstörungen* unterscheiden Beck et al. (1995) folgende drei Schemamuster:
- Die kognitive Sicht der Person über sich selbst *(view of self)*.
- Die kognitive Sicht relevanter anderer Personen *(view of others)*.
- Damit zusammenhängende Wertungen *(negative beliefs)*.

Diese beeinflussen Verhaltensmuster noch im Erwachsenenalter *(basic strategies)*. So beschreiben Beck et al. (1995): „Die individuelle Wahrnehmung von Ereignissen und deren individuelle Interpretationen werden durch kognitive Strukturen geformt, die die individuellen Grundannahmen und Überzeugungen *aus der Biografie* enthalten." Beck weist darauf hin, dass die Entwicklung von Schemata (vergleichbar den Oberplänen oder Kernkognitionen) bei Bartlett (1932, 1958) und Piaget (1926) beschrieben ist. Schemata dienen der Beschreibung von Strukturen, die lebensgeschichtliche Ereignisse integrieren und ihnen eine Bedeutung zumessen. Die Erfassung und Analyse von Schemata geschieht durch die Exploration biografisch-relevanter Erfahrungen. Kognitive Schemata sind nicht per se schädigend, sondern nur dann, wenn sie in inadäquater Weise bei Erwachsenen dazu führen, dass diese aktuelle Erlebnisse mit früheren Erfahrungen in Deckung bringen. Es geschieht dann bei der Interpretation von Erlebnissen und aktuellen Erfahrungen eine Verzerrung in Richtung negativ. Dies passiert sowohl bei der depressiv gefärbten Wahrnehmungsverzerrung, als auch bei vielen Persönlichkeitsstörungen. So schreibt Beck:

> Sind bestimmte Schemata hypervalent, so weisen sie eine niedrige Aktivierungsschwelle auf: sie werden mühelos durch schwache oder unbedeutende Reize ausgelöst. Des Weiteren sind sie „präpotent", das heißt, dass sie zutreffendere Schemata oder Konfigurationen bei der Informationsverarbeitung problemlos verdrängen. (Beck, 1967, S. 28)

Klinische Beobachtungen zeigen, dass Schemata, die in der eigentlichen Reizsituation zutreffender wären, aktiv verhindert werden. Bei einer Depression sind negative Schemata überlegen. In ihren Therapiekonzepten zur Behandlung von Persönlichkeitsstörungen (Beck et al., 1995) betonen die Autoren, dass die verhaltenstherapeutischen Standardtechniken, wie wir sie z. B. für Angststörungen vorliegen haben, hier nicht genügen. Vielmehr sind in der Konzeptformulierung des Falles und in der Behandlung der Persönlichkeitsstörung folgende Aspekte relevant:

**Für die Behandlung von Persönlichkeitsstörungen ist die Erfassung folgender Aspekte von Bedeutung:**

- Die Erfassung der Vorgeschichte,
- die Erfassung lebensgeschichtlicher Details,
- insbesondere auch Kommunikationsschleifen mit signifikanten Bezugspersonen,
- das sich daraus entwickelnde Selbstbild,
- das Bild des Patienten über andere
- sowie das Erfassen dysfunktionaler Strategien, um einen Selbstwerterhalt zu gewährleisten.

Sie schlagen die Entwicklung eines Diagramms vor, mit dessen Hilfe diese Informationen zu der Psychotherapie von Persönlichkeitsstörungen führen. Ihre gut überprüften Psychotherapiekonzepte beinhalten *Rollenspiele* zum *Wiedererleben* früherer Erfahrungen und *Vorstellungstechniken (imaginative Verfahren) zur Bearbeitung von Kindheitserlebnissen.* Diese helfen dem Patienten, in der Kindheit entwickelte Annahmen über sich selbst, Pläne, Schemata und Kommunikationsmuster, die noch im Erwachsenenalter wirksam sind, zu regulieren. In ihrer Arbeit zur kognitiven Therapie von Persönlichkeitsstörungen (Beck et al., 1995) weisen die Autoren insbesondere auf die Arbeiten von Berne (1961, 1964) hin. Er betont, dass dieser Autor wichtige praktische Behandlungsvorschläge gemacht hat, die wir aufgreifen können, um Veränderung von Verhalten, von Erleben und Kognition bei Patienten zu ermöglichen. Das Konzept von Berne ist in der transaktionalen Verhaltenstherapie (Rabaioli-Fischer, 2006) aufgegriffen worden und wird nachfolgend dargestellt.

Bezüglich der emotionalen Reaktionen, die Patienten erleben können, wenn sie mit emotional-aktivierenden Verfahren konfrontiert werden, betonen Beck et al. (1995), dass diese vom Therapeuten aktiv berücksichtigt werden müssen, um Therapieabbrüche zu verhindern: „Emotional-aktivierende Verfahren können grundlegende identitätsgebende Persönlichkeitsanteile so angreifen, dass Patienten die Therapie abbrechen, wenn sie zu schnell der Schutzfunktion und Funktionalität dieser problematischen Schemata beraubt werden“ (S. 316).

**Beachte:**

Grundsätzlich ist bei allen emotional-aktivierenden Verfahren zu beachten, dass die Therapeuten diese Verfahren *gut erklären* und auf die *Konsequenzen und Veränderungen* beim Patienten aufmerksam machen müssen. Weiterhin müssen *stabilisierende Techniken* in die Therapie integriert bzw. alternativ stabilisiert und *Notfallhilfen* mit den Patienten erstellt werden.

Klinische Studien haben belegt, dass sich Persönlichkeitsstörungen besonders durch schwierige Sozialisationsbedingungen bzw. Erziehungsstile in der Kindheit ausformen. Auch deshalb eignen sich besonders *Rollenspiele*, um das *Wiedererleben* von Ereignissen aus der *Kindheit* zu ermöglichen. *Vorstellungsverfahren (Imaginationsübungen)* werden eingesetzt, wenn es um nicht adaptive Muster bzw. resistente Schemata geht, deren Persistenz die Patienten an einer Verbesserung ihrer Symptomatik hindern. Anwendung können sie auch dann finden, wenn es um emotional-gravierende Kindheitserlebnisse geht, die starke Einflüsse auf die Symptomatik haben.

Immer wieder wird deutlich, wie erprobt und bewährt diese *emotional-aktivierenden Verfahren seit Jahrzehnten* sind. Zur Unterstützung des verhaltenstherapeutischen Arbeitens dient die Erstellung eines Falldiagramms, damit die Patienten über ihren Leidensdruck, ihr Problemverhalten, dessen Entstehungsgeschichte und Veränderungsmöglichkeiten Transparenz erhalten. Bereits diese Fallkonzeptualisierung vermindert häufig den Leidensdruck der Patienten (Fiedler, 1998) und Therapeuten können für sich verhindern, gerade bei den schwierig zu behandelnden Persönlichkeitsstörungen den „Wald vor lauter Bäumen nicht mehr zu sehen".

Beck et al. (1995) empfehlen, die Erstellung des Fallkonzepts so früh wie möglich vorzunehmen und die Darstellung je nach neu hinzukommenden Daten entsprechend zu verändern. Für die Konzepterstellung gilt folgender Vorschlag (Beck et al., 1995, S. 312):

**Leitfaden für die Konzeptentwicklung nach Beck et al. (1995, S. 312):**

- Erfassen der Vorgeschichte/Entwicklung,
- Erfassen des grundlegenden Selbstbilds/Bilds über andere,
- Erfassen der konditionalen Annahmen und Grundannahmen,
- Erfassen des Zusammenhangs zwischen Annahmen und Kognitionen,
- Erfassen dysfunktionaler Verhaltensstrategien,
- Aufzeigen adaptiver Annahmen und Strategien,
- Entwicklung der Psychopathologie,
- Erstellung des Fallkonzepts.

**Beachte:**

Dies bedeutet, dass wir bei der Behandlung von Persönlichkeitsstörungen *bereits in der Anamneseerhebung* den Schwerpunkt auf problematische Kindheitserlebnisse, problematische Interaktionsstile aufgrund dieser Erfahrungen in Kindheit und Jugendzeit, sowie auf das frühe Entstehen diesbezüglicher Schemata legen müssen.

Die konkrete Verarbeitung biografischer Erfahrungen bildet sich dann im *Einsatz von Rollenspielen* ab (Beck et al., 1995, S. 78): Wie beim klassischen Selbstsicherheitstraining geht es bei den Rollenspielen zur Bearbeitung kritischer Kindheitssituationen darum, dass die Patienten ihre Wahrnehmungen von sich selbst *und* den jeweiligen Gegenüber erfassen. Erweiterung der sozialen Wahrnehmung für interaktionelle Prozesse aller daran Beteiligter ist dabei das erste Ziel. Erweiterung von Empathiefähigkeit wird dann als nächstes Ziel angestrebt. Das bedeutet in der konkreten Ausführung, dass die Patienten in den Rollenspielen nicht nur die bessere Ausgestaltung ihres eigenen Verhaltens erfassen, sondern auch die Rollen des Gegenübers spielen und damit empathische Perspektivübernahme erlernen.

Ein Patient, der massive Probleme mit seiner Mutter hatte und dieses Verhalten auf alle Interaktionen mit Frauen überträgt, wird zuerst sich selbst, und anschließend die Rolle der Mutter übernehmen. Danach im letzten Differenzierungsschritt die Rolle der Frau, mit der er im aktuellen Leben Schwierigkeiten hat. Durch diese emotional-aktivierenden Interventionen spürt er die alten Wunden und kann diese verarbeiten. In den nächsten Schritten erlebt er sich selbst mit „alten" Interpretationen und erlernt praktische Verhaltensfähigkeiten für aktuelle Probleme auf *allen* Ebenen: Verhalten, Kognition, Gefühl und Physiologie.

Die Verarbeitung von kritischen Erlebnissen aus der Kindheit (Schlüsselszenen) geschieht durch das konkrete Nacharbeiten im Rollenspiel im Sinne einer *emotionalen Katharsis*. Die weitere Vorgehensweise wird im Kapitel zur transaktionalen Verhaltenstherapie in den „Übungen zum Elterndialog" dargelegt.

Zuletzt werden mittels *imaginativer Verfahren* kritische Schlüsselszenen erneut durchlebt und dadurch emotional *und* kognitiv umstrukturiert. Die durch das Trauma gebundene Energie wird frei, so dass damit Kraft für anderes, neues Verhalten frei wird. Die von Smucker et al. (1995) vorgeschlagene Technik zum „Wiedererleben traumatischer Szenen" (Imagery Rescripting and Reprocessing; vgl. auch Anhang auf Seite 233) kann als Leitfaden für das konkrete Vorgehen dienen: „In Imagery rescripting, patients access the entire fear network of their traumatic memories through imaginal exposure and then use imaginal rescripting techniques to modify the frightening images and challenge trauma-based beliefs, especially those of powerlessness and helplessness" (Smucker et al., 1995, S. 5).

## 2.3 Biografisches Arbeiten bei Judith Beck

Judith Beck hat die Konzepte und praktischen Vorgehensweisen ihres Vaters Aaron Beck vertieft und erweitert. Beide Autoren haben sowohl in ihrer praktischen Arbeit, als auch in ihren mannigfachen Forschungsarbeiten die Wirksamkeit der Vorgehensweisen dutzendfach belegt. Im von Judith Beck weiterentwickelten *„kognitiven Fallkonzept“* (Beck, 1999) werden folgende relevante Informationen ermittelt:

- *Relevante Kindheitsdaten:* „Welche Erfahrungen aus der Kindheit trugen zur Entwicklung und Aufrechterhaltung von Grundannahmen bei?“
- *Grundannahmen:* „Was ist die Kernannahme des Patienten über sich selbst?“
- *Axiome/Einstellungen/Regeln:* „Welches positive Axiom half ihm, mit der Grundannahme zurechtzukommen? Was ist die negative Seite dieses Axioms?“
- *Kompensatorische Strategien:* „Welche Verhaltensweisen haben ihm geholfen, mit der Grundannahme zurechtzukommen?“

Anhand verschiedener Beispielssituationen soll das kognitive Fallkonzept einer Patientin veranschaulicht werden:

**Fallbeispiel 2: Kognitives Fallkonzept einer Patientin**

| Situation 1 | Automatischer Gedanke | Bedeutung des Gedankens | Gefühle | Verhalten |
|---|---|---|---|---|
| Konflikt mit dem Ehemann | „Er versteht mich nicht, er kümmert sich nicht um mich.“ | „Ich bin allein, niemand kümmert sich um mich.“ | Verzweiflung, Hoffnungslosigkeit, Angst | Selbstmorddrohungen |

| Situation 2 | Automatischer Gedanke | Bedeutung des Gedankens | Gefühle | Verhalten |
|---|---|---|---|---|
| Therapeut ist aufmerksam und sorgt sich. | „Er ist der einzige, der sich um mich sorgt, ohne ihn kann ich nicht leben.“ | „Ich bin ansonsten allein, niemand kümmert sich um mich.“ | Verzweiflung, Hoffnungslosigkeit, Angst | Selbstmorddrohungen |

| Situation 3 | Automatischer Gedanke | Bedeutung des Gedankens | Gefühle | Verhalten |
|---|---|---|---|---|
| Nicht Ansprechen der Probleme in der Therapie oder nur zu Hause darüber nachdenken. | „Alles ist gut, wenn ich nicht darüber rede. Meine Probleme können nicht definiert werden." | „Mein Schmerz ist so groß, dass ich ihn nicht ertragen kann. Ich bin gebrochen und schwach." | Ängstlich, überwältigt, hilflos. | vermeidend während und außerhalb der Sitzung. Verlängert die Therapiesitzungen (Abhängigkeit) |

Das Fallkonzept wird mit den Patienten gemeinsam erstellt und anschließend werden die biografisch relevanten Ursachen erarbeitet. Diese werden imaginativ wiedererlebt oder im Rollenspiel verarbeitet.

## Häufige Grundannahmen nach Judith Beck

Judith Beck (1999, S. 174) hat in ihrer Forschungsarbeit zwei Bereiche eruiert, innerhalb derer schädigende Grundannahmen über sich selbst noch im Erwachsenenalter wirksam sind: die *hilflosen* und die *nicht liebenswerten Grundannahmen*. Diese sind in Tabelle 1 aufgeführt und können ebenfalls den Patienten als Grundlage zum Auffinden eigener Grundannahmen vorgelegt werden:

**Tabelle 1:** Hilflose und nicht liebenswerte Grundannahmen (Beck, 1999)

| Hilflose Grundannahmen | Nicht liebenswerte Grundannahmen |
|---|---|
| – „Ich bin hilflos."<br>– „Ich bin machtlos."<br>– „Ich habe keine Kontrolle."<br>– „Ich bin schwach."<br>– „Ich bin verletzlich."<br>– „Ich sitze in der Falle".<br>– „Ich bin unfähig."<br>– „Ich bin inneffektiv."<br>– „Ich bin inkompetent."<br>– „Ich bin ein Versager."<br>– „Ich werde verachtet."<br>– „Ich bin (im Hinblick auf Leistung) nicht gut genug." | – „Ich bin nicht liebenswert."<br>– „Ich bin unsympathisch."<br>– „Ich bin unerwünscht."<br>– „Ich bin unattraktiv."<br>– „Keiner will etwas mit mir zu tun haben."<br>– „Keiner kümmert sich um mich."<br>– „Ich bin schlecht."<br>– „Ich bin wertlos."<br>– „Ich bin anders als die anderen."<br>– „Ich bin nicht in Ordnung (deshalb mag mich keiner)."<br>– „Ich bin nicht gut genug um geliebt zu werden."<br>– „Ich werde immer zurückgewiesen."<br>– „Ich werde immer verlassen."<br>– „Ich werde immer allein bleiben." |

Die für den jeweiligen Patienten geltenden Grundannahmen können weiter durch Verhaltensanalysen aufgeschlüsselt werden. Um Veränderungsprozesse anzustoßen, bieten sich folgende Behandlungsverfahren an:

- Selbstbeobachtungsverfahren zur Analyse problematischer Verhaltensweisen und Interaktionen,
- Lebensrückblick (insbesondere im Hinblick auf die Kindheitsjahre zwischen Kindergarten und Pubertät),
- Erfassung der traumatischen Schlüsselszenen zur Verarbeitung alter Wunden,
- Elternbriefe,
- Elterndialoge,
- Brief an das Kind,
- Übungen zum Rollentausch (Übernahme der Rollen der jetzt aktuellen Bezugsperson; Erweiterung sozialer Wahrnehmung; Vertiefung der Lösung von alten Schemata),
- vertieftes, emotional-kognitives Lösen von alten Schemata und Erweiterung der Verhaltensflexibilität (dies greift *immer* ineinander) durch Rollenspiele,
- Erarbeitung von Perspektiven und Zielen für die aktuelle Situation und Zukunft; Zielwertklärung, imaginative Verfahren,
- Stärkung der Person durch Lenkung auf positive Erfahrungen und Ressourcen,
- Rückfallprophylaxe.

Die Analyse und Darstellung in einem weiteren Fallkonzept dient als Leitfaden und Arbeitsanleitung für den Therapeuten. Dem Patienten vermittelt sie Transparenz und durch die Nachvollziehbarkeit der Entstehung von Problemen Erleichterung. Eine ausführliche Beschreibung des Vorgehens findet sich in Beck (1999, S. 324 ff.)

## 2.4 Biografisches Arbeiten nach Albert Ellis

Für die Entwicklung von Interventionen für biografisches Arbeiten und Lebensrückblick in der Psychotherapie erarbeitete auch Ellis wichtige Grundlagen. Er weist in seiner rational-emotiven Therapie auf Grundüberzeugungen hin, die in der Lebensgeschichte gelernt werden und das Handeln und Aktivitäten von erwachsenen Patienten in einer ungünstigen Weise lenken. Ebenso wie Aaron und Judith Beck hat Ellis beforscht, welche häufigen Kognitionen, die in Form von Einstellungen und Kernannahmen in der Kindheit entwickelt wurden, inadäquates Verhalten im Erwachsenenalter beeinflussen. Er fand in seinen Studien folgende häufig vorkommende Grundannahmen (Ellis, 1977):

**Grundannahmen, die Verhalten beeinflussen (Ellis, 1977):**

- Die Meinung, es sei für jeden Erwachsenen absolut notwendig, von praktisch jeder anderen Person in seinem Umfeld geliebt oder anerkannt zu werden.
- Die Meinung, man dürfe sich nur als wertvoll empfinden, wenn man in jeder Hinsicht kompetent, tüchtig und leistungsfähig ist.
- Die Idee, bestimmte Menschen seien böse, schlecht und schurkisch und diese müssten für ihre Schlechtigkeit streng gerügt und bestraft werden.
- Die Vorstellung, es sei schrecklich und katastrophal, wenn die Dinge nicht so sind, wie man sie gerne haben möchte.
- Die Vorstellung, menschliches Leiden habe äußere Ursachen und der Mensch könne nur wenig Einfluss auf seinen Kummer und seine psychischen Probleme nehmen.
- Die Überzeugung, man müsse sich über tatsächliche oder eingebildete Gefahren große Sorgen machen und sich ständig mit der Möglichkeit ihres Eintretens befassen.
- Die Meinung, es sei leichter, bestimmten Schwierigkeiten auszuweichen, als sich ihnen zu stellen.
- Die Vorstellung, man solle sich auf andere verlassen und Menschen bräuchten einen Stärkeren, auf den sie sich stützen können.
- Die Vorstellung, die eigene Vergangenheit habe entscheidenden Einfluss auf unser gegenwärtiges Verhalten.
- Die Vorstellung, etwas, das sich früher einmal auf unser Leben auswirkte, müsse dies auch weiterhin tun.
- Die Neigung, sich über die Probleme und Verhaltensschwierigkeiten anderer Leute aufzuregen.
- Die Vorstellung, für jedes menschliche Problem gäbe es eine absolut richtige, perfekte Lösung.
- Die Vorstellung, es sei eine Katastrophe, wenn diese perfekte Lösung nicht gefunden wird.

Diese Grundannahmen können Patienten vorgelegt werden. Sie können sich dann individuell darin wiederfinden. Die Analyse der *Entstehung* der problematischen Kernannahmen sowie die Loslösung von den vorhandenen Grundannahmen erfolgt dann in den nächsten Schritten. Ellis geht dabei sehr pragmatisch vor: Er strukturiert die Vorstellungen von Patienten zur Aufrechterhaltung von Störungen um, indem er den Patienten folgende Fragen zur *Entscheidung* vorschlägt:

- „Wollen Sie weiterhin leiden, weil sie schlimme Erfahrungen mit Ihren Eltern gemacht haben?“

- „Wollen Sie weiterhin leiden, weil Sie eben so erzogen wurden?“
- „Wollen Sie weiterhin leiden, weil Ihre ganze Familie so ist?“
- „Wollen Sie weiterhin leiden, weil man Sie adoptiert hat?“
- „Wollen Sie weiterhin leiden, weil Sie eine schlimme Kindheit hatten?“
- „Wollen Sie weiterhin leiden, weil in Wirklichkeit Ihre Mutter schuld ist? Sie hat Sie zu dem gemacht, was Sie sind?“

Neben dieser Fragetechnik arbeitet er mit Imaginationen unter der Vorgabe von alternativen Kognitionen zu den Gefühlen des Patienten (z. B.: *„Was spüren Sie, wenn Sie denken, ich bin ein schlechter Mensch?“* oder *„Was spüren Sie, wenn Sie denken, ich bin normal?“).* In den *Rational-Emotiven Imaginationstechniken (REI)* gibt er eine konkrete Anleitung zur Veränderung von Empfindungen.

**Steigerungstechnik – Rational-Emotive Imaginationstechniken (REI) von Ellis:**

1. Exploration der problematischen Situation einschließlich auftretender Emotionen.
2. Induktion einer Vorstellung der emotionsauslösenden (z. B. angstauslösenden, schamerzeugenden) problematischen Situation mit dem Patienten.

*A. Weiterführung negative REI:*

3. Exploration der auftretenden Gefühle. Was empfindet der Patient?
4. Erfahren und einwirken lassen dieser Gefühle. Aufforderung an den Patienten, das Gefühl (Angst, Scham usw.) kurz, aber *intensiv* auf sich wirken zu lassen.
5. Veränderungen der unangemessenen Gefühle in angemessene. Aufforderung an den Patienten, bei unveränderter (!) Vorstellung der Situation das unangemessene Gefühl (z. B. Angst, Scham) in ein angemessenes Gefühl (z. B. leichte Aufregung, leichte Verlegenheit) zu verwandeln.
6. Nachexploration der Veränderungsstrategien. Was tat der Patient, um seine Gefühle zu verändern?

*B. Weiterführung skalierte REI:*

3. Aufforderung an den Patienten, die Stärke des unangenehmen Gefühls auf einer Skala von 0 bis 100 einzustufen.
4. Aufforderung an den Patienten, das unangenehme Gefühl noch um einige Grade zu intensivieren, also einen höheren Ausprägungsgrad anzustreben
5. Aufforderung an den Patienten, das vorher intensivierte unangenehme Gefühl wieder abzuschwächen und anschließend in angemessene Gefühle zu verwandeln.

*C. Weiterführung positive REI:*
3. Aufforderung an den Patienten, seine irrationalen Gedanken herauszufinden (Welche Gedanken gehen ihm durch den Kopf? Mit welchen Gedanken verursacht er seine unangemessenen Gefühle?).
4. Disputation der irrationalen Gedanken mit zuvor eingeübten positiven Überlegungen. Aufforderung an den Patienten, in der vorgestellten Situation rationale Gedanken auf sich einwirken zu lassen.
5. Bildung einer erneuten Vorstellung, wie er mit den rationalen Gedanken die problematische Situation meistert.

## 2.5 Die biografisch-systemische und biografisch-szenische Verhaltenstherapie von Gerhard Zarbock

Zarbock (1994) gibt einen Einblick in biografisches Arbeiten innerhalb der Verhaltenstherapie, welches zusätzlich Bedingungen aus Anlage und Umwelt berücksichtigt. Er beschreibt bereits 1994 die gedächtnispsychologischen Grundlagen für den Einbau emotional-imaginativer Verfahren zur Umstrukturierung traumatischer Episoden. So legt er dar:

> Wir erleben unsere Umwelt im Lichte vergangener Erfahrungen, die auf unterschiedliche Art und Weise im Langzeitgedächtnis gespeichert sind. Das Langzeitgedächtnis wird unterteilt in das prozedurale (= respondentes und operantes) Lernen, Habit-Gedächtnis auf der einen und das deklarative Wissens-Gedächtnis auf der anderen Seite. Das deklarative Gedächtnis wird in semantische episodische Anteile untergliedert. Das episodische Gedächtnis enthält szenisch-organisierte Erinnerungen mit *autobiografischem* Bezug. (S. 123)

Mit der Anwendung imaginativer Verfahren wird das episodische Gedächtnis angesprochen, in dem biografische Erinnerungen gespeichert sind. Sogenannte *Schlüsselszenen* zu traumatischen, biografischen Erfahrungen (die sich in dysfunktionalen Kognitionen zeigen wie *„ich bin nichts wert, ich bin zu verachten“*), die durch traumatische Kindheitserfahrungen entstanden sind, werden mittels der emotional-imaginativen Verfahren (z. B. Vorstellung einer wichtigen Kindheitserfahrung) direkt angesprochen und in erlebnisaktivierenden Interventionen (z. B. mit imaginativen Verfahren) wieder hervorgeholt. Durch diesen Prozess der Reaktivierung auch sämtlicher physischer und emotionaler Prozesse, die im imaginativen Prozess des Wiedererlebens dieser Szenen passiert, können die biografischen Erfahrungen im geschützten, therapeutischen Rahmen der Verarbeitung zugeführt werden. Der Patient erlebt die ursprünglichen, emotional-physiologischen Reaktionen in der Form, dass er die Erfahrung macht, sich diesen stellen zu können und einen vertieften Zugang zu ihnen finden zu können. Weiterhin können die Erfahrungen indirekt dadurch verändert werden, dass die

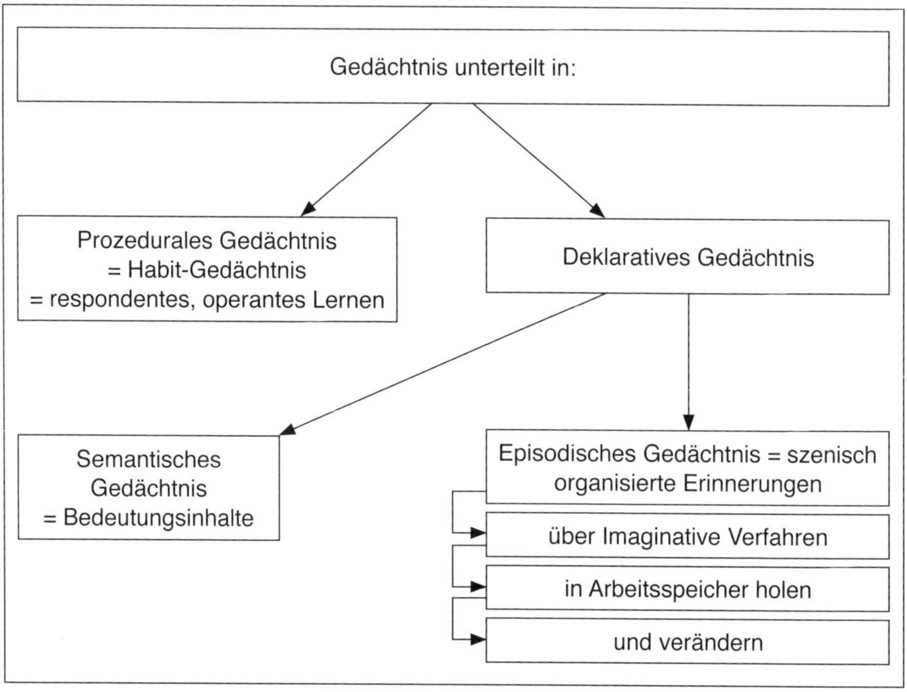


**Abbildung 3:** Darstellung der Gedächtnisstrukturen und der Wirkung imaginativer Verfahren

Patienten die „Erfahrung" des Kindes und Jugendlichen „wiederholen". Sie erleben dabei, wie sie sich als Erwachsene diesen Erfahrungen stellen können und welche inneren Veränderungsschritte ihnen möglich sind.

Das Paradigma der imaginativen Reinszenierung alter Erfahrungen als Erwachsener ist im Sinne eines Expositionsverfahrens hochwirksam. Die Anwendung von emotional-imaginativen Verfahren blickt auf eine lange Anwendungszeit zurück. Mit dem Erklärungsparadigma der Gedächtnispsychologie belegt Zarbock deren Wirksamkeit. Abbildung 3 veranschaulicht in grafischer Form die gedächtnispsychologischen Grundlagen und die Arbeit mit imaginativen Verfahren.

Wie andere Autoren auch (z. B. Grawe), weist Zarbock in seiner Arbeit auf die Bedeutung von erfüllten bzw. nicht erfüllten *Grundbedürfnissen* hin (Zarbock, 2008, S. 47 ff.):

- *Bindung:* Bindung ist ein Grundbedürfnis. Ein Kind braucht besonders im Säuglingsalter eine verlässliche Bezugsperson, die Nähe gewährleistet. Die Entwicklung von Autonomie setzt Bindung voraus.

- *Autonomie/Kontrolle/Orientierung:* Autonomie meint die Entwicklung des Individuums zu einer eigenständigen Persönlichkeit, die selbstbestimmt ihr Leben gestalten kann (Selbstwirksamkeit). Ergänzend gehört hierzu auch die Fähigkeit, die Umgebung zu kontrollieren und sich in dieser zu orientieren, um Sicherheit zu entwickeln und sich in der Welt geplant und sicher bewegen zu können.
- *Selbstwerterhöhung:* Menschen haben das Bedürfnis, sich ein Bild von sich selbst im Vergleich zu anderen zu machen. Sie können sich aufgrund von Bewertungs- und Vergleichsprozessen gut oder schlecht fühlen (Selbstwertgefühl). Emotionen, Persönlichkeit und die Bewusstheit über eigene Fähigkeiten und Fertigkeiten tragen zum Gefühl der Besonderheit bei (Selbstwerterhöhung).
- *Lustgewinn/Unlustvermeidung:* Hier geht es um die in der Motivationspsychologie beschriebenen Annäherungs- und Vermeidungstendenzen. Im therapeutischen Kontext muss auf die Verbesserung des Annäherungsverhaltens (schafft positive Emotionen) geachtet werden. Das heißt, Patienten sollen zu aktivem Handeln motiviert werden bzw. es soll passives, vermeidendes Verhalten abgebaut werden.
- *Konsistenzstreben:* Unter Konsistenzstreben ist zu verstehen, dass Menschen das Grundbedürfnis haben, Spannung zu reduzieren. Für ihr Wohlbefinden benötigen sie eine Widerspruchsfreiheit zwischen verschiedenen, psychischen Inhalten. Nach Zarbock (2008) bedeutet das Konsistenzstreben, dass im Erleben und Verhalten jedes Menschen verschiedene Prozesse ablaufen, um auftretende Spannungen zu reduzieren. So können Konflikte zwischen Unvereinbarem abgeschwächt werden. Er weist als Beispiel (2008, S. 50f.) auf den Bindungs-Autonomie-Konflikt einer Person hin, die einerseits einen Partner sucht (Bindungswunsch), andererseits aber nur begrenzt anwesend ist (Autonomieerhalt).

Die Folgen der Nichterfüllung von Grundbedürfnissen müssen bei der konkreten Therapieplanung, insbesondere auch bei der Gestaltung der therapeutischen Beziehung, berücksichtigt werden.

Zarbock (2008, S. 53) nennt verschiedene *biografische Risikofaktoren,* die bei der Entstehung psychischer und psychosomatischer Krankheiten eine Rolle spielen:
- niedriger sozioökonomischer Status,
- mütterliche Berufstätigkeit im ersten Lebensjahr,
- schlechte Schulbildung der Eltern,
- große Familien und wenig Wohnraum,
- Kriminalität und Dissozialität eines Elternteils,
- chronische Disharmonie („Streitfamilie“),
- Altersabstand zum nächsten Geschwister weniger als 18 Monate,
- Beziehungspathologie in der Familie,
- Unerwünschtheit,

- Trennung der Eltern vor oder kurz nach der Geburt,
- alleinerziehendes Elternteil,
- Verlust der Mutter,
- autoritäres väterliches Verhalten,
- häufig wechselnde frühe Beziehungen,
- schlechte Kontakte zu Gleichaltrigen,
- sexueller und/oder aggressiver Missbrauch,
- psychische oder organische Störungen des Vaters oder der Mutter,
- genetische Disposition für Erkrankungen.

In der Therapie gilt es, vorhandene Risikofaktoren im Hinblick auf ihre Auswirkung auf das Hier und Jetzt des Patienten zu analysieren. Die Risikofaktoren können auch im Rahmen von Lebensrückblickverfahren in den jeweiligen Zeitabschnitten vermerkt werden. Danach können die Behandlungsschritte abgeleitet und durchgeführt werden, damit sich der Patient von diesen alten Belastungen verabschieden kann. Die Bearbeitung emotionaler Defizite kann durch imaginative Verfahren erfolgen.

**Schritte im therapeutischen Prozess:**

- Erfassen der Schlüsselszenen (z. B. Eltern beschämen das Kind mit verächtlichen Kommentaren zu einer von ihm angefertigten Zeichnung der Verwandten – *„So ein sinnloses Gekraxel“*),
- imaginatives Zurückversetzen des Patienten in diese Szenen, Erinnerungen in den Arbeitsspeicher holen, Aktivierung des *episodischen Gedächtnisses*,
- der Patient soll alle begleitenden Bilder, Körperempfindungen, Gefühle, Gedanken und Verhaltensweisen in der damaligen Szene wiederleben,
- vorhandene Fehlschlüsse (kognitiv) und Verhaltensweisen aus dieser Szene werden erfasst,
- Evozieren der Verarbeitungsschritte des heute erwachsenen Patienten (z. B. Gegengedanken *„Wie konnten die das tun?“*, *„Ich habe das hinter mich gebracht“*, *„Ich glaube das heute nicht mehr“*, Neu-Entscheidung *„Ich kann mich dem heute stellen, das überwinden“*).

Das therapeutische Handeln beruht auf der Tatsache, dass Blitzlicht-Erinnerungen (Ereignisse, die mit starken emotionalen Erlebnissen einhergehen) *besser erinnert* werden als andere. Dies deshalb, weil beide Gedächtnissysteme reaktiviert werden, wenn es nach dem kritischen Ereignis zur Konfrontation mit ähnlichen Reizen aus dem vergangenen Erlebnis kommt: Explizite Erinnerungen (Gedächtnis) und implizite Erinnerungen (Emotionen).

Emotionale Ereignisse werden elaborierter (tiefer) verarbeitet und können später besser wieder hervorgerufen werden, da es sich meist um sehr detaillierte und lebhafte Erinnerungen handelt (Dreisbach, 2008). Schmerzhafte Erinnerungen aus der Kindheit, die sehr emotional besetzt sind, wirken sich bis in das Erwachsenenalter aus. Sie können durch die erlebnisaktivierenden Verfahren reaktiviert, bearbeitet und verändert werden.

## 2.6 Biografisches Arbeiten nach James W. Pennebaker – Expressives Schreiben

1990 beschreibt Pennebaker in seinem Standardwerk „Opening Up" die Technik der schriftlichen Erzählung, um Menschen dabei zu unterstützen, problematische Erlebnisse, Gefühle und Verhaltensweisen zu überwinden. In seinen Arbeiten finden sich die Grundlagen des *expressiven Schreibens.* Pennebaker legt dar, dass es vielen Menschen leichter fällt, problematische Ereignisse durch eine Verschriftlichung zu verarbeiten. Viele Menschen können sich in der schriftlichen Niederlegung leichter für intime Gefühle und Gedanken öffnen. Pennebaker fand in seinen Forschungsarbeiten, dass das Zurückhalten wichtiger Emotionen und Gedanken in unverarbeiteter Form sich auf Dauer nicht nur auf die psychische, sondern auch auf die körperliche Gesundheit schädlich auswirkt. Da es einigen Menschen schwerfällt, sich in mündlicher Form zu entlasten, kann es hilfreich sein, wenn es ihnen ermöglicht wird, sich in schriftlicher Form zu äußern.

Pennebaker (1990) konnte die Wirksamkeit seines Verfahrens auch mittels somatischer Parameter belegen. In drei Bereichen zeigten sich aufgrund der Zurückhaltung von bedeutenden Gedanken und Gefühlen Effekte der Inhibition:

- *Inhibition ist körperliche Arbeit:* „Seine innersten Empfindungen, Gefühle und Begründungen von Verhalten aktiv zurückzuhalten, verlangt physische Arbeit. Aktive Inhibition bedeutet, dass Menschen sich bewusst dazu zwingen, innerste Emotionen zu kaschieren und Gefühle, Gedanken und Verhaltensimpulse zu verdrängen bzw. zu unterdrücken." (Pennebaker, 1990, S. 9 ff., Übersetzung durch die Autorin)
- *Inhibition wirkt sich sowohl kurz- als auch langfristig auf die Gesundheit aus:* Pennebaker hat in seinen Studien zum Beispiel eine erhöhte Schweißabsonderung, Pulserhöhung und ähnliche, psychophysiologische Reaktionen während der Inhibition beobachtet.
- *Inhibition beeinflusst die Fähigkeit, klar zu denken:* Wenn Menschen wichtige Gedanken und Gefühle zurückhalten, die sich an ein herausragendes Ereignis koppeln, verhindern sie, dieses in eine sprachliche Ausdrucksform zu transportieren, die ermöglichen könnte, den Vorgang sowohl zu *verstehen* als auch zu *bewältigen.* Somit belegt er, dass sich die Unterdrückung von Gefühlen und Gedanken über problematische Ereignisse in Träumen, Störungen des Denkens und Grübeln zeigt. Im Gegensatz hierzu kann die Versprachlichung

innerer Prozesse im Sinne einer Konfrontation die physischen Reaktionen der Hemmung und somit das Stresslevel für den Körper reduzieren. Desweiteren ermöglicht das Beschreiben und Überarbeiten der Ereignisse, dass diese eine Struktur erhalten und dass Möglichkeiten, das Ereignis zu erklären und zu verstehen, gefunden werden können.

In seinen früheren Arbeiten bezieht sich Pennebaker auch auf die bekannten Arbeiten von Schachter (1982) zu psychophysiologischen Zusammenhängen von Stress und körperlicher Reaktion. Im Rahmen seiner Forschungsarbeiten eruierte Pennebaker (1990) bei Patientinnen mit Essstörungen (z. B. Bulimie), dass über 10 % dieser Patientinnen sexuelle, traumatische Erfahrungen in ihrer Kindheit und 22 % der Frauen und 10 % der Männer diese sogar vor dem siebten Lebensjahr erlebt hatten. Aufgrund dieser Ergebnisse betont er die Notwendigkeit der Berücksichtigung traumatischer Erlebnisse in der Behandlung der Bulimie, da das Zurückhalten der Information über sexuelle Traumata vergleichbar sei mit der Scham, die die Patienten bezüglich ihrer Störung haben, und die dazu führt, dass sie nicht offen über ihre Störung berichten. Später weitete Pennebaker diese Untersuchungen auf andere Traumata, wie z. B. körperlichen Missbrauch, Trennung der Eltern, Scheidung oder den Tod von Angehörigen, aus. Stets findet sich dasselbe Resultat: *Nicht berichtete Traumata wirkten sich negativ auf den Gesundheitszustand aus.* Seine Fragestellung erweiterte er später auch auf das Erwachsenenalter (auch hier stets auf den Aspekt der körperlichen Gesundheit gerichtet) und belegt erneut, dass sich nicht verarbeitete, traumatische Erfahrungen auf verschiedenste körperliche Erkrankungen negativ auswirkten. Der Teufelskreis der Inhibition, also der Hemmung über traumatische Ereignisse und damit

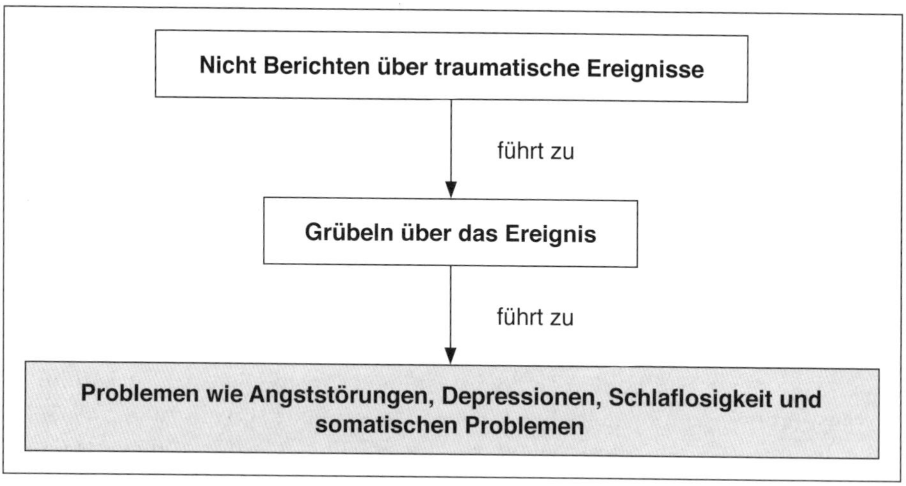


**Abbildung 4:** Teufelskreis der Inhibition (vgl. Pennebaker, 1990, S. 24)

verbundene Gedanken und Gefühle zu sprechen, ist in Abbildung 4 dargestellt (vgl. Pennebaker, 1990).

Seine Forschungsergebnisse veranlassten ihn, Patienten die Möglichkeit der Verarbeitung ihrer belastenden Erlebnisse über *schriftliche Darlegungen* zu geben. Das Schreiben lässt er unter drei Aspekten vornehmen:

- Die Patienten beschreiben ihre Gefühle während der Schreibsitzung.
- Die Patienten beschreiben die Fakten und Geschichten, die ihr Trauma umgeben.
- Die Patienten beschreiben die Fakten des Traumas, ihre Gefühle und die tiefen Gedanken, die mit dem Trauma zu tun haben.

Die Patienten werden in der ersten Sitzung über die Schreibwerkstatt aufgeklärt und erhalten dann die Aufgabe, an vier aufeinander folgenden Tagen 15 Minuten täglich diese Aufgabe allein durchzuführen. In seiner Forschungsgruppe arbeiteten Janice Kiecolt-Glaser und Robert Glaser als Immunologen mit, um zu gewährleisten, dass die Erhebung der psychophysischen Parameter auf dem neuesten Stand der Wissenschaft beruht. Das Resultat war, dass die Personen, die ihre Gedanken und Gefühle in Bezug auf traumatische Erfahrungen beschrieben, eine bessere Immunfunktion aufwiesen als Personen, die lediglich über oberflächliche Themen schrieben. Seine Studien replizierte Pennebaker (1997) dutzendfach und belegte, dass das Schreiben über emotionale Turbulenzen physische und psychische Parameter verbessert.

**Anleitung für das therapeutische Schreiben nach Pennebaker (1990):**

*Worüber soll geschrieben werden?*
Patienten werden angeregt, über die traumatische Erfahrung zu schreiben, die sie bewegt. Dies muss nicht unbedingt das von außen betrachtet schwerste Trauma sein. Wichtig ist jedoch, sowohl die objektive Erfahrung und die diesbezüglichen Fakten zu berichten als auch die Gefühle dazu. Die Frage lautet also: *„Was fühlen Sie dazu und weshalb haben Sie diese Gefühle?“*

Weiterhin ist wichtig, dass kontinuierlich geschrieben wird, ohne über Stilfragen, Grammatik, Satzstruktur und Ähnliches zu reflektieren. Im Falle einer Blockade wird der Patient gebeten, einfach noch einmal das, was bereits schriftlich dargelegt wurde, zu aufzuschreiben.

*Wann und wo soll geschrieben werden?*
Patienten werden angeregt, dann zu schreiben, wenn sie das Bedürfnis danach verspüren. Es muss nicht häufig geschrieben werden, auch sollte nicht zu viel geschrieben werden. Es empfiehlt sich eine eher geschützte, isolierte Umgebung.

*Was sollen die Patienten mit den Texten machen, die sie geschrieben haben?*
Für viele Patienten ist Anonymität wichtig, manche möchten die Aufsätze auch behalten, andere möchten diese zerstören, wieder andere möchten sie mit wichtigen Bezugspersonen teilen. Die Wahl soll dem Patienten überlassen werden.

*Wenn Patienten nur sehr ungern schreiben, gibt es dann eine Alternative?*
Im Rahmen etlicher Laborstudien ergab sich, dass ein Ersatz für diejenigen, die nur sehr ungern schreiben, sein kann, die Erfahrungen auf Band zu diktieren. Pennebaker zieht jedoch die schriftliche Form vor, da sie einfacher durchzuführen ist. Unabhängig davon, ob Personen sich dafür entscheiden, zu schreiben oder etwas auf Band zu sprechen, wird jedoch stets empfohlen, dies in einem Zeitraum von *15 Minuten* am Stück durchzuführen.

*Welche Gefühle tauchen üblicherweise während und nach dem Schreiben auf?*
Die Studien ergeben, dass während des Schreibens traurige und depressive Gefühle auftauchen, die jedoch nach einiger Zeit verschwinden. Es konnte öfters beobachtet werden, dass Menschen durch das Schreiben ein besseres Verständnis für ihre Gefühle und Empfindungen entwickeln, eine Distanz zu den Vorgängen aufbauen und eine andere Perspektive auf ihr Leben entwickeln können.

Interessante weitere Ergebnisse, die Pennebaker et al. (1997) bezüglich der Patienten vorlegten, die ihre Erfahrungen auf *Tonband* sprachen, waren das Auftauchen deutlicher *Stimmveränderungen*: Beschrieben die Patienten anfangs alltägliche Erfahrungen, so war die Stimmlage oft höher. Sobald sie sich den traumatischen Erfahrungen annäherten, veränderte sich jedoch sowohl das Volumen als auch die Stimmhöhe. Zeitweise waren die Stimmlagen so unterschiedlich, dass kaum die gleiche Person auszumachen war. Ebenso war die Sprechgeschwindigkeit während des Berichts zu traumatischen Ereignissens stets schneller. Bei den *Textanalysen* der *schriftlichen* Darlegungen bemerkte Pennebaker ebenfalls Veränderungen: So schrieben Personen schneller, wenn sie über ihre Traumata, als wenn sie über oberflächliche Ereignisse berichteten und es ergaben sich deutliche Veränderungen im *Schriftbild*, wenn belastende Ereignisse dargelegt wurden. Gleichzeitig beobachtete er, dass das Beschreiben oder Besprechen einer emotional-belastenden Erfahrung oft auch andere ähnliche Erfahrungen aufkommen lässt und den Patienten hilft, diese ebenfalls zu bearbeiten. Teilweise ergab sich, dass Personen anfangs über ein relativ schönes Familienleben berichten, um dann im späteren Verlauf massive Gefühle von Hass und Verachtung zum Ausdruck zu bringen, die der ursprünglichen Einleitung widersprechen.

Bei der Messung psychophysischer Parameter zeigten sich interessanterweise eine Veränderung der Pulsrate und ein Ansteigen der Schweißreaktion. Solange die Personen die problematische Reaktion zurückhielten, stieg ebenfalls die galvanische Hautreaktion an. Der Blutdruck und die Pulsrate waren zu der Zeit am höchsten, in der die Patienten über ihre traumatischen Ereignisse berichteten. Dies galt vor allen Dingen für die Personen, die sich voll auf das Setting, über ihre belastenden Erfahrungen zu berichten, eingelassen hatten.

In späteren Studien untersuchten Schwartz und Kline (1995) Veränderungen im EEG. Zu der Zeit, in der sich Menschen mit ihren Traumata konfrontierten, war die Aktivität auf der linken und rechten Hirnseite korrelierter als in Zeiten, in denen sie über triviale Themen berichteten oder schrieben. An den Untersuchungen, bei denen die Gehirnaktivität mit untersucht wurden, waren überwiegend ehemalige Vietnamkämpfer beteiligt, die über ihre traumatischen Erfahrungen im Krieg schrieben. In katamnestischen Studien berichtet Pennebaker (1990), dass über 70 % der Personen, die diese Arbeit durchlaufen hatten, erzählten, die Beschreibung habe ihnen geholfen, sowohl das Ereignis als auch sich selbst zu verstehen. In den Textanalysen fiel auf, dass viel häufiger Begriffe wie „verstehen", „lösen", „durcharbeiten" und „realisieren" auftauchten. Auch die Perspektive gegenüber den schmerzlichen Ereignissen änderte sich. Die Berichte wurden zunehmend distanzierter.

Stets übereinstimmend ergab sich, dass physiologische Parameter bei Personen mit einer hohen Bereitschaft, sich zu öffnen, auf größere physiologische Entspannung hinwiesen als bei Personen, die sich relativ wenig öffneten. Dies konnten Pennebaker et al. (1997) zusätzlich in Studien mit Holocaustüberlebenden belegen.

Ein weiteres interessantes Ergebnis der Studien von Pennebaker et al. (1997) ist, dass sich das sogenannte „Low-level"-Denken und sogenannte oberflächliche Denk- und Lebensstile bei Personen zeigen, die sich mit dem Berichten von Traumata zurückhalten und sich damit vermeintlich vor Gefühlen und Irritation schützen. So zeigte sich in ihren Studien, dass Personen, die unbewusst solche Lebensstile suchen, um mit Belastung umzugehen, beispielsweise

- relativ vorhersagbare, durchstrukturierte Lebensstile haben,
- andere Menschen Dinge für sie erledigen und für sich denken lassen,
- viel fernsehen, um das Aufkommen von Gefühlen und Schmerzerlebnissen zu verhindern.

Diese Beobachtungen machte er auch bei der Analyse von Tagebuchaufzeichnungen. Bei der Befragung von Personen mit traumatischen Ereignissen ergab sich, dass viele auf Hobbys oder Gewohnheiten zurückgreifen, die keine große kognitive Leistungsfähigkeit mehr beanspruchen. Als Beispiel galt dies für Personen, die nach solchen Ereignissen dazu übergegangen sind, laufen zu gehen, bis sie physische Schmerzen erlebten. Weitere problematische Wege, mit der Belastung durch die Einführung von Ritualen umzugehen, sind das vertiefte Eintauchen in die Arbeit (Workaholics), Essstörungen, die Durchführung von Diäten sowie häufige Partybesuche. Patienten benutzen all diese Ablenkungsstrategien, um schmerzhafte Gedanken und Gefühle mit emotional-wichtigen, psychologischen Inhalten zu vermeiden.

Interessant sind schließlich auch Pennebakers Ergebnisse bezüglich der persönlichen Unterschiede zwischen Personen, die sich öffnen, und Personen, die eine Hemmung haben, sich zu öffnen. Er fand heraus, dass viele derjenigen, die sich schlecht öffnen konnten, entsprechende Erfahrungen in der Kindheit gemacht haben (z. B. *„Sich selbst zu zeigen, bringt negative Konsequenzen mit sich"*). Andererseits spielen aber auch kulturell bedingte und genetische Faktoren eine Rolle dabei, ob Menschen sich in Bezug auf ihre emotionalen Erfahrungen öffnen können bzw. dürfen. Häufig zeigen sich solche genetischen Dispositionen bereits in der Kindheit in Form von schüchternen, ruhigen und ängstlichen Personen.

Die grundlegenden Arbeiten von Pennebaker (1990 ff.) bilden auch die Basis für andere Behandlungsverfahren, wie z. B. die *narrative Expositionstherapie (NET)*, und für alle diejenigen psychotherapeutischen Verfahren, welche Tagebücher, Lebensberichte, biografische Aufzeichnungen und Lebensrückblickverfahren zur Behandlung von psychischen Störungen als Folge belastender Kindheitserfahrungen (aber auch belastender Erfahrungen im Erwachsenenalter) nutzen. Das Besondere an den Arbeit Pennebakers ist die Anwendung psychophysischer Messungen. Er konnte dadurch zeigen, wie sich physische Folgeerkrankungen aufgrund von psychischen Erfahrungen, die mit traumatischen Erlebnissen verbunden sind, ausbilden.

**Fazit:**

Auf die psychische und physische Gesundheit wirkt es sich positiv aus, wenn Menschen die Möglichkeiten haben, traumatische Erlebnisse emotional zu verarbeiten. Es wirkt sich dagegen schädlich aus, wenn Betroffene eine Hemmung haben, sich für emotional belastende Gedanken und Gefühle zu öffnen.

In Anlehnung an das Programm von Pennebaker hat Vopel (2006) eine Anleitung zum expressiven Schreiben entwickelt, die Betroffene als Hilfe zur Selbsthilfe nutzen können.

## 2.7 Expressives Schreiben in der Therapie nach Andrea B. Horn und Matthias R. Mehl

Von Horn und Mehl (2004, 2012) wird das expressive Schreiben als Technik für die Behandlung von Traumaopfern vorgestellt, die auch in Form einer internetbasierten Behandlung angeboten werden kann. Die Behandlungsform folgt den

Arbeiten von Pennebaker. Abbildung 5 veranschaulicht das Konzept von Horn und Mehl (2004).

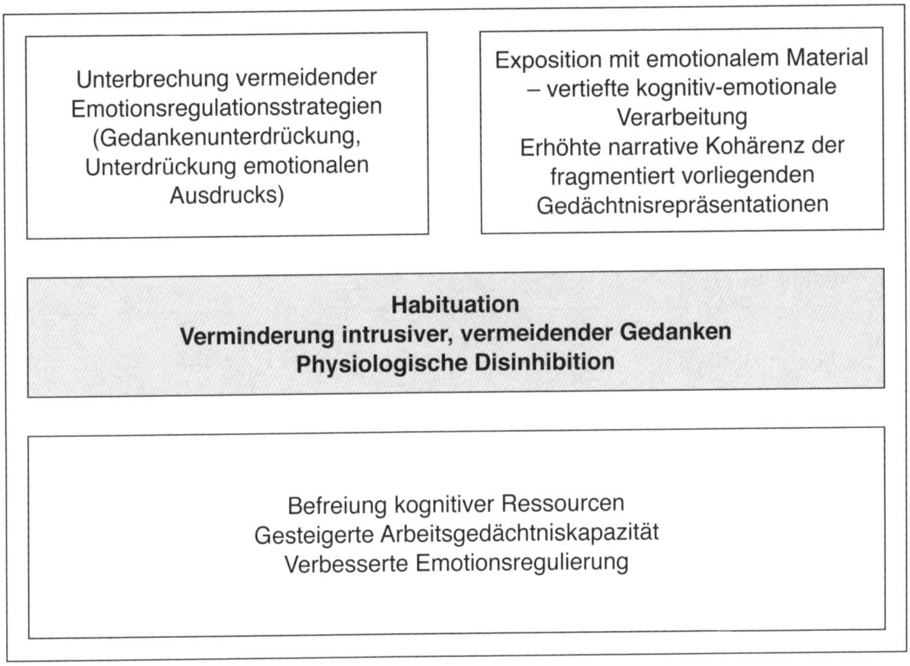


**Abbildung 5:** Konzept zum expressiven Schreiben (Horn & Mehl, 2004)

**Empfehlungen für das expressive Schreiben nach Horn und Mehl (2004, 2011):**

Die Patienten sollen:

- in einem ruhigen Raum schreiben, in dem sie für sich sind, Intimität erleben und sich zurückziehen können,
- den zeitlichen Rahmen einhalten (hierbei gelten Empfehlungen zwischen 15 und maximal 30 Minuten),
- nach dem Schreiben (wenn auch nur kurz) angenehme Aktivitäten durchführen, die bereits vorher geplant werden (Selbstverstärkung),
- die geschriebenen Texte nicht bewerten oder kontrollieren,
- verschiedene Vorschläge für die Nutzung des Geschriebenen erhalten (z. B. es dem Therapeuten mitbringen, es später allein durchlesen und durcharbeiten, wichtige Teile markieren und dann erst in die Therapie einbringen),
- entscheiden, ob sie das Dokument den Therapeuten allein lesen lassen oder lieber selbst vorlesen wollen,

- entscheiden, ob die Texte in einem sogenannten Therapiebuch für später aufbewahrt und integriert werden sollen,
- entscheiden, ob das sehr persönliche Dokument nach der Verarbeitung in der Therapie in einer Kassette verschlossen werden soll,
- entscheiden, ob Rituale durchgeführt werden sollen, um den Abschied von den Erfahrungen in verstärkter Form erleben zu können (z. B. niedergelegte, traumatisch-biografische Erlebnisse mit der begleitenden, schmerzhaften Erfahrung in einen Fluss werfen, verbrennen oder, wenn es sich um traumatische Erfahrungen mit den bereits verstorbenen Eltern handelt, das Schriftstück in deren Grab vergraben; andere wollen es einfach beim Therapeuten belassen als dem Ort, an dem diese Erfahrung bearbeitet wurde).

Es empfiehlt sich, dass Therapeuten und Patienten die Themen, über die geschrieben werden soll, gemeinsam vereinbaren. Der Patienten soll jedoch trotzdem die Freiheit haben, die gewählten Themen zu ändern. Es soll keine Vorgabe gemacht werden, ob der Patient seine Schreibsitzung am PC oder handschriftlich durchführt. Der zeitliche Rahmen ist fest bestimmt. Bei der Nutzung von expressivem Schreiben in der ambulanten Therapie sind außer dem formalen Durchführungsmodus keine weiteren Vorgaben nötig.

Es gibt keine empirischen Befunde, die Hinweise geben, ob *expressives Schreiben* zu biografischen Erfahrungen *chronologisch* oder *nach der Schwere der erlebten Traumata* erfolgen soll. Bei vielen Biografien (besonders Trauma-Typ II) ist es den Patienten auch oft nicht möglich, zu bestimmen, was wodurch und aus welchem Grund schlimmer war. Jedoch kann bereits der Anstoß, einfach spontan Szenen aus der Biografie auszuwählen, Patienten dazu verhelfen, zu bemerken, dass die intensive, häusliche Konfrontation mit diesen Erlebnissen erleichternde Effekte hat. Die Traumaintensität rückt dadurch häufig in den Hintergrund.

## 2.8 Biografisches Arbeiten in aktuellen Ansätzen der Verhaltenstherapie

In den psychotherapeutischen Ansätzen von Hayes et al. (Acceptance and Commitment-Therapy – ACT), von McCullough (Cognitive Behavioural Analysis System of Psychotherapy – CBASP) sowie von Klerman et al. (Interpersonelle Psychotherapie – IPT) werden jeweils einzelne, spezifische Behandlungstechniken zum biografischen Arbeiten vorgeschlagen. Alle Autoren arbeiten auf der Basis der kognitiven Verhaltenstherapie. Sie bedienen sich dabei in jeweils unterschiedlicher Form der Grundlagen der Pioniere der kognitiven Verhaltenstherapie wie Kanfer, Lazarus, Meichenbaum, Beck und Pennebaker. Alle Autoren legten Wirksamkeitsstudien zu ihren Verfahren vor. In diesem Buch werden speziell *nur* die Techniken für die *spezifische Bearbeitung* der *biografisch-prägenden Ereignisse* vorgestellt.

### 2.8.1 Biografisches Arbeiten in der Acceptance- and Commitment-Therapy nach Steven C. Hayes

Die *Acceptance- and Commitment-Therapy* von Hayes et al. (1999) lehnt sich an die Arbeiten von Kanfer, Lazarus und Pennebaker an. Die Spezifika dieses Ansatzes beruhen darauf, dass Patienten angeregt werden sollen, zwischen *„sauberem“* und *„schmutzigem“* Leid zu unterscheiden. Die Autoren meinen damit, die Patienten sollten lernen, ihre Vergangenheit zu akzeptieren und nicht vor ihr zu flüchten. Unangenehme Erlebnisse sollten nicht vermieden werden *(experiental avoidance)*. Sie sollten vielmehr als Teile einer eigenen Identität gesehen und anerkannt werden. Weiterhin sollten unangenehme Gefühle als Aufforderung dafür genommen werden, dass die Wurzel einer eigenen Programmierung erkannt und erlernt wird. Schließlich sei es wichtig, dass die Patienten den jeweiligen Bezugsrahmen ihrer eigenen Biografie erfassen. In schwierigen Situationen und bei unangenehmen Gefühlen sollen sie sich in die Lage versetzen, durch das Auffinden der eigenen Programmierung die für sie im jetzigen Lebenszeitpunkt reellen und wichtigen Werte und Lebensziele zu formulieren und entsprechend dieser zu handeln.

Ähnlich wie bei der *Mindfulness Based Cognitive Therapy (MBCT)* von Segal et al. (2008) wird darauf aufmerksam gemacht, dass Gedanken keine Fakten sind, sondern lediglich die Identitätskonstruktion, die sich aufgrund der biografischen Erfahrungen gebildet hat. Hayes et al. gehen davon aus, dass das Sich-Wehren gegen die eigene Programmierung und die biografischen Erfahrungen nur dazu führt, dass sich diese noch mehr aufdrängen und der Patient sich von seiner Persönlichkeit entfernt, anstatt mit seinen Erfahrungen konstruktiv zu arbeiten. Es werden deswegen Techniken der Achtsamkeit und Gelassenheit sowie Verfahren aus der Gestalttherapie und Meditationspraktiken vermittelt. Dies dient dazu, einen gelassenen, distanzierten Umgang mit den Lebenserfahrungen zu ermöglichen. Hiermit ist es dann möglich, neue Perspektiven und Sichtweisen zur Lebensgeschichte zu erwerben. Die pathologische und leidschaffende Verbundenheit mit früheren Erfahrungen soll dadurch aufgelöst werden.

Eifert (2011) hat in seiner Darstellung der ACT Arbeitsbögen und Techniken beschrieben, die die Patienten darin unterstützen, die Übungen selbst durchzuführen. Auch bei der ACT wird, wie bei der Transaktionsanalyse, u. a. mit der Analyse von internalisierten Sprichwörtern und Redensarten gearbeitet, die Patienten gehört und verinnerlicht haben und die damit für sie handlungsleitend sind. Die vorgeschlagenen Übungen, die zur Erarbeitung biografisch-relevanter Ereignisse verhelfen, werden nachfolgend vorgestellt.

Hayes et al. (1999) klären dabei zusätzlich, wie Kanfer et al. (1991), mit den Patienten ihre Werte und Lebensziele. Dies ermöglicht den Patienten bei der Überprüfung dieser Wertvorstellungen und Lebensziele, sich mit bisher kritischen Handlungsweisen aus der Vergangenheit akzeptierend und verbindlich auseinanderzusetzen *(Accept und Commit)*. Der wesentliche Unterschied besteht darin, dass im Gegensatz zu anderen kognitiven Verfahren, die eine Veränderung von Einstellungen intendieren, die Analyse dieser erfolgt, ohne sie zwangsläufig zu verändern.

### *Biografisch orientierte Behandlungstechniken der ACT*

Folgende *Übungen* sind bei der Biografie-Arbeit hilfreich:

**ACT-Übung: „Identifizierung der eigenen Programmierung" (vgl. Hayes et al., 1999, S. 144 ff.)**

„Wir können nicht in unsere Vergangenheit zurück und sie neu gestalten. Geschichte ist, wie automatische Gedanken und Gefühle auch, ein Bereich, der statt Kontrolle Akzeptanz erfordert. Verknüpfungen zu der Programmierung, die wir im Laufe unseres Lebens aufgebaut haben, können jedoch die Bedeutung der Geschichte bis hin zur Gegenwart in hohem Maße verstärken oder schwer machen.

Wenn Ihnen Ihre Mutter beispielsweise gesagt hat, dass Sie böse sind, wenn Sie wütend wurden, tragen Sie vermutlich einen kleinen Teil der Programmierung in sich, die Ihnen genau das sagt. Die Tatsache, dass Sie dies in sich tragen, ist aber gar nicht das Problem. Es ist vielmehr die Tatsache, dass wir dazu neigen, die Dinge nicht im richtigen Verhältnis zueinander zu sehen und mit diesen bedeutenden Programmen zu ‚verschmelzen'. Indem wir automatisch glauben, was uns unsere Programmierung sagt, verlieren wir die Identifizierung mit uns selbst, ebenso wie den Kontext, in dem all diese wichtigen Ereignisse aufgetreten sind. Weder macht die bedeutsame Natur dieser Erfahrungen sie ‚echter', noch machen die Bewertungen, die wir auf sie beziehen sie ‚richtiger' als jede andere Art von Erfahrung. Sie sind angesammelte Inhalte und können, wie jeder Inhalt, für einige Dinge nützlich sein, für andere aber wiederum nicht. Um ihre Nützlichkeit zu bestimmen, ist es jedoch notwendig, neue Perspektiven zu erschließen."

*Übung:*
„Denken Sie an ein bedeutsames, emotional-schwieriges Erlebnis in der Kindheit. Schreiben Sie es auf. Versuchen Sie, die Programmierung zu identifizieren, die Sie bezüglich dieses Ereignisses in sich haben. Welche Schlussfolgerungen haben Sie über Art und Weise, wie die Welt funktioniert, gezogen? Was haben Sie über sich selbst gedacht? Haben Sie andere Regeln, die auf dieser Erfahrung aufbauen, formuliert? Schreiben Sie so viele davon auf, wie Ihnen einfallen. Wiederholen Sie das Ganze mit mindestens einer weiteren Erfahrung. Bringen Sie dies zur nächsten Therapiestunde mit."

Eine solche problematische Identifikation mit sich selbst zeigt sich am Beispiel von Herrn Müller:

**Fallbeispiel 3: Herr Müller, Schreiner, depressive Episode mittelschwer**

Der Patient erlebte durch seine Mutter eine strenge Bewertung in Bezug auf seine Leistungsbereitschaft. Klappt etwas nicht, wie *sie* es sich vorstellt, so wird er verachtet. Seine Notizen lauten: Bei der Meisterfeier zum Schreiner erhalte ich den 2. Preis für meine Werkarbeit. Die Reaktion der Mutter gegenüber dem 18-Jährigen ist daraufhin verächtliches Lachen und der Satz: „Du bringst es nicht!“ Ich glaube ihr und fühle mich selbst auch so. Ich habe keine Chance zu siegen. Nur der Sieger ist ein wertvoller Mensch.

**ACT-Übung: „Die Regeln des Spiels“ (vgl. Hayes et al., 1999, S. 145 ff.)**

„Jeder von uns bedient sich bestimmter Grundregeln über die Art und Weise, ‚wie das Leben ist‘, mithilfe derer wir unseren Aufgaben nachkommen. Obwohl diese Regeln größtenteils willkürlich sind, neigen wir dazu, sie als absolute Wahrheit anzusehen. Sprichwörter wie ‚Ohne Fleiß kein Preis‘ oder ‚Wo ein Wille ist, ist auch ein Weg‘ haben einen großen Einfluss darauf, wie wir uns und das Leben an sich wahrnehmen. In dieser Übung sollen Sie sich bitte etwas Zeit nehmen, die grundlegendsten Regeln (vielleicht in der Form von Sprichwörtern) ausfindig zu machen, anhand derer Sie in den unten aufgeführten Themengebieten agieren:

- Regeln über Beziehungen zu anderen Menschen (z. B. Vertrauen, Loyalität, Wettbewerb).
- Regeln über negative Gefühle.
- Regeln über die Bezwingung von Hindernissen im Leben.
- Regeln über ‚Gerechtigkeit‘ im Leben.
- Regeln über Ihre Beziehung zu sich selbst.“

Im Zuge der Besprechung dieser Übung kann der Therapeut jegliche Merkmale von Sprichwörtern hervorheben, z. B.:

- wie schwarz-weiß die Anweisung ist (z. B. *„Wer nicht fragt, bleibt dumm.“*),
- wie schwer die Konsequenzen einer Zuwiderhandlung sind (z. B. *„Wer anderen eine Grube gräbt, fällt selbst hinein.“*),
- wie die Anweisung *„gute Aussagen“* und *„schlechte Aussagen“* auf einer zwischenmenschlichen Ebene abläuft (z. B. *„Lächle, und die Welt lächelt mit dir, weine, und du weinst alleine.“*),
- wie unerwünschte Inhalte verändert werden, um sie wünschenswerter zu machen (z. B. *„Du wirst nie glücklich sein, wenn du nicht auch mal unglücklich warst.“*),
- wie unerwünschte Situationen mithilfe von Stärke und Wille angegangen werden (z. B. *„Gott hilft denen, die sich selbst zu helfen wissen.“*).

Die Prägung durch Sprüche/Sprichwörter, also einfach durch Sätze/Worte, wird Patienten deutlich und nachvollziehbar und ein anderer Umgang mit den Worten wird möglich. Dies erinnert an den Kernsatz, der in der *Mindfulness-Based-Cognitive-Therapy* von Segal et al. (2008) an Patienten vermittelt wird: „Denke daran: Gedanken sind Gedanken, Gedanken sind keine Fakten!"

**ACT-Übung: Tagebuch „Sauberes versus schmutziges Unbehagen" (vgl. Hayes et al., 1999, S. 147)**

„Jedes Mal, wenn Sie sich in einer Situation befinden, in der Sie sich ‚festgefahren' fühlen oder in der Sie mit Ihren Gefühlen oder Gedanken kämpfen, machen Sie sich bitte in der folgenden Tabelle Notizen."

| Situation | („Sauberes") Meine ersten Reaktionen | Leidensebene | („Schmutziges") Wie ich mit meiner Reaktion umging | Neues Leiden |
|---|---|---|---|---|
| Was war der Auslöser? | Was „tauchte" sofort danach „auf" bezüglich Gedanken, Gefühle, Erinnerungen oder physischen Empfindungen? | Bewerten Sie Ihr unmittelbares Leid/Kummer von 1 bis 100 (1 = kein Leid, 100 = extremes Leid) | Habe ich mit Dingen, die ich nicht mochte, gekämpft? Habe ich mich selbst kritisiert? Habe ich versucht, meine Reaktionen wieder rückgängig zu machen oder habe ich so getan, als ob sie nicht existieren? | Bewerten Sie Ihre neue Leidensebene mit dem gleichen Maßstab von 1 bis 100. |

### Fallbeispiel 4: Herr Müller (Forts.)

| Situation | („Sauberes") Meine ersten Reaktionen | Leidensebene | („Schmutziges") Wie ich mit meiner Reaktion umging | Neues Leiden |
|---|---|---|---|---|
| Kritik am Verschluss einer Schrankschublade | „Die funktioniert doch." Anspannung. | 60 | „Da habe ich es wieder, irgendetwas ist immer schlecht." | 80 |

Der Vorteil der Übungen von Hayes et al. (1999) ist, dass Patienten diese für sich im Alltag durchführen können und dadurch wesentlich leichter zu einer Haltung von Selbstwirksamkeit kommen. Das Verfahren ist transparent und wirkt damit zusätzlich motivierend. Die Übungen führen zu einer vertieften emotionalen Entlastung.

### 2.8.2 Biografisches Arbeiten im CBASP-Ansatz nach James P. McCullough

In seinem CBASP-Ansatz (Cognitive Behavioural Analysis System of Psychotherapy) bezieht sich McCullough (2000) insbesondere auf die biografische Analyse von problematischen *Interaktionen*, die in der Kindheit- und Jugendzeit gelernt und im Erwachsenenalter beibehalten werden. Mit den *interaktionellen Diskriminationsübungen* (IDÜ) wird in der Psychotherapie auf problematische Interaktionen im Erwachsenenalter und deren Wurzeln und Ursprung in der Kindheit Bezug genommen. Auf Seiten des Psychotherapeuten ist ein sogenanntes *diszipliniertes persönliches Sich-Einlassen* erforderlich.

McCullough (2000) bezieht sich in seiner Arbeit auf erlebte, problematische oder gar traumatische Beziehungserfahrungen in der Kindheit (vor allem emotionaler Missbrauch und Vernachlässigung, vgl. z.B. Riso et al., 2002), welche die Entwicklung der operationalen Denkweise (Piaget, 1981) blockieren. McCullough (2000) hat insbesondere darauf hingewiesen, dass sich diese Erfahrungen in den interaktionellen Mustern von chronisch Depressiven massiv verfestigen. Brakemeier et al. (2013) beschreiben dies folgendermaßen:

> Dieses Entwicklungsdefizit äußert sich kognitiv in monologisierendem Sprechen, präkausaler Denkweise und geringer Beeinflussung des Denkens durch Rückmeldungen der Umwelt, was korrigierende Beziehungserfahrungen erschwert. Emotionale Defizite zeigen sich in Form von gering ausgeprägter Empathie, Egozentrik und Schwierigkeiten der Emotionskontrolle in Stresssituationen, weshalb chronisch Depressive starke Auffälligkeiten im Interpersonellen aufweisen. (S. 191)

Für das praktische Arbeiten an biografisch problematischen, interaktionellen Situationen eignet sich die *Liste prägender Bezugspersonen* (LpB). Sie ermöglicht dem chronisch Depressiven, einen Zusammenhang zu aktuellen Interaktionsproblemen herzustellen. Das Ziel der sogenannten interpersonellen Diskriminationsübungen (IDÜ) ist weiterhin, dass die Patienten durch die offene Reaktion des Therapeuten im aktuellen Therapiegeschehen eine Heilung durch die korrigierende Beziehungserfahrung erfahren.

Neben dem speziellen Blick auf prägende Beziehungserfahrungen verwendet McCullough in seiner CBASP auch verhaltenstherapeutische Verfahren, wie z.B. Rollenspiele und kognitive Umstrukturierung. Er legt dabei besonderen Wert auf Transferübungen für den Alltag, die in anderen Therapieansätzen oft zu kurz kommen. Psychotherapie kann nicht wirksam sein, wenn der *Transfer in den Alltag* nicht stattfindet. Die kognitive Arbeit wird nach den Standardmodellen zur Arbeit mit Kognitionen durchgeführt, wie sie z.B. Beck mit dem klassischen Spaltenprotokoll vorgelegt hat („Situation – automatische Interpretationen – Gefühl – konstruktivere Interpretationen“).

Spezifisch spannend ist das transparente Reagieren auf den Patienten in der Therapiesitzung. Dies beinhaltet die Möglichkeit für die Patienten, nachvollziehen zu können, was zwischen zwei Personen geschieht. Mithilfe zusätzlicher Situationsanalysen und des differenzierten und empathischen Einlassens der Therapeuten wird verhindert, dass Patienten sich „etikettiert" erleben. Vielmehr können sie in der Therapie unmittelbar emotional-korrigierend neue Verhaltensweisen in vivo anhand der Gestaltung der Interaktionen mit dem Therapeuten entwickeln. McCullough (siehe auch Brakemeier et al., 2012) hat somit einen therapeutischen Ansatz geprägt, der eine ideale Verknüpfung der problematischen, lebensgeschichtlichen Ereignisse mit den aktuellen Erfahrungen in der Beziehungsgestaltung im Alltag gewährleistet. Das Konzept wurde speziell für die Behandlung chronischer Depression entwickelt und weist eine gute Evidenzbasierung auf.

Die Übung „Liste prägender Bezugspersonen" kann dazu verwendet werden, um problematische Interaktionsmodi im Hier und Jetzt zu verändern. Bei der biografischen Arbeit ist die Erarbeitung einer Liste von Erfahrungen mit prägenden Bezugspersonen sinnvoll, damit Patienten erkennen können, wie ihre Probleme in aktuellen Interaktionen durch das Interaktionsgeschehen mit früheren Bezugspersonen beeinflusst werden. Es geht bei vielen Patienten darum, sie aus diesen ungünstigen Interaktionsmustern mit wichtigen, prägenden Bezugspersonen (oft Eltern und Geschwistern) zu befreien. Sie wenden die Interaktionsmuster in der aktuellen Lebenssituation immer noch an, obwohl sie zu den Personen, mit denen sie aktuell Kontakt haben, nicht passen.

**Übung: Hilfe zur Erarbeitung der „Liste der prägenden Bezugspersonen" (Brakemeier et al., 2012, S. 83)**

„Ich möchte, dass Sie auf Ihr Leben zurückblicken und die Menschen nennen, die Ihrer Meinung nach den größten Einfluss auf die Gestaltung Ihres Lebensweges bzw. Ihrer Persönlichkeit hatten. Diese Menschen nennen wir prägende Bezugspersonen – oder auch im Englischen die ‚Big Player' Ihres Lebens. Diese prägenden Bezugspersonen sind also mehr als ‚nur' Freunde und Bekannte. Es sind Menschen, die bei Ihnen sozusagen eine Prägung oder einen Stempel hinterlassen haben und deren Einfluss Ihr Leben und Ihre Persönlichkeit bis heute geformt hat. Diese Einflüsse können positiv oder negativ, gut oder schlecht, schmerzhaft oder hilfreich oder insgesamt ambivalent gewesen sein. Meist sind diese Menschen aus unserer Kindheit wie die Eltern, Großeltern oder Geschwister. Es können aber darüber hinaus auch Menschen aus der Jugend oder dem frühen Erwachsenenleben sein – wie zum Beispiel Lehrer oder erste wichtige Freunde. Schließlich können Bezugspersonen aus dem jetzigen Leben kommen wie Ihr Partner, Ihre Kinder, Ihr Chef, derzeitige Arbeitskollegen oder wichtige aktuelle Freunde. Bitte nennen Sie jetzt diese Personen, wobei es nicht mehr als sechs sein sollten Welche Personen sind das, benennen Sie deren Einflüsse."

Bei der Erarbeitung der Liste prägender Bezugspersonen sollen Therapeuten vier wichtige Kategorien berücksichtigen und dazu während der biografischen Anamnese gezielt Informationen sammeln. Tabelle 2 listet am Beispiel „Bezugsperson Vater“ mögliche Explorationsfragen auf (Brakemeier et al., 2012).

**Tabelle 2:** Die vier wichtigsten Bereich der Liste prägender Bezugspersonen und mögliche Explorationsfragen (aus Brakemeier et al., 2012, S. 38)

| Kategorie | Beispielfragen (Bezugsperson Vater) |
|---|---|
| Fehler/Versagen | – Wie hat Ihr Vater reagiert, wenn Sie einen Fehler gemacht haben?<br>– Wie hat Ihr Vater reagiert, wenn Sie eine schlechte Note mit nach Hause gebracht haben?<br>– Wie hat Ihr Vater reagiert, wenn Sie aus Versehen etwas kaputt gemacht haben?<br>– Hat Ihr Vater Sie bestraft, wenn Sie aus seiner Sicht etwas falsch gemacht haben? Wie sahen die Strafen aus?<br>– Hat Ihr Vater Sie gelobt, wenn Sie etwas besonders gut gemacht haben? |
| Negativer Affekt | – Jedes Kind ist ja mal trotzig oder wütend. Wie ist Ihr Vater damit umgegangen?<br>– Wie hat Ihr Vater reagiert, wenn Sie traurig/wütend/ärgerlich/trotzig waren? |
| Emotionale Bedürftigkeit | – Wie hat Ihr Vater reagiert, wenn Sie einen Wunsch oder ein Bedürfnis geäußert haben?<br>– Hat Ihr Vater Sie getröstet, wenn Sie traurig waren, Probleme hatten, weinen mussten?<br>– Hat sich Ihr Vater für Sie/Ihre Interessen/Ihre Probleme/Ihre Hobbys/Ihre Freunde interessiert?<br>– Hat Ihr Vater mitbekommen, wenn Sie schlecht gelaunt waren?<br>– Konnte sich Ihr Vater mit Ihnen freuen? |
| Nähe/Intimität | – Haben Sie sich Ihrem Vater auch körperlich nah gefühlt?<br>– Hat Ihr Vater Sie in den Arm genommen?<br>– Haben Sie miteinander gekuschelt?<br>– Hat er Sie gestreichelt?<br>– Wenn ja: Hat sich diese Nähe immer gut angefühlt?<br>– Hat Ihr Vater Sie auch mal an Körperstellen berührt, die für Sie unangenehm waren? |

Da im Rahmen dieses Buches nur ein sehr selektiver Blick auf das Vorgehen nach dem CBASP-Ansatz von McCullough möglich ist, wird empfohlen, sich in Form von Weiterbildungen mit den *interaktionellen Aspekten* des Ansatzes zu befassen.

### 2.8.3 Biografisches Arbeiten in der Interpersonellen Psychotherapie nach Gerald L. Klerman

Die Interpersonelle Psychotherapie (IPT) von Klerman et al. (1984) hat ihre theoretischen Wurzeln in den Arbeiten zur Bindungsforschung (u. a. Bowlby). Klerman et al. haben diesen Therapieansatz aufgrund von Forschungsergebnissen zur Relevanz sozialer Bindungen für die „psychische Gesundheit" entwickelt. So betonen sie: „Für psychische Gesundheit ist nicht nur wichtig, was in Menschen vorgeht, sondern auch was zwischen Menschen geschieht" (S. 15). Ein Schwerpunkt ihrer Arbeit ist die Analyse und Verbesserung des sozialen Umfelds der Patienten. Es erfolgen Rollen- und Beziehungsklärungen, sowie der Anstoß von eventuell notwendigen Abschieds- und Trauerprozessen, um Rollenverluste und tatsächliche Verluste wichtiger Bezugspersonen zu verarbeiten. Starre, unflexible oder inadäquate Kommunikations- und Beziehungsmuster sollen in der Therapie verändert werden. Gemäß Klerman et al. (1984) werden je nach Patient im Rahmen der IPT drei übergeordnete Strategien verfolgt:

- Den Patienten eine Erleichterung für die Anerkennung und Akzeptanz von schmerzhaften Belastungen, die nicht verändert werden können oder sollen, zu verschaffen.
- Den Patienten dabei zu helfen, die Affekte, die sie beeinflussen, zu nutzen, um gewünschte, interpersonelle Veränderungen erzielen zu können.
- Die Patienten dazu zu ermutigen, neue und bislang unbekannte Affekte zu entwickeln, welche womöglich Veränderungen nach sich ziehen können.

Der Aspekt der Beziehungsanalyse im IPT-Ansatz ist für das biografische Arbeiten eine gute Ergänzung. Die Beziehungsanalyse ist auch gut in die Lebensrückblickarbeit integrierbar. Die Vorschläge des IPT-Ansatzes zur Trauer- und Abschiedsarbeit können gut bei Patienten eingesetzt werden, die den Verlust Angehöriger zu beklagen haben, sowie in der Arbeit mit alten Menschen.

Klerman et al. (1984) schlagen den im Kasten dargestellten Fragenkatalog zur Beziehungsanalyse und Bestandsaufnahme sozialer Rollen vor:

**Fragenkatalog zur Beziehungsanalyse und Bestandsaufnahme sozialer Rollen nach Klerman et al. (1984, S. 49):**

- „Wer gehört zu den bedeutendsten Menschen in Ihrem Leben?"
- „Mit wem leben Sie zusammen? Wie häufig sind Kontakte? Wie gestalten Sie diese Kontakte?"
- „Welche Personen haben Einfluss auf Ihre Verfassung?"
- „Was sind die gegenseitigen Erwartungen an diese Beziehungen? Nennen Sie Beispiele für befriedigende und unbefriedigende Aspekte der Beziehungen."
- „Möchten Sie diese Beziehungen verändern? Wie?"

- „Welche Rollen haben Sie inne?“
- „Gab es Veränderungen, Zuspitzungen, Aufbau, Abbruch von Beziehungen? Vor und/oder nach Auftreten der Symptomatik?“

Die Ergebnisse der Befragung geben dann Hinweise auf mögliche Therapieziele, z. B. den notwendigen Erwerb neuer Fertigkeiten in einer neuen Rolle (Rollenwechsel: z. B. „der Rentner“) oder den Abbau vorhandener Defizite bei der Gestaltung des sozialen Netzwerks. Daraus lassen sich dann anschließend konkrete Übungsinhalte für Rollenspiele ableiten.

Schramm (1998, S. 171) listet Aufgaben auf, die der Therapeut im Rahmen der IPT gemeinsam mit dem Patienten verfolgen soll, sowie konkrete Fragen, anhand derer diese Aufgaben angegangen werden können:

- *Die Bewertung der aufgegebenen Rolle erleichtern* (Frage: „Erzählen Sie mir darüber, was Sie aufgegeben und verloren haben oder was verändert wurde – das alte Haus, der frühere Arbeitsplatz, das Zusammenleben mit den Eltern, der frühere Ehepartner. Was waren die guten Seiten? Was waren die schlechten? Was gefiel Ihnen? Was gefiel Ihnen nicht?“).
- *Zum Ausdruck von Gefühlen ermuntern* (Frage: „Was für ein Gefühl war es, … aufzugeben oder zu verlassen? Erzählen Sie mir über Ihren Weggang. Wie haben Sie sich in der neuen Situation gefühlt? Wie ging es Ihnen am Anfang?“).
- *Soziale Fertigkeiten zur Bewältigung der neuen Rolle entwickeln* (Frage: „Was wird von Ihnen verlangt? Wie schwer ist das? Wie geht es Ihnen dabei? Was läuft gut? Was läuft schlecht?“).
- *Neue zwischenmenschliche Beziehungen, Bindungen und soziale Unterstützung aufbauen* (Frage: „Wen kennen Sie? Wer kann Ihnen helfen? Gibt es Leute, die Sie gerne kennenlernen wollen?“).

Weiterhin weist Schramm (1998, S. 171) auf Probleme hin, die häufig bei Rollenwechseln auftreten und in der Behandlung besondere Beachtung finden müssen:

- Verlust familiärer Bindungen und Unterstützung,
- Notwendigkeit der Bewältigung begleitender Emotionen wie Ärger oder Angst,
- Notwendigkeit neuer, sozialer Fertigkeiten,
- Herabsetzung des Selbstwertgefühls.

Verluste, die wir erleiden, verändern das soziale Netz oft massiv. So ist bekannt, dass Frauen, die den Ehemann verlieren, ab diesem Zeitpunkt ein wesentlich reduzierteres, soziales Netz haben. Um auf das Thema „Abschiede im Leben“ und sogenannte pathologische Trauerprozesse einzugehen, schlagen Klerman et al. (1984) die in Tabelle 3 dargestellten Fragen vor.

**Tabelle 3:** Fragen zum pathologischen Trauerprozess (Klerman et al., 1984, S. 98)

| Thema | Therapeutenfragen |
|---|---|
| 1. Multiple Verluste | – Was hat sich in Ihrem Leben sonst noch um die Zeit des Todes herum ereignet?<br>– Ist sonst noch jemand gestorben oder fortgegangen?<br>– Was hat Sie seither daran erinnert?<br>– Ist irgendjemand auf ähnliche Weise verstorben oder unter ähnlichen Umständen? |
| 2. Unangemessene Trauer in der Trauerzeit | – Wie ging es Ihnen in den Monaten nach dem Tod?<br>– Litten Sie unter Schlafstörungen?<br>– Konnten Sie weiterleben wie bisher?<br>– Konnten Sie weinen oder fehlten Ihnen die Tränen? |
| 3. Vermeidungsverhalten bezüglich des Todes | – Haben Sie es vermieden, zur Beerdigung zu gehen?<br>– Haben Sie es vermieden, das Grab zu besuchen? |
| 4. Symptome, die um bedeutsame Daten herum auftreten | – Wann ist die Person gestorben? An welchem Datum?<br>– Begannen Ihre Probleme ungefähr um dieselbe Zeit? |
| 5. Angst vor der Krankheit, die den Tod verursacht hat | – An was ist die Person gestorben?<br>– Welche Symptome hatte die Person?<br>– Haben Sie Angst, unter derselben Krankheit zu leiden? |
| 6. Die Umgebung genau so belassen, wie sie war, als die Bezugsperson starb | – Was haben Sie mit den persönlichen Gegenständen des Verstorbenen gemacht?<br>– Was ist aus dem Zimmer der Person geworden? Haben Sie alles so belassen, wie es war, als die Person starb? |
| 7. Fehlende Unterstützung von der Familie oder anderen Personen während der Trauerzeit | – Auf wen konnten Sie zählen, als die Person starb?<br>– Wer half Ihnen?<br>– An wen haben Sie sich gewandt?<br>– Wem haben Sie sich anvertraut? |

Diese Befragung, die im Zusammenhang mit der Lebensgeschichte und der Symptomatik des Patienten gestellt wird, ermöglicht ihm, Abschiede zu verarbeiten und wieder einen erfüllten Zugang zum jetzigen Leben und der Zukunft zu bekommen. Diese Vorgehensweisen aus der IPT stellen deswegen insbesondere eine gute Ergänzung zu Lebensrückblickverfahren bei Patienten dar, die Verluste geliebter Menschen erlebt haben.

# 3 Biografisches Arbeiten in der transaktionalen Verhaltenstherapie

In der transaktionalen Verhaltenstherapie (Rabaioli-Fischer, 2001, 2006) wird eine Integration des Ansatzes von Berne mit den bewährten Behandlungsmethoden der Verhaltenstherapie vorgenommen. Ziel dieser transaktionalen Verhaltenstherapie ist der von Beck bereits 1986 angesprochene Vorschlag, wirksame und vor allen Dingen für die emotionale Verarbeitung traumatischer Kindheitserinnerungen sinnvolle Techniken aus der Transaktionsanalyse von Berne in die verhaltenstherapeutische Psychotherapie als Mitbestandteile und Bausteine zu integrieren. Die Integration der wesentlichen Elemente der Berne'schen Transaktionsanalyse beruft sich auf folgende drei Säulen:

- Strukturanalyse,
- Spiele- und Spielanalyse,
- Skriptanalyse.

## 3.1 Die Strukturanalyse

In der Strukturanalyse beschäftigt sich Berne (1961) mit der Frage, in welchem Ich-Zustand ein Patient in Therapie kommt. Berne unterscheidet dabei die drei Ich-Zustände *Eltern-Ich*, *Erwachsenen-Ich* und *Kindheits-Ich*, die anschaulich in Abbildung 6 dargestellt werden.

Dieses Konzept von Berne haben Young, Klosko und Weishaar (2008) auch in der Schematherapie übernommen. Sie benutzen für die Beschreibung der Ich-Zustände den Begriff der Modi.

### 3.1.1 Das Eltern-Ich

Im Zusammenhang mit der Beschäftigung mit den *Ich-Zuständen* beschreibt Berne die Tatsache, dass Patienten in ihrem späteren Leben vor allem durch die Erfahrungen mit den Eltern geprägt sind. Über die Eltern erfolgt die Ausformung für später gelebte Wertvorstellungen, Ziele und handlungsleitende Sätze (Gebote, Verbote). Es ist völlig normal, dass Eltern ihre Kinder sozialisieren und ihnen diese Wertvorstellungen von der Welt, über sich selbst und von anderen vermitteln (sogenannte *Innere Stimme*). Dieser Sozialisationsvorgang wirkt sich jedoch fatal aus, wenn Patienten die Wertvorstellungen so internalisiert haben, dass sie sich als Erwachsene nicht von problematischen Zuschreibungen lösen können und sich unkritisch oder abhängig von diesen inneren Stimmen unfrei verhalten.

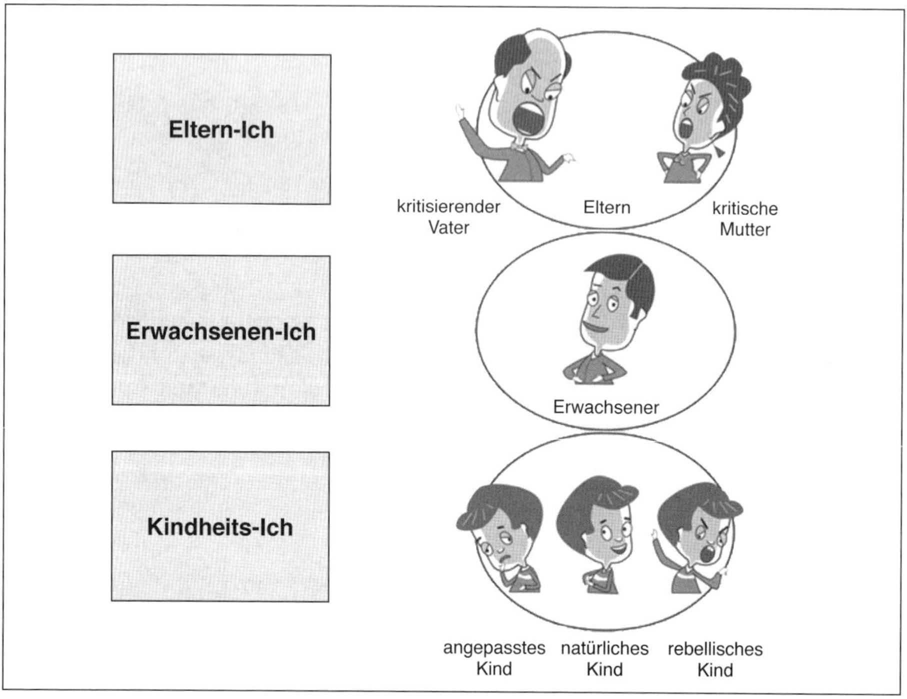


**Abbildung 6:** Einfaches Struktur-Diagramm der Persönlichkeit (Illustration: © Roman Lang)

Entwicklungspsychologisch gesehen kann man dies auch als schädigende Beeinflussung durch die Eltern bezeichnen, die sich auch noch auf das Verhalten im Erwachsenenalter auswirkt. So wird als fatale Eltern-Kind-Interaktion gesehen, wenn Vater oder Mutter ein Kind ständig kritisieren, demotivieren, ihm Angst machen, es beschämen, Verachtung zeigen oder es allein lassen. Tritt ein Patient im späteren Leben überwiegend im Zustand des schädigenden *Eltern-Ichs* auf, so erlebt er sich – und der Therapeut ihn – als von Gefühlen distanziert und häufig eingeschränkt in starren Verhaltensmustern. Patienten, die sich stark im Eltern-Ich befinden, verhalten sich somit quasi wie das Imitat ihrer Eltern oder anderer Autoritätspersonen (Berne, 1961, S. 30).

So wie bereits Beck et al. (1986) und Ellis (1982) bei der kognitiven Therapie betonen, dass Sätze wie „es sollte …“ und „es müsste …“ uns als Therapeuten Hinweise auf belastende Kognitionen geben, so macht Berne uns darauf aufmerksam, dass wir bei Patienten, die in einem derartigen Stil sprechen, eine Person im Zustand des *Eltern-Ichs*, haftend an oft starre Regeln, vor uns sitzen haben.

### 3.1.2 Das Erwachsenen-Ich

Das *Erwachsenen-Ich* ist dagegen durch eine minimale Gefühlsgeleitetheit gekennzeichnet. Erkennbar ist der Interaktions- oder Transaktionsmodus des Erwachsenen-Ichs durch den Austausch von Informationen und von Tatsachen, durch eine sachlich klare Sprache sowie einem Interaktionsmuster, das zum Beispiel in Therapiesituationen den Austausch von Inhalten erlaubt, wie er im Rahmen der Psychoedukation vorgenommen wird. Bei gesunden Erwachsenen sind soziales Regelbewusstsein, Werte und Ziele verankert.

### 3.1.3 Das Kindheits-Ich

Das *Kindheits-Ich* ist der Ich-Zustand, aus dem heraus spielerische Impulse und natürlich-unbefangenes, spontanes und kreatives Verhalten gezeigt werden. In der Therapie erleben wir jedoch ein problematisches Kindheits-Ich, wenn Patienten uns im Zustand der Hilflosigkeit, des Trotzes, der Rebellion oder extremer Unsicherheit gegenübersitzen. Dieser Zustand weckt im Therapeuten häufig Impulse von großer Fürsorge, für den Patienten arbeiten und in einer nicht mehr adäquaten Weise unterstützen zu wollen. Solche Impulse machen z. B. auch sichtbar, dass wir einem Patienten gegenüberstehen, der kaum Zugang zu seinem Erwachsenen-Ich oder Eltern-Ich besitzt.

Wir erfassen das Therapiegeschehen unter dem Aspekt, in welchem Ich-Zustand unsere Patienten bei uns sind. Dies sind erste Verhaltensbeobachtungen, die uns Hinweise darauf geben, welche entsprechend komplementäre Transaktion zu einem Therapieerfolg führen kann. Bei einem Patienten, der sich im strengen Erwachsenen-Ich befindet, bedeutet dies beispielsweise, dass wir ihn darin unterstützen, seine Strenge, mit der er mit sich umgeht, in einen achtsameren, fürsorglicheren Stil umwandeln zu können.

Im Rahmen der *Strukturanalyse* ist unsere Aufgabe, in der Therapie zu ergründen, wenn Patient und Therapeut nicht in einem gesunden, normalen Transaktionsmodus sind. Das heißt, das Beziehungsgeschehen in der Therapie ist für uns als Therapeuten irritierend. Berne leitet uns Therapeuten darin an, dass wir in der Therapie ein genaues Beobachten der eigenen Gefühle aufgrund des Interaktionsgeschehens vornehmen. Bei einem Patienten mit einem ausgeprägten, kindlich-unsicheren Verhalten müssen wir eine geeignete Transaktion (also komplementär) so durchführen, dass dieser zwar am Anfang der Therapie Unterstützung bekommt, dass im Verlauf der Therapie jedoch zunehmend Verhalten bestärkt wird, welches sicherer und selbstbestimmter ist. Damit wird das Therapieziel der Stärkung des Patienten und seiner Selbstwirksamkeit erreichbar.

Problematisch wird die Therapie, wenn die Transaktionsdynamik von Patient und Therapeut nicht im Sinne des generellen Therapieziels, der Stärkung des Patienten, zusammenpasst. Berne betont, dass sich *auch der Therapeut* stets in einem der drei

Ich-Zustände befindet und die geeignete Ich-Struktur auswählen muss. Somit können humorvolle Situationen, die Erleichterung in eine Therapiesitzung bringen, als eine Interaktion von zwei Personen angesehen werden, die sich im Kind-Ich befinden. Problematisches, interaktionelles Geschehen nennt er *gekreuzte Transaktionen*. Dies ist zum Beispiel der Fall, wenn sich ein Patient übermäßig kindlich und hilflos zeigt und der Therapeut mit einem zu hilfreichen, bemutternden Stil reagiert.

## 3.2 Die Spiele- und Spielanalyse

Die zweite Säule der Transaktionsanalyse beschäftigt sich mit *ritualisierten Transaktions- bzw. Interaktionsmodi*, die ein Unwohlsein beim Interaktionspartner erzeugen. Spiele sind früh in der Kindheit gelernte ritualisierte Reaktionsweisen, bei denen Verhalten und Verbalisiertes nicht zusammenpassen. Die gesprochene Botschaft ist für das Gegenüber nicht nachvollziehbar, sondern schafft Verwirrung. Goulding und Goulding (1981, S. 46) haben das Spiel folgendermaßen definiert: „Transaktionen, die darin gipfeln, dass mindestens einer der Spieler sich schlecht fühlt oder auf irgendeine Art und Weise verletzt ist.“ In der Spielanalyse werden die biografischen Wurzeln der Spiele analysiert.

Klassische Spiele stellte Berne (1967) in seinem Bestseller *Spiele der Erwachsenen* vor. In den Spielen reagieren Patienten aufgrund früh gelernter, kindlicher Muster. Für sie bedeuten diese Muster jedoch, dass sie Ablehnung und Verunsicherung der anderen erfahren und sie nicht wirklich zu ihrem Ziel kommen. Die von Berne beschriebene Transaktionsanalyse ist vergleichbar mit der von Grawe und Caspar (1984, S. 177 ff.) vorgestellten, vertikalen Verhaltensanalyse, bei der der Schwerpunkt ebenfalls auf dem Beziehungsgeschehen in der Therapie liegt (vgl. auch Caspar, 1989).

## 3.3 Die Skriptanalyse

Die dritte Säule der Transaktionsanalyse beinhaltet die *Skriptanalyse*. Hier geht es um die verinnerlichten Kognitionen, die Berne als *Einschärfungen* bezeichnet. Er beschränkt sich bei diesen Einschärfungen auf negative Botschaften, die an ein Kind weitergegeben werden und seine Entwicklung behindern. In seinem Ansatz ergeben diese Einschärfungen als Bestandteil der Person die sogenannten *Lebenspläne* oder *Skripts*. Vergleichbar der Kognitions- und Plananalyse in der kognitiven Verhaltenstherapie werden mit den Patienten zusammen die wesentlichen Botschaften, die internalisiert wurden und sich im Erwachsenenleben in problematischer Form zeigen, analysiert und mit den später vorgestellten Therapiemethoden verändert. Wie von Beck et al. (1986, 1995), Judith Beck (1999), Ellis (1977) und anderen Autoren der kognitiven Verhaltenstherapie dargelegt, finden sich bei zahlreichen Patienten *Kerneinschärfungen (hot cognitions)*. Sie sind vergleichbar mit den von Judith Beck (1999) genannten Kernbereichen von Schemata *„Hilflose und nicht liebenswerte Grundannahmen"*.

Berne ist es ein Anliegen, Alltagsbegriffe und Beschreibungen zu benutzen, die den Patienten leicht vermittelt werden können und eingängig sind. Ein *Skript* definiert er folgendermaßen (1961, S. 20): „Der unbewusste Lebensentwurf, der sich bis ins Erwachsenenalter festsetzt. Das Kind macht sich ein Bild von sich selbst, von den anderen, von der Welt und dem Leben als ganzen und darüber, wie sein Leben verlaufen wird."

Nach der Analyse der eventuell problematischen Verhaltensweisen sowie der Skriptanalyse ist das Ziel der Therapie, den Patienten in die Lage zu versetzen, schädigende Anteile seines Lebensskripts ändern und – wie Berne es nennt – *Neuentscheidungen* (kognitive Umstrukturierung) treffen zu können. Dies bedeutet, all die Grundgebote, die unreflektiert und durch inneren Druck in einem destruktiven Sinne weiter gelebt werden, im Erwachsenenalter zu verändern und sich ein eigenes, neues Selbstkonzept zu erstellen.

Das *Therapierational* beinhaltet, dass schmerzhafte Erinnerungen aus der Kindheit, die sehr emotional sind und sich bis ins Erwachsenenalter auswirken, durch erlebnisaktivierende Verfahren reaktiviert, bearbeitet und verändert werden. Dies ist die bereits bei Beck et al. (1986) beschriebene Stärke der Verfahren der Transaktionsanalyse, nämlich dass die emotionale Reaktivierung dazu führt, dass Patienten in einen intensiveren Veränderungsmodus gelangen und (wie aus der neuropsychologischen Forschung bekannt) auch zu einer tieferen, inneren und tiefgreifenderen, stabilen Durcharbeitung und Veränderung ihrer schmerzhaften Erinnerungen kommen können.

Die Stärke der emotional-aktivierenden Verfahren (nicht nur von Berne, sondern auch von anderen Autoren aus der Gestalttherapie) hat nicht umsonst dazu geführt, dass diese in den letzten Jahren in fast allen verhaltenstherapeutischen Ansätzen mit einbezogen wurden. Die begriffliche Nähe des Ansatzes von Berne zur kognitiven Verhaltenstherapie sowie der Gleichklang seiner Vorgehensweise mit der Verhaltenstherapie bei den Schritten „Problemanalyse", „Problembearbeitung", „Veränderung von Kognition, Verhalten und Gefühl", „Stärkung von Selbstwirksamkeit" und „Rückfallprävention" führen dazu, dass sich die beiden Verfahren ideal ergänzen.

## 3.4 Biografisches Arbeiten in der transaktionalen Verhaltenstherapie – praktisches Vorgehen

In der transaktionalen Verhaltenstherapie beginnen wir die Arbeit damit, darauf zu achten, wie ein Patient bei uns ankommt. Wir schauen entsprechend der Transaktions- bzw. der Strukturanalyse zuerst darauf, welche *Ich-Struktur* beim Patienten dominiert: Ist es das *Eltern-Ich* (z. B. der internalisierende, kritische Vater oder die internalisierte, überängstliche Mutter)? Ist es das *Kindheits-Ich* (ein angepasstes Kind, ein rebellisches Kind, ein hilfloses Kind)? Inwieweit sind Anteile aus dem *Erwachsenen-Ich* (d. h. eine normale Kommunikation über Formalia) dominierend? Hauptinteraktionsmodi aus fatalen Eltern-Interaktionen sind beispielsweise sichtbar in

- Besserwisserei,
- selbst demotivierendem Verhalten,
- Angst machen,
- beschämendem Verhalten,
- verachtendem Verhalten und
- Alleinlassen.

Die genaue Verhaltensbeobachtung beim Patienten lässt dies indirekt erschließen, so z. B. über verbales und non-verbales Verhalten, welches beim *Eltern-Ich* über viele „Sollte-, Müsste- und Könnte"-Sätze gelenkt ist, sowie über Vorschriften machen und Verhaltensweisen, welche emotional nur wenig den eigenen Bedürfnissen entsprechen. Wenn Patienten zahlreiche Formulierungen dieser Art verwenden, deutet dies nach Beck et al. (1986) und Ellis (1977) darauf hin, dass ein *überhöhtes Anspruchsniveau* an sich selbst vorliegt, welches stark von *Eltern-Interaktionen* gelenkt ist. Oft lassen sich auch im Erstgespräch direkt die Kernannahmen eines Patienten über sich selbst erschließen. So beispielsweise bei einem Patienten, der davon spricht, dass er verachtenswert sei, weil er es im Leben nicht schaffe, sich unbefangen zu zeigen.

Patienten, die im *Kind-Ich* zu uns kommen zeigen sich beispielsweise im überangepassten und scheuen Verhalten. Sie möchten es dem Therapeuten rechtmachen und zeigen den Wunsch nach Akzeptanz, Zuwendung und Unterstützung. Ein anderer *Kind-Ich*-Zustand wäre ein Verhalten, welches von starker Hilflosigkeit oder Albernheit und hoher Stimmlage geprägt ist. Auch hier ist es wieder sinnvoll, die interaktionell-dominierenden verbalen und non-verbalen Anteile zu beobachten, um die therapeutisch-adäquate Reaktion zeigen zu können.

Zur Veranschaulichung dient hierbei etwa ein Patient, der zahlreiche Äußerungen im Sinne von *„Ich brauche unbedingt Ihre Hilfe, mich mag wahrscheinlich niemand, ich schaffe es nicht ohne Sie"* tätigt. Erneut ist es in einer solchen Situation möglich, Grundannahmen der Hilflosigkeit direkt in den ersten Gesprächen zu erfassen, zu notieren und mit dem Patienten transparent zu besprechen. Als zusätzliche Unterstützung im Therapiegeschehen dient immer die Selbstbefindlichkeit des Therapeuten. Das heißt, dass wir es ernst nehmen und mit dem Patienten besprechen, wenn wir uns als Therapeuten unwohl fühlen. Hierzu sind basale, therapeutische Grundhaltungen hilfreich, nämlich empathisches, zugewandtes und offenes Zugehen auf den Patienten.

Ein konkretes Fallbeispiel soll dies verdeutlichen:

**Fallbeispiel 5:**

Der Patient berichtet im Erstkontakt von seinem strengen Elternhaus, dem frühen Verlust des Vaters und von dadurch bedingten, massiven Problemen in der Gestaltung des Kontakts zur Mutter, welche ihn als Vaterersatz benutzt hat. Zusätzlich wird von Umzügen berichtet, die den Patienten immer wieder aus einer normalen, gewachsenen Struktur von Freundeskreis und Schulalltag herauslösen.

*Pat.:* „Ich muss jetzt endlich weiterkommen, es hat ja alles keinen Sinn. Eigentlich sollte ich nicht in Therapie gehen, sondern besser sehen, wie ich mich disziplinierter verhalten kann. Es gibt ja viele Menschen, die einen Elternteil verlieren und früh Verantwortung übernehmen müssen. Nicht alle gehen deswegen gleich in Therapie."

*Th.:* „Ich habe den Eindruck, dass Sie da sehr streng mit sich sind. Sie haben da vielleicht sehr hohe Erwartungen an sich. Vielleicht sind diese aufgrund Ihrer schwierigen Lebensgeschichte so hoch?"

*Pat.:* „Na ja, wenn Sie Ähnliches durchgemacht hätten, wüssten Sie auch, dass das Leben kein Zuckerschlecken ist und dass man sich nicht ewig auf der Vergangenheit ausruhen kann."

*Th.:* „Aber welche Möglichkeit sehen Sie, vielleicht trotzdem etwas einfühlsamer mit sich umzugehen? Ich habe nach wie vor den Eindruck, Sie sind sehr streng."

*Pat.:* „Wenn Sie so viel durchgemacht hätten, würden Sie auch wissen, dass kein Weg an Pflichterfüllung und am immer weitergehen vorbeiführt."

Hier entsteht das Unwohlsein beim Therapeuten über die Zurückweisung, die dem Patienten entsprechend empathisch zurückgemeldet werden kann, z.B.:

*Th.:* „Ich bin jetzt doch irritiert, dass Sie bei dieser strengen Linie bleiben und dies auch jetzt, wo Sie hier bei mir sind mit einer nachvollziehbaren Kraftlosigkeit und einer von Ihnen ja auch berichteten Erschöpfung. Wie ist es denn für Sie, wenn ich dieses wiederholt anspreche? Gelingt es Ihnen dann, Ihre Selbstüberforderung zu sehen? Wollen Sie sich einfach mal ein bisschen Zeit dafür nehmen?"

Üblicherweise kann der Patient dann in der zugewandt-empathischen Atmosphäre erleben, wie stark er sich in den internalisierten Normen und in der noch immer gleichen Überforderungen befindet, die seitens der *Mutter* erfolgte und später von ihm internalisiert in eine Selbstüberforderung übergegangen ist. Somit öffnet sich für ihn eine Tür, dies transparent zu machen (sowohl die Befehle, die er an sich selbst richtet als auch die daraus folgende Selbstüberforderung) und wir können dem Patienten ein erstes Mal das Modell der *Strukturanalyse* erklären. Die in der Strukturanalyse mögliche Klärung internalisierter Vorstellungen über eigenes Handeln und das eigene Selbstbild ist vergleichbar mit dem verhaltensanalytischen Modell von Kanfer. So kann damit begonnen werden, eine erste Verhaltensanalyse für diese Mikrosituation in der Therapie zu erstellen:

**Beispiel für eine Verhaltensanalyse:**

*S:* Gespräch beim Therapeuten eines Patienten mit hoher Anforderung an sich selbst.

*O:* Selbstschema: *„Ich darf nicht versagen, ich darf nicht schwach sein."*

*R kognitiv: „Wenn ich mich hier so schwach zeige, werde ich wieder verachtet werden. Ich darf nicht nachlassen."*

*R emotional:* Unterdrückte Trauer.

*R physiologisch:* Hohe interne Anspannung; gleichzeitig Kraftlosigkeit.

*R Verhalten:* Sich sehr schnell verteidigen und versuchen, sich zu rechtfertigen.

*C+:* Der Interaktionspartner muss sich mehr zuwenden, um das Geschehen zu verstehen.

*C–:* Erhalt des problematischen Selbstbilds von *„Egal wie es mir geht, ich kann mich immer noch wehren."*

*C– langfristig:* Vorstellung über den Selbstwert wird nicht verändert; neue, flexiblere und adäquatere Verhaltensmuster wie die Berechtigung, Hilfe zu holen, werden nicht aktiviert.

In der Spielanalyse wird eruiert, ob der Patient sich in ritualisierten Interaktionsmodi verheddert, die ein immer gleiches, negatives Ergebnis, nämlich die emotionale Abwendung beim Gegenüber (eben auch beim Therapeuten), erzeugen. Beispiele für *Spiele* sind das „Ja, aber"-Spiel, das „Ich gebe mir doch die größte Mühe"-Spiel und viele andere, die sich im Einzelnen durch ähnliche Wortfolgen und das sofortige Unwohlsein beim Therapeuten erkennen lassen. Im obigen Fall wäre dies z. B. das verzweifelte Bemühen des Patienten, Fassung zu behalten und das Ablehnen des vorhandenen und sinnvollen Hilfsangebots.

Im dritten Schritt der Therapie, der Skriptanalyse, schauen wir nach den *Einschärfungen* (vergleichbar mit den *Kernannahmen* und *Schemata* der Verhaltenstherapie). Dies sind nach der Transaktionsanalyse „negative Botschaften, die an das Kind mit massivem Druck gerichtet wurden und das Kind in der Entwicklung einer freien, selbstbewussten, offenen Person behindern" (Berne, 1983, S. 60). Dem Patienten wird nachvollziehbar vermittelt, dass das Skript bzw. der fixierte Lebensentwurf oder auch unbewusste Lebensplan oder sein Drehbuch durch die *elterlichen Einschärfungen* entsteht. Die Definition, die Berne für Einschärfungen gibt, erinnert an die für die Schemata gültige Definition aus der kognitiven Verhaltenstherapie (siehe Beck et al., 1986, S. 53): „Organisierte Einheiten der psychischen Regulation, die auf frühere Lernerfahrungen zwischen Kindheit und Jugend beruhen und wiederholt aktiviert und elaboriert werden".

Die Ge- und Verbote, die Eltern im Verlauf der Sozialisation geben, bedingen, dass das Kind sich ein Bild macht:
- von sich selbst,
- von den anderen,
- von der Welt und dem Leben als Ganzen,
- darüber, wie sein Leben verlaufen wird.

Der Inhalt dieser Ge- und Verbote kann den Patienten als „Skript" erläutert werden. Die Tragik des Skripts oder des Lebensentwurfs besteht darin, dass auch bei einer Häufung solcher schädigender Skriptinhalte an ihm festgehalten wird. Dies obwohl andere, neue Erfahrungen im Leben eine Änderung dieser Vorstellungen nahelegen. Ein weiterer Begriff, der Patienten hilft, ist der des „Drehbuchs", das aufgrund biografisch-relevanter und verinnerlichter Vorgaben für den Patienten geschrieben wurde. Der Patient verhält sich demzufolge entsprechend eines Drehbuchs, welches er jetzt durch die Therapie ändern und sozusagen umschreiben kann. Im Kasten sind Beispiele für schädigende Einschärfungen zusammengestellt.

**Schädigende Einschärfungen nach Rabaioli-Fischer (2006, S. 28 ff.):**

- *Nicht!*
  Einschärfungen der Eltern, die ihrem Kind alles verbieten und aus Überfürsorglichkeit und Angst normalste Bedürfnisse des Kindes abblocken.
- *Sei nicht!*
  Einschärfungen, die dem Kind ein Grundgefühl von Überflüssigkeit geben (*„Wenn du nicht wärst, sähe unser Leben besser aus."*).
- *Lass dich nicht ein!*
  Einschärfungen, die dem Kind – etwa durch mangelnden Körperkontakt oder plötzlichen Verlust eines Elternteils – Angst vor Nähe vermitteln.
- *Sei nicht wichtig!*
  Einschärfungen, die dem Kind vorgeben, sich permanent zurücknehmen zu müssen, um nicht zu „stören" oder zu „nerven".

- *Sei kein Kind!*
  Einschärfungen, die dem Kind ständig vermitteln, dass eigentlich kindgerechtes Verhalten inadäquat ist und die zu frühreifen und angepassten Verhalten führen.
- *Werde nicht erwachsen!*
  Einschärfungen, die das Gegenteil zum Vorherigen darstellen und dem Kind aus Verlustängsten heraus nahelegen, keine Abgrenzung vorzunehmen (*„Du bleibst immer mein Kleiner!"*).
- *Schaff's nicht!*
  Einschärfungen, die dem Kind die Einstellung vermitteln, dass es, egal wie sehr es sich anstrengt, letztlich doch immer scheitern wird (*„In der Schule bist du gut, im Berufsleben wird das aber ganz anders aussehen!"*).
- *Sei nicht du!*
  Einschärfungen, die das Kind permanent daran hindern, eine eigene Identität aufzubauen, etwa wenn ein Junge stets durch die Mutter als Mädchen behandelt wird, weil diese mit dem Geschlecht des Kindes nicht zurechtkommt.
- *Sei nicht normal! Und sei nicht gesund!*
  Einschärfungen, die das Kind dazu ermutigen, sich bizarr und unnormal zu verhalten (*„Toll, was er/sie alles für Faxen macht!"*).
- *Gehör nicht dazu!*
  Einschärfungen, die eine Integration des Kindes in das soziale Umfeld, in dem es sich befindet, verhindern – insbesondere im interkulturellen Zusammenhang.

Ein weiteres Phänomen sind die sogenannten *Antreiber*. Damit sind im Unterschied zu den Einschärfungen Vorgaben gemeint, die elterliche Aufforderungen beinhalten,

- die ein bestimmtes Verhalten vorschreiben, das insbesondere in Stresssituationen reaktiviert wird,
- die als Bedingung für Erfolg und Selbstbestätigung internalisiert wurden, dieses Versprechen jedoch nicht erfüllen und als Grundhaltung fatal sind, weil das Ziel unerreichbar ist.

In der Therapie können Patienten eine starke Verinnerlichung solcher Antreiber auch mithilfe des *Antreiber-Tests* entdecken (siehe http://www.lerncoaching-berlin.com/antreibertest.html, Zugriff am 09.01.2015). Die Hauptantreiber sind „sei stark!", „streng dich an!", „sei perfekt!" und „beeil dich!". Als Glaubenssätze für diese Antreiber gelten die in Tabelle 4 angeführten Gedanken.

Es ist sinnvoll, eine Liste der Antreiber, die für den Patienten gelten, zu erstellen und diese Liste dem Patienten mit nach Hause zu geben (dazu kann auch die Auswertung des Antreiber-Tests genutzt werden). Dadurch können Patienten im

**Tabelle 4:** Antreiber und dazugehörende Glaubenssätze

| Antreiber | Glaubenssatz |
|---|---|
| Sei stark! | „Niemand darf merken, dass ich schwach, empfindlich und ratlos bin.“ |
| Streng dich an! | „Ich muss mich wenigstens bemühen, auch wenn ich es nicht schaffe.“ |
| Sei perfekt! | „Ich müsste alles noch besser machen, ich bin nie gut genug.“ |
| Beeil dich! | „Ich müsste eigentlich fixer sein. Ich werde nie fertig. Alles muss schnell klappen.“ |

Alltag leichter erkennen bzw. sich dabei zu ertappen, wenn sie Verhaltensweisen zeigen, die einem dieser Antreiber folgen. Patienten sollten auch darauf hingewiesen werden, dass diese Antreiber bevorzugt in Stresssituationen auftreten und zu Erschöpfung führen können. Diese Erschöpfung ist gekennzeichnet durch ein Gefühl der Leere und häufig auch Sinnlosigkeit und zeigt depressiogene Anteile.

Wenn durch die Analyse der Einschärfungen, Antreiber bzw. der Kernannahmen oder Schemata der Patient darin unterrichtet wurde, wie Einstellungen sein Verhalten beeinflussen und er so einen Überblick über seine *dominierenden Ich-Strukturen* erhalten hat, so sind bereits erste Schritte getan, um zu den sogenannten *Neu-Entscheidungen* zu kommen. Die Neu-Entscheidungen (bzw. verhaltenstherapeutisch formuliert „Schema-Änderungen“) sollen dazu führen, dass der Patient in die Lage kommt, schädigende Teile seines *Lebensskripts (Drehbuchs)* zu ändern, eben Neu-Entscheidungen zu treffen. Das Spezifische der transaktionalen Verhaltenstherapie besteht darin, dass auf die schmerzhaften Erinnerungen aus der Kindheit rekurriert wird, die stark emotional besetzt sind und sich bis in das Erwachsenenalter auswirken und dass diese durch erlebnisaktivierende Verfahren reaktiviert, bearbeitet und verändert werden.

Als therapeutische Instrumente kommen spezifische Arbeitsbögen, Elternbriefe, imaginative Techniken und der Elterndialog zur Anwendung. Zur Unterstützung der emotionalen Verarbeitung können Patienten persönliche Gegenstände mitbringen und verwenden wie

- Tagebücher,
- Fotos,
- Schulzeugnisse,
- Ton- und Bilddokumente,
- alte Briefe,
- die Lebenslaufkurve,

- Erinnerungen an Schlüsselszenen,
- Erinnerungen an Sprichwörter und andere Verbote, die sich beim Patienten eingeprägt haben,
- andere vorhandene Originaldokumente.

Der Patient wird gebeten, nach diesen Originaldokumenten zu suchen. Bei Patienten mit Migrationshintergrund und Kriegsvertreibung kann natürlich das Problem auftreten, dass diese keinen Zugang zu solchen Originaldokumenten mehr haben. Dies wird durch Fragebögen und andere Behandlungsmaßnahmen kompensiert, welche es ermöglichen, dass Schlüsselszenen und traumatische Erlebnisse der Verarbeitung zugänglich gemacht werden.

**Leitlinie für die Arbeit mit Originaldokumenten:**

Der Patient soll:
- seine Gefühle äußern,
- beim Nachempfinden nicht gestört werden,
- viel Zeit erhalten, um sich mit diesen Dokumenten auseinandersetzen zu können,
- stets gefragt werden, wie er diese Arbeit aushält, wann es zu viel ist und ob er die Dokumente an den Therapeuten übergeben oder erst selbst bearbeiten möchte.

Als Therapeuten achten wir auf stringente Verhaltensbeobachtungen (sowohl auf körperliche, verbale als auch emotionale Reaktionen), verhindern möglichst Interpretationen und fragen immer wieder nach, ob sich der Patient bei unseren Rückmeldungen auch gesehen fühlt. Ein *Maximum an objektiver Verhaltensbeobachtung* ist gefordert, da wir als Therapeuten in jeder Therapiesituation mit unserer eigenen Geschichte und eigenen Sichtweisen beiwohnen.

Im Folgenden sollen nun einige Medien vorgestellt werden, welche bei der Arbeit mit Originaldokumenten verwendet werden können.

### 3.4.1 Die Arbeit mit Tagebüchern und anderen schriftlichen Aufzeichnungen aus der Kindheit, Jugend und jungen Erwachsenenzeit

Patienten, die über Tagebücher (oft auch Poesiebücher und ähnliche Schriftstücke wie erste kleine Liebesbriefe, Briefe an Tanten und Onkels, erhaltene Urlaubskarten) verfügen, können durch eine Inhaltsanalyse dieser Unterlagen in der Therapie erste Kernannahmen erkennen und Verbote, Gebote und Antreiber analysieren. Sie werden aufgrund dieser Aufzeichnungen schneller zu den ursprünglichen Erfahrungen, die sie geprägt haben, zurückgebracht. Sollten Patienten Tagebücher zur Verfügung stehen, ist zu beachten, dass dies *sehr intime*

Dokumente sind, die seitens des Therapeuten entsprechend behutsam behandelt werden müssen.

Die erste Aufforderung an den Patienten ist, sich selbst in geeigneten Momenten zu Hause mit diesen Tagebüchern oder anderen schriftlichen Aufzeichnungen zu beschäftigen (jedoch nie länger als eine halbe Stunde). Dabei sollen sie entsprechend markieren, welche Anteile, Sätze und Passagen noch heute stärkere Gefühle und relevante Erinnerungen hervorrufen und welche sie in der Therapie bearbeiten wollen. Szenen aus Tagebüchern können teilweise direkt in Verarbeitungsprozesse führen und ähnlich wie die Auflistung von Gedanken als Vorlage für die Interventionen verwendet werden.

Als Beispiel wird im Folgenden die Arbeit mit einer Patientin vorgestellt, die eine Lehre zur Einzelhandelskauffrau macht.

**Fallbeispiel 6: Arbeit mit Tagebüchern und anderen schriftlichen Aufzeichnungen aus der Kindheit, Jugend und jungen Erwachsenenzeit**

Als die Patientin mit 16 Jahren ungewollt schwanger und von den Eltern verstoßen wird, lebt sie ab dieser Zeit mit der Vorstellung, vernichtend und abstoßend zu sein. Bis zum Beginn der Therapie erlebt sie immer wieder rezidivierend-depressive Phasen. Sie nimmt keine weiteren, partnerschaftlichen Beziehungen mehr auf und hat massive Ängste um das Leben ihres Sohnes, die sie bis tief in die Nacht hinein beschäftigen. Die restliche Jugendzeit beschreibt sie als geprägt von einem Vater, der berechtigte Angst vor Armut hatte und deshalb, wann immer möglich, zusätzliche Arbeiten annahm (Maurer). Sie schildert eine devote Mutter, die mit den eigenen vier Kindern und ihrer Tätigkeit als Erntehelferin immer am Rande der Erschöpfung stand und keine eigene Meinung hatte. Sie war zwar nicht bösartig, aber eben auch nicht stützend. Die Patientin geht, um der Familie und der Schande des unehelichen Kindes zu entfliehen, mit 20 Jahren nach Deutschland, wo sie auch bessere materielle Bedingungen vorfindet.

Sie bringt folgende Tagebuchnotizen mit, die sie im Alter von 14 Jahren geschrieben hat:

*„Wieder sind wir alle allein zu Hause. Die Mutter wird wieder schrundige Hände haben. Ich mag das nicht, wenn sie ganze Nächte wegbleibt. Habe mit Ernesto* [Anm.: der Bruder] *gesprochen, dass unser Vater doch ziemlich spinnt. Er ist aber gleich selber wütend geworden und ich habe wieder Angst gehabt. Ich habe so oft Angst, wie alles weitergehen soll. Wir haben dann noch zusammen im Hof Murmeln gespielt und ich bin da so ungeschickt. Ich verliere da immer und schäme mich dann. Gott sei Dank kam die Nachbarin. Die ist so nett. Ich hab mich gefreut. Ihr Sohn ist auch so nett* [Anm.: Dies ist auch der Freund, von dem sie geschwängert wurde]. *Überhaupt möchte ich mehr Zeit bei anderen sein. Maria lehnt dies ab, auch Elena möchte das nicht*

*mehr hören. Da krieg ich eine richtige Wut. Schön ist es, mit diesem Vollmond zu schreiben, so weit hinauszuschauen und die Ruhe und das Alleinsein kann ich auch schön finden. Vielleicht hat Papa ja weniger getrunken. Er ist ja halt auch mal gern mit den Freunden und ist dann nicht so schlimm drauf. Das Hundegebell ist unheimlich im Hintergrund. Jetzt muss ich schnell machen, damit mich keiner beim Schreiben erwischt."*

Auffallend ist, wie viele Gefühlsbegriffe in diesem Dokument auftauchen und wie lebendig die Patientin die Szene zu Hause schildern kann. Beim Wiederlesen erlebt sie diese Fülle von Gefühlen und kann insbesondere auf Empfindungen der Naturnähe und der Besonderheit ihrer Heimat zugreifen, welche Ressourcen für sie darstellen.

Die Schrift ist aufgrund der langen Jahre und ungünstiger Aufbewahrung zum Teil schlecht lesbar. Trotzdem hat sie dieses Dokument wohlgemerkt nach Deutschland mitgenommen. Beim Wiederlesen dieser Szene wird der Patientin schnell deutlich, weshalb sie unter anderem solche Angst um ihren Sohn hat. Dies meint ihre eigene Angst, wenn sie und ihre Geschwister als Kinder in der Sommer- und Erntezeit so viel allein waren – in einem abgelegenen Dorf, konfrontiert mit Naturgeräuschen, mit denen sich die Kinder manchmal auch selbst gegenseitig erschreckt haben. Gleichzeitig wird ihr bewusst, wie sie diesen Jungen und seine Mutter verehrt hat, wohl einfach deshalb, weil dies Personen waren, die in der Nähe und da waren. Nachdem der Nachbarsjunge sie geschwängert hatte, verleugnete er dies zuerst und sie durfte den Besitz der Nachbarn nie mehr betreten.

Aufgrund der Tagebuchaufzeichnungen ergaben sich in der Therapie mehrere Möglichkeiten für imaginatives Verarbeiten, sowohl im Sinne von Glücksmomenten der Kindheit (die vielen Früchte, die feinen Gerüche, die Natur, die Geborgenheit und die Unbeschwertheit der Geschwister untereinander) als auch für eine Verarbeitung der Gefühle des Verlassenseins und des Einsamseins, die sich in diesen Aufzeichnungen finden. Beides ermöglichte es der Patientin, eine Neuentscheidung zu treffen und ihr Lebensskript in die Richtung zu verändern, wieder Freunde haben zu wollen, sich selbst mit mehr Unbefangenheit zu betrachten und sich differenzierter in der Rolle als Mutter wahrzunehmen. Bisher hatte sie übersehen, wie sehr sie von Lehrern für ihre gute Betreuung des Sohnes und seine gute Beziehung zu ihr als Mutter gelobt wird.

### 3.4.2 Die Arbeit mit Videoaufzeichnungen, Tonträgern und Filmen

Manche Patienten haben aus ihrer Kindheit noch spielbare Videoaufzeichnungen (früher auch Audiokassetten und Filme) in ihrem Besitz. Solche Aufzeichnungen sollten unter folgenden Aspekten betrachtet werden:

**Regeln für die Arbeit mit Videoaufzeichnungen, Filmen und Tonträgern:**

- Videos und Filme sollten zunächst einfach nur abgespielt werden, sie sollten nicht kommentiert werden. Der Patient sollte gebeten werden, lediglich seine körperlichen Reaktionen zu spüren.
- Der Patient sollte angeleitet werden, die Aufnahmen jetzt als Erwachsener mit Distanz zum damaligen Geschehenen und den Wunden, die in früherer Zeit entstanden sind, anzusehen.
- Im Sinne einer Reporter-Übung sollte der Patient die Geschehnisse wie ein Journalist, der uns nach dem Geschehen einen Bericht liefert, beobachten.

Somit wird zuerst das unmittelbare Erleben (unmittelbare Gefühle – häufig Traurigkeit, Hilflosigkeit, Verzweiflung, Wut) beachtet und in einem zweiten Schritt dann die Distanzierung ermöglicht. *„Es ist vorbei. Ich kann jetzt selbst entscheiden. Ich kann jetzt aufnehmen, was mir selbst wichtig ist.“*

Viele Patienten schaffen dies relativ schnell, wenn sie die Anregung bekommen, den *„Reporterblick“* zu benutzen oder, wie vielen zugänglich, die sogenannte Schau auf das Reality-TV, die einerseits emotional in ein tragisches Geschehen eintauchen lässt, andererseits jedoch auch immer wieder ermöglicht, sich dann abzuwenden, wenn die Gefühle dies anzeigen. Nicht zu vergessen ist, dass das Betrachten von Videos und Filmen, sowie auch das Hören von Audiokassetten, für viele einer *unmittelbaren Exposition* gleich kommt. Wir als Therapeuten bestärken den Patienten darin, dass es jetzt für ihn aus der Distanz aushaltbar ist und er Verarbeitungs- und Veränderungsschritte durchführt. Die partnerschaftliche und sichere Beziehungsgestaltung ermöglicht dem Patienten, dass er das Tempo und die Art und Weise mitbestimmt. Dies gelingt gut, wenn er verstanden hat, dass eine Konfrontation mit Dingen, die vielleicht Abscheu, Wut und Angst erzeugen, der erste Schritt zur Bewältigung dieser Situation ist.

Wenn Audiokassetten vorhanden sind, hat dies den Vorteil, dass der Patient mehr in sich hinein spüren kann, weil die Projektionen, die beim Betrachten von Filmen passieren, ausgeschaltet sind und er dadurch mehr Raum hat, seine eignen körperlichen Reaktionen wahrzunehmen. Der Patient kann auch lernen, nicht nur auf die Inhalte des Gesprochenen zu achten, sondern auf die Modulation, die Stimmveränderungen, den Sprechstil, die Geschwindigkeit des Sprechens, dialektale Eigenheiten und Pausen. Dieses Lernen hilft in Alltagssituationen, in denen er sich vielleicht noch in alten Interaktionsschemata und Reaktionsmodi befindet, eine genauere und differenziertere Wahrnehmungs- und Beobachtungsfähigkeit zu entwickeln, die wiederum Veränderungsschritte befördert.

In der Therapie ist es häufig erstaunlich zu sehen, wie schnell und unmittelbar Patienten dadurch an Erinnerungen und selbst an Bezüge und Analysen von aktuell problematischem Verhalten kommen und sie dadurch in ihrer Selbstwirksamkeit wesentlich schneller und tiefer bestärkt werden. Für Therapeuten werden so gedächtnispsychologische, emotionspsychologische und neurophysiologische Studienergebnisse unmittelbar sichtbar und die Nützlichkeit der emotional-aktivierenden Techniken erfahrbar.

### 3.4.3 Die Arbeit mit Fotos

Die Arbeit mit Fotos aus der Kindheit und Jugendzeit ist ein altbekanntes Instrument in der psychotherapeutischen Arbeit. Wichtig ist, dass auch hier, wie in gedächtnispsychologischen und emotional-aktivierenden Verfahren mehrfach nachgewiesen und benannt, Gefühle von Patienten unmittelbarer erlebt und sie auf die sogenannte „richtige Spur" von Erfahrungen gebracht werden. Die Fotos sollen so vom Patienten gezeigt und dargestellt werden dürfen, wie er es möchte. Sie können sowohl zusammen mit dem Therapeuten als auch von ihm allein betrachtet werden. Dabei geht es stets wieder darum, die verschiedenen Verhaltensebenen (physiologische, emotionale Verhaltenstendenz sowie Gedanken) zu befragen und, so gut es geht, ohne Interpretation sorgfältig zu beobachten und in das Gesamtkonzept der Therapie (nämlich den Entwurf, den eine Person über sich aufgrund von Erfahrungen gemacht hat) zu integrieren. Weiterhin soll entschieden werden, welche Anteile früherer Erfahrungen, die heute noch wirksam sind, der Patient weiterhin leben und welche er ablegen will.

**Beachte:**

Die Arbeit mit Fotos und Filmen ist besonders interessant bei Patienten, die zwar nur wenige Erinnerungen haben, aber genau nach diesen suchen, um sich selbst besser verstehen, erfassen und verändern zu können. Erinnerungen werden dadurch evoziert.

In einem zweiten Schritt können die Fotos im Sinne der Zwei-Stuhl-Arbeit auch dem Patienten auf den leeren Stuhl gegenüber gesetzt werden. Er kann so in einen direkten Dialog mit den abgebildeten Personen (auch mit sich selbst als Kind) treten. Bei Letzterem wäre interessant zu eruieren, was und wie der Patient zu sich und seinem *inneren Kind* fühlt, wie er dieses bewertet, in welchem Kontext dieses zum heutigen Erwachsenen steht, welche Entwicklungsschritte er von diesem Kind hin zum heutigen Menschen sehen kann und welche erweiterten Entwicklungsschritte er sich wünscht.

Letztlich ist das Ziel, zu einem *akzeptierenden, fürsorglichen Kontakt* zu diesem Kind zu kommen und zwar besonders bei denjenigen Patienten, die in einem streng-kritisierenden oder verachtenden Eltern-Ich leben. Es sollte zudem daran gedacht werden, auch andere wichtige Szenen (z. B. Schulausflüge, Fotos von weiteren wichtigen Bezugspersonen wie Großeltern, Lehrern, Nachbarn und anderen Portalfiguren der Patienten) mit einzubeziehen, denn auch diese haben starken Einfluss auf die Gestaltung des Lebensentwurfs, des Skripts und die Identitätsbildung einer Person. Insbesondere positive Einflüsse sollten notiert werden, da diese im Sinne des ressourcenorientierten Arbeitens den Patienten in der jetzigen, schwierigen Therapiesituation ermutigen und bestärken.

Wagner-Link (1997) hat einen Entwurf vorgelegt, wie Patienten mit Fotos aus der Kindheit in Eigenarbeit umgehen können:

**Regeln für den Umgang mit Fotos aus der Kindheit nach Wagner-Link (1997, S. 137):**

„Betrachten Sie Fotos aus der Kindheit. Achten Sie besonders auf den körperlichen und gefühlsmäßigen Kontakt zwischen Ihnen, Ihren Eltern und evtl. Ihren Geschwistern auf den Bildern. Studieren Sie Ihr Gesicht:

Ist es frei und glücklich oder bedrückt? Welche Gefühle und Erinnerungen werden wach? Wenn Sie dann die Augen schließen, können Sie vielleicht einige Botschaften aus Ihrer Kindheit hören oder fühlen?"

| **Botschaften an mich** | **Verbot** | **Gebot** |
|---|---|---|
| Tu (nicht) ... | ________________ | ________________ |
| Sei (nicht) ... | ________________ | ________________ |
| Du bist (nicht) ... | ________________ | ________________ |
| Du kannst (nicht) ... | ________________ | ________________ |
| Wir sind (nicht) ... | ________________ | ________________ |

„Reflektieren Sie dann deren Wirkung auf Ihr heutiges Leben. Nehmen Sie in Ihrer Vorstellung die positiven Botschaften mit auf Ihren weiteren Weg und werfen Sie die negativen in einen Sack verschnürt ins Meer!"

**Beachte:**

Die Arbeit mit Videos, Tonträgern, Audiokassetten, Filmen und Fotos ist; wie bei allen sehr intimen Dokumenten des Patienten; sehr respektvoll anzugehen. Fragen Sie nach den Grenzen des Patienten und danach, wie weit er sich selbst öffnen will! Es ist gut darauf zu achten, ob wir mit unseren Interpretationen und unseren Feedbacks aus Sicht des Patienten richtig liegen. Des Weiteren sind die Ergebnisse direkt auf die bisherige Arbeit mit der Ich-Struktur, den Einschärfungen und den Antreibern zu übertragen. Dies kann in einem Schema zur Dominanz der Ich-Struktur und auf der Basis des Skripts erfolgen.

Weitere Anregungen für die Arbeit mit Fotos finden Sie im Kapitel 4.2.19.

### 3.4.4 Die Arbeit mit Sprüchen und Sprichwörtern

Besonders ältere Patienten kennen aus ihrer Sozialisation noch das Phänomen, dass Eltern, Lehrer und andere Bezugspersonen *Redensarten* und *Sprichwörter* in ihre Erziehung einfließen ließen, welche sich auf das Verhalten der Patienten bis heute auswirken. Im Rahmen eines Brainstormings ist es hilfreich, Patienten nach den ihnen bekannten Redensarten und Sprichwörtern zu fragen. Diese können am Flip-Chart aufgelistet werden. Die Patienten werden danach gefragt, welche Sprichwörter sie wie internalisiert haben (positiv und negativ, als Anregung oder als sogenanntem „Gegenbefehl") und welche sie beispielsweise selbst als Eltern in die Erziehung der eigenen Kinder eingeführt haben.

Diese Arbeit mag vielleicht banal erscheinen, die Auswirkung von Redensarten aus der jeweiligen Zeit ist jedoch ein wesentlicher Einflussfaktor auf das jeweilige Lebensgefühl. Viele Patienten verbinden damit lebhafte Szenen (zum Teil auch Schlüsselszenen), welche hier aufgedeckt und in die imaginativen Verfahren integriert werden können. „Da die Philosophie für den Menschen unumgänglich ist, ist sie jederzeit da in einer Öffentlichkeit, in *überlieferten Sprichwörtern*, in *geläufigen Redewendungen*, in herrschenden Überzeugungen, den politischen Glaubensanschauungen, vor allem aber vom Beginn der Geschichte an in *Mythen*" (Jaspers, 1971, S. 12).

**Fallbeispiel 7: Arbeit mit Sprüchen und Sprichwörtern**

So hat ein italienischer Patient, der große Probleme damit hatte, sich selbst zu öffnen und seine Beziehungen zu gestalten, von zu Hause gelernt:

- „La lingua non ha osso ma rompe il dosso." („Die Zunge hat keinen Knochen, aber sie kann ein Rückgrat brechen.")
- „Chi fa da se fa per tre." ( „Wer etwas allein schafft, schafft für drei.")
- „Non é matrimonio che non c' entri il demonio." („Es gibt keine Ehe, in die sich nicht der Teufel einmischt.")
- „L'amore e pazzo e cieco." („ Liebe ist närrisch und blind.")
- „Chi crede alle promesse delle uomini rimarra' con un pugno di mosche." („Wer den Versprechen der Menschen glaubt, dem bleibt eine Handvoll Fliegen.")
- „Non cercar tesoro , cerca moglie parsimoniosa." („Such keinen Schatz, sondern such dir eine sparsame Frau.")

Diese Fülle an Sprichwörtern, die Misstrauen gegenüber anderen Personen und der Ehe vermitteln, wurde mit großem Ernst und großer Schärfe sowohl von den Eltern als auch von den Großeltern vermittelt. Somit hatte sich der Inhalt, weder anderen Menschen, noch einer ungebundenen und spontanen Beziehung nachzugeben, unverändert beim Patienten eingebrannt, er war skeptisch gegenüber anderen und fühlte sich selbst unzureichend. Partnerschaften hatte er stets abrupt beendet.

**Beachte:**

Bei dieser Arbeit ist zu beachten, dass *kulturspezifisch* große *Unterschiede* in der Verwendung von Redewendungen bestehen. Es ist daher wichtig, die Arbeit mit Sprichwörtern *kultursensitiv* durchzuführen.

### 3.4.5 Die Arbeit mit den Lieblingsmärchen aus der Kindheit

Wie bereits Bettelheim (1977, 1982) in seinen Arbeiten mit Kriegswaisen nach dem zweiten Weltkrieg beschrieben hat, gelingt es Kindern, durch Märchen symbolisch schwierige Lebenssituationen zu meistern und sich mit Ängsten und Unsicherheiten im Leben auseinanderzusetzen, bevor diese gravierend werden. Er beschreibt dies aus einer entwicklungspsychologischen Perspektive und betont, wie wichtig es ist, dass Kinder in dieser Form für ein späteres Leben stark gemacht werden. Außerdem gelingt es Kindern und Jugendlichen häufig, sich gerade auch in schwierigen Lebensphasen in Märchen und Geschichten zu versenken und aus einer noch schlimmeren Realität auszusteigen. Märchen und Geschichten regen dazu an, sich mit den beschriebenen Figuren zu identifizieren und Eigenschaften auszuwählen, die man dann versucht, selbst umzusetzen: Eigenschaften, wie man selbst gerne wäre. Märchen sind somit Botschaften, die in ein Lebensdrehbuch mit übernommen werden. In der Therapie können sie hilfreich sein, wenn sich Patienten Träumen, Vorstellungen und unerfüllten Wünschen hingeben, anstatt nur in der Realität zu verbleiben. Dies verhilft, Ideen und neue Perspektiven zu erhalten, die Zukunft lebendig zu gestalten, Träume zu erlauben und dem unbefangenen Kind-Ich Raum zu geben.

Bei jüngeren Patienten ist die Arbeit mit Lieblingsmärchen aus der Kindheit häufig jedoch nicht möglich, da sie Märchen – auch herkunftsspezifisch – gar nicht oder nur kaum gelesen haben. Alternativ zu Märchen kann dann mit den Lieblingsfiguren aus Comics, Trick- und Kinderfilmen gearbeitet werden.

Dieses Vorgehen erinnert auch an die imaginativen Verfahren, wie sie von Vopel (2006) und von Kanfer et al. (1991) in der Arbeit mit der Ziel-Werte-Klärung vorgeschlagen werden. Gemeinsam mit dem Patienten ist es möglich, auf das *kreative, innere Kind* zu schauen, welches bei vielen Patienten (besonders bei jenen mit hohen Leistungsanforderungen) oft zu kurz kommt. Die entspannende und oft auch neue Ideen anregende Arbeit in der Psychotherapie (z. B. auch mit Patienten, die sehr diszipliniert sind und teilweise unter Zwangsstörungen leiden) kann es ermöglichen, dass mittels der Arbeit mit Märchen und Symbolen erstmals ein kreatives Ventil für Entlastung und Erleichterung gefunden wird.

**Beachte:**

Die Arbeit mit kreativen Medien sollte rechtzeitig begonnen werden, damit die Patienten bereits sehr früh die Möglichkeit haben, sich selbst kreativ zu erleben und spontaner zu reagieren. Ihnen soll bereits am Beginn der Therapie deutlich werden, dass Fantasie, Träume und Sehnsüchte bei jedem Menschen einen Platz brauchen, um Weiterentwicklung und Entfaltung zu befördern.

Einige unserer Patienten haben sich als Kinder in Märchen und Romane vertieft und nutzen diesen Umstand, um ein alternatives Modell zum Lebensmodell zu haben, welches sie in ihrem Elternhaus leben durften. So werden sie durch das Eintauchen in die Märchen beispielsweise zu Helden, Prinzessinnen oder Monstern und entwickeln übermenschliche Kräfte. Diese bilden sich dann häufig konstruktiv in den Bewältigungstechniken und Copingfertigkeiten für aktuelle Belastungen und Stressoren ab.

Ein Gegenskript und Lieblingsmärchen einer Patientin, die ständiges Alleingelassen werden erlebt hat, war zum Beispiel Pippi Langstrumpf, die unabhängig von jedem Erwachsenen ihr Leben meistert.

Zusätzlich sind jetzt imaginative Techniken im Sinne von *Ressourcenaufbau* hilfreich, indem wir dem Patienten auch als Erwachsenem zugestehen, dass er diese Fantasien von Stärke und Kraft im *gesunden Kind-Ich* erleben darf. Das gleiche gilt für die Anwendung von anderen Idealen, die die Patienten oft in öffentlichen Personen finden, wie z. B. Hans und Sophie Scholl, Albert Schweitzer, Marcel Reich-Ranicki oder Nelson Mandela.

Die Arbeit mit den Lieblingsmärchen und Geschichten unserer Patienten gibt schöne Hinweise auf ihre Ressourcen, Sehnsüchte, Wertvorstellungen und Wünsche für ihr Leben. Hiermit kann auch die Arbeit an den Therapiezielen erweitert und der Blick auf neue Lebensinhalte gelenkt werden. Dies bedeutet somit eine Entlastung von der einseitigen Beschäftigung mit Problemen. Daran anschließend erfolgt die Arbeit mit Idealen in der Kindheit und Pubertät.

### 3.4.6 Die Arbeit mit Idealen aus der Kindheit und Pubertät

Auch die Arbeit mit Idealen aus der Kindheit und Pubertät braucht nicht viel Raum, ist jedoch aufschlussreich beim Auffinden von Geboten, Verboten und Zielen des Patienten. Sie kann direkt genutzt werden, um Informationen zu Schemata zu gewinnen. Dies geschieht auf eine kreative und emotionale Art, die wiederum leichter ermöglicht, die emotionale Nähe zu diesen Schemata herzustellen und diese somit entweder im Selbstschema zu integrieren oder gegebenenfalls Neuentscheidungen (Veränderung der alten Schemata) zu treffen.

Danach kann in einem weiteren Schritt nach anderen Modellen bzw. emotional wichtigen Bezugspersonen (Freunde aus der Jugendzeit und Pubertät) geschaut werden, um zu erschließen, welchen Einfluss diese Personen noch heute haben und welche sozialen Fähigkeiten und Fertigkeiten Patienten im Aufsuchen und Kontakthalten zu diesen Bezugspersonen und Freunden entwickelt haben. Viele unserer Patienten verfügen nur über ein sehr dünnes, soziales Netz und die Rückführung in die Zeit der Kindheit und Jugend kann dabei verhelfen, soziale Fähigkeiten wiederzubeleben, die eventuell verlorengegangen oder verkümmert sind. In der Kindheit und Jugend werden Freundschaften und Kontakte (sowohl zu Erwachsenen als auch zu anderen Kindern) üblicherweise noch spontaner und unbefangener geschlossen. Bei Patienten, die sich als Einzelgänger erlebt haben, kann dies dazu verhelfen, sich von dieser Rolle zu lösen, belastende Erfahrungen zu verarbeiten und das soziale Netz zu erweitern.

**Fallbeispiel 8: Arbeit mit Idealen in der Kindheit und Pubertät**

Ein 25-jähriger Mann, der an einer Zwangserkrankung (Zwangshandlungen) litt, berichtet im Rahmen der Therapie, dass er bereits mit 12 Jahren zu Ritualen geneigt habe. Dies habe sich entwickelt, nachdem er von Hamburg nach Bayern gezogen sei und im Rahmen des Schulwechsels die Erfahrung gemacht habe, aus der Gruppe als „Fischkopf" ausgeschlossen zu werden. Den Dialekt, welcher auch von Lehrern stark gesprochen wurde, verstand er nicht. Zusätzlich wurde er als „Städter" missachtet, welcher per se überheblich sein müsse.

Er verinnerlichte dadurch das Selbstbild „ich bin anders und nicht in Ordnung" und hatte ständig Angst vor einem erneuten Eintreten dieser Erfahrung. Obwohl er später im Studium solche Erfahrungen zumindest nicht mehr in einer genauso starken Art und Weise erlitt, war sein Augenmerk stets darauf gerichtet, wo und wann bereits im Ansatz ähnlich abwertende Bemerkungen zu seiner Herkunft aufkommen könnten. Er konnte sich somit einerseits immer wieder in ein altbekanntes Bild des Außenseiters einfinden, sich jedoch andererseits nicht anderen Erfahrungen öffnen, bei denen er keinesfalls mehr ähnlichen Vorurteilen begegnete.

Um ähnliche Erfahrungen zu vermeiden, begab er sich von sich aus in Isolation und verhinderte dadurch das Erlernen von sozialen Kompetenzen für das Zusammensein in Gruppen. Die Rituale, die er als Kind durchgeführt hatte, um sich selbst zu stärken, bestanden aus dem immer wieder neuen Anordnen der Gegenstände in seinem Zimmer (ein Lieblingsstofftier musste eine besondere Position haben; er achtete penibel darauf, dass eine von seinem Hamburger Onkel geschenkte Armbanduhr stets einen besonderen Platz hatte). Im Alter von 25 bekam er seine erste gute Anstellung als Techniker. Die früher gepflegten Rituale weiteten sich jetzt zu einem Zwang aus. Aufgrund seiner

Erfahrungen nahm er auch kaum Beziehungen zu Frauen auf („Ich kann mich so niemandem zumuten.“) und verhinderte auch hier das Erlernen von kommunikativen Kompetenzen im partnerschaftlichen Bereich. Kurze Beziehungen beendete er abrupt, nachdem er angeblich negative Äußerungen über seine Person hörte. Dies tat er auch, da er befürchtete, dass ihm die Partnerin *„auf die Schliche kommen“* könnte, was eine Angstvermeidung darstellte, die die Symptomatik aufrechterhielt.

Seit früher Jugend hatte er als Ideal den Tierforscher Grzimek. In seinen Träumen begab er sich innerlich in unerforschte Gegenden, um Tiere zu beobachten, und zwar allein.

Als *Schlüsselszene* in der Therapie eigneten sich die Ankunft in der neuen Schule und die Aufnahme in den ersten Wochen. Sinn dieser und hilfreich bei dieser Arbeit war, dass er lernte, zu differenzieren zwischen Vorurteilen, die Menschen schädigen, und eigenen Vorurteilen, mit denen er sich im Laufe seines Lebens daran hinderte, sich zu entwickeln. Gleichzeitig wurde ihm deutlich, wie sehr ihn beide Eltern, insbesondere der Vater, in dieser Situation allein gelassen hatten und dass er sich dieser Enttäuschung nie deutlich genug bewusst war, geschweige denn diese angesprochen und verarbeitet hatte. Dies führte im weiteren Schritt dazu, dass er zu keiner konstruktiven Auseinandersetzung mit seinen Eltern kam und er deren Hilflosigkeit in der Unterstützung des Kindes als Urgrund seiner Sicht auf sich selbst als Einzelgänger sehen konnte. *Elterndialoge* sowie die *Expositionsübungen* zu den Zwängen führten zu einer Gesamtänderung des *Lebensdrehbuchs*. Der Patient war dadurch sehr bald in der Lage, sich über Sport, Tanzen und Engagement im Bereich der Politik zu öffnen und neue, soziale Fähigkeiten zu erwerben. Sein altes Lebensskript *„ich werde immer allein bleiben“* konnte er somit umschreiben.

### 3.4.7 Die erste Freundin bzw. der erste Freund

Bezüglich des ersten Freundes bzw. der ersten Freundin ist zwischen einer ersten, guten Beziehung und einem ersten Kennenlernen zu unterscheiden. Die Kernfrage ist, was wie und in welcher Art und Weise für den Patienten im Hinblick auf spätere Partnerschaften prägend war. Dabei muss auch unterschieden werden zwischen der ersten Partnerschaft und ersten Sexualkontakten. Beides hilft bei Patienten, die Probleme sowohl mit ihrer Geschlechtsidentität als auch ihrer Beziehungsfähigkeit haben, dabei, in eine genauere Analyse der Schwierigkeiten mit Partnerschaften einsteigen zu können. Natürlich bietet sich erneut an, Schlüsselszenen zu verwenden, um eine emotional-aktivierende Rekonstruktion zu ermöglichen, die dann tiefgreifender ist und dem Patienten eine erweiterte Wahrnehmung der Beziehungsprobleme, aber auch der Möglichkeiten im Hier und Jetzt gibt.

**Beachte:**

Unerlässlich ist die Verarbeitung erster Beziehungserfahrungen bei Patientinnen und Patienten, die sexuell-missbräuchliche Erfahrungen gemacht haben. Das Gleiche gilt, wenn sie in der ersten Partnerschaft betrogen wurden oder selbst betrogen haben.

### 3.4.8 Glücksmomente in der Kindheit

Die Arbeit mit Glücksmomenten in der Kindheit dient insbesondere bei schwersttraumatisierten Patienten mit sequenziellen, sich wiederholenden, traumatischen Erfahrungen dazu, die Faktoren zu erkunden, die zu Resilienz führen. Wenn Patienten in die Therapiesitzungen Fotos und Bilder mitbringen können, ist das besonders hilfreich, da sie dann schneller in die imaginative Arbeit geführt werden können und damit intensiver alle Verhaltensebenen (die physiologische, emotionale, kognitive und motorische) erleben. Die innere Kraft, die sich in diesen Momenten spüren lässt, zeigt alternative Wege zum Umgang mit Problemen auf.

**Fallbeispiel 9: Glücksmomente in der Kindheit**

Als Beispiel kann die Therapie einer Patientin dienen, die durch beide Eltern abgewertet wurde und sehr früh Verantwortung für einen schwerstbehinderten, jüngeren Bruder und zwei weitere, schwererziehbare Brüder übernehmen musste. Sie konnte in den Ferien bei ihren Großeltern am Ammersee immer neue Kraft schöpfen. Diese Ferien waren ihr noch lebhaft in Erinnerung und sie konnte auf ein Potpourri von Glücksgefühlen zurückgreifen, sowohl bezüglich der Familienmitglieder, die dort lebten, als auch bezüglich der Naturerlebnisse, die mit unmittelbaren, intensiven Körpergefühlen gekoppelt waren (Hören des Wasserrauschens, Fühlen von Wasser am Körper, Fühlen der erfrischenden Kühle beim Schwimmen, Tauchen als Abtauchen im symbolischen Sinne).

### 3.4.9 Aufbau und Förderung von Ressourcen

Auch um den Aufbau und die Förderung von Ressourcen zu gewährleisten, fragen wir nach Glücksmomenten in der Kindheit. Diese sogenannten freudigen Ereignisse lassen sich danach über den gesamten Lebenslauf verfolgen. Die Befragung speziell nach den Glücksmomenten in der Kindheit unterstützt vor allen Dingen die Tatsache, dass Patienten so ihre Lebensgeschichte, die ja ansonsten viel von Last, Trauer und Leid geprägt ist, differenzierter wahrnehmen können. Somit ist eine Versöhnung mit dieser bisherigen Lebensgeschichte möglich. Die

Glückserfahrungen können dadurch intensiviert werden, dass die Patienten diese nicht nur in einer Lebenslaufkurve notieren, sondern dass wir einzelne dieser Erfahrungen zusätzlich imaginativ wiedererleben lassen. Besonders günstig ist, wenn sie mit Bildern bestückt werden können. Bilder erzeugen häufig ein intensiveres Erleben auf den verschiedenen Sinneskanälen. Dies führt dann zu einer intensiveren Wahrnehmung und emotional-kognitiven Umstrukturierung dieser Momente.

Es bietet sich an, die Unterlagen zur Arbeit mit der „Freudenbiografie" (Frank, 2011) bzw. eine erstellt Biografie über die Kindheit (wenn möglich sogar über den gesamten Lebenslauf) dem Patienten mit nach Hause zu geben. Somit hat er auch nach der Beendigung der Therapie leichteren Zugriff auf die in der Psychotherapie erarbeiteten Ressourcen und positiven Gefühle.

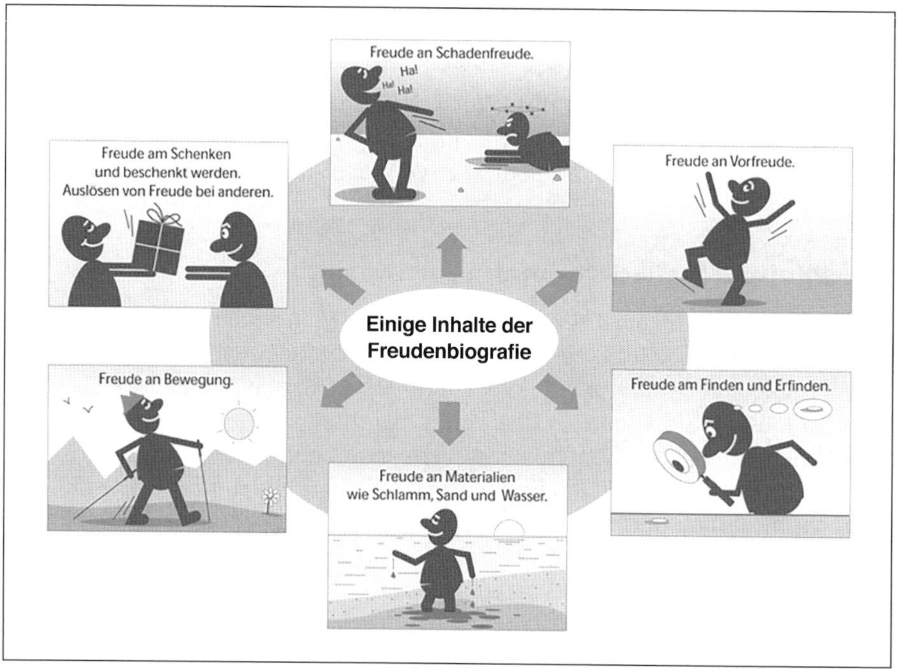
Freude an Schadenfreude.
Ha!
Ha!
Ha!
Freude am Schenken
und beschenkt werden.
Auslösen von Freude bei anderen.
Freude an Vorfreude.
Einige Inhalte der
Freudenbiografie
Freude an Bewegung.
Freude am Finden und Erfinden.
Freude an Materialien
wie Schlamm, Sand und Wasser.

**Abbildung 7:** Beispiel für eine „Freudenbiografie" nach Vogel und Rabaioli-Fischer (2011; Illustration: © Roman Lang)

**Beachte:**

Die „Freudenbiografie" geht vielen Patienten nahe, wenn sie auch andere begleitende Gefühle, wie z. B. Sehnsucht und Enttäuschung, evoziert. Sie sollte deshalb speziell unter dem Aspekt des Aufbaus von Ressourcen angeleitet werden. Zusätzlich ist zu beachten, dass das, was Freude macht, individuell unterschiedlich ist. Es ist daher wichtig, dass der Therapeut keine wertenden oder zu starken Begeisterungsreaktionen einbringt, mit denen er vielleicht zwar in erster Linie die Freude des Patienten bestärken will, in Wahrheit jedoch genau das Gegenteil erreicht, nämlich die Vermischung von eigenen Gefühlen mit denen des Patienten.

Vogel und Rabaioli-Fischer (2011) haben die „Freudenbiografie" von Frank (2011) modifiziert (vgl. Abbildung 7). Wird die „Freudenbiografie" über den ganzen Lebenslauf als *Lebensrückblickverfahren* durchgeführt, so können folgende Aspekte in die Arbeit einfließen:

- Freude an einer ersten Beziehung,
- Freude am ersten Kind,
- Freude an beruflichen Erfolgen,
- Freude an besonderen Reiseerlebnissen,
- Freude an Freunden,
- Freude an Enkelkindern,
- Freude an geglücktem Berufsleben.

Zur Veranschaulichung des Vorgehens dient das folgende Fallbeispiel.

**Fallbeispiel 10: Ressourcenaufbau und Freudenbiografie**

Die 49-jährige Grafikerin (alleinlebend, keine Kinder) berichtet, dass sie von ihrem Freund wegen einer 22-jährigen Frau verlassen wurde. Er habe sie verlassen müssen, da sie ihn genervt habe und er meinte, sie sei zu alt für ihn. Er selbst ist fünf Jahre älter als die Patientin und wollte noch einmal *„eine schöne Erfahrung mit einer lebendigeren Frau machen"*.

Die Patientin sieht ihre eigene, dependente Beziehungsgestaltung als Ursache für die Trennung. Aufgrund der kritischen Situation in ihrem Gewerbe und dem Druck, bei der stets prekären, finanziellen Situation ständig funktionieren zu müssen, habe sie sich sehr stark an ihren Freund geklammert. Er habe alles übernehmen müssen (Regelung aller Alltagspflichten, Zuständigkeit für technische Probleme, Reinigung der Wohnung, Planung und Gestaltung der Freizeit, Urlaubsreisen, Telefonate mit Freunden und andere Terminvereinbarungen). Es sei ihr schon aufgefallen, dass sie darauf, wie sehr sie sich nur auf ihren Mann stütze, kritisch angesprochen worden sei (z. B. von ihrem Chef und ihrer einzigen Kollegin). Ihr Freund habe immer betont *„heiraten geht gar nicht"*. Erst jetzt wisse sie, was er damit gemeint habe.

In der Therapie verhält sie sich ebenfalls lange dependent. Ein fehlendes, eigenes, soziales Netz (Freundeskreis, das Verfolgen von eigenen Interessen) und eine tatsächlich bestehende Unsicherheit, sich im sozialen Kontext zu bewegen, fallen deutlich auf. Dagegen berichtet die Patientin von sehr schönen Kindheitsjahren. Sie sei Tochter eines Busfahrers im städtischen Verkehr (deshalb Schichtarbeit und wenig Kontakt) und einer Floristin. Beide Eltern leben noch. Ihre zwei älteren Brüder hätten sie ob ihrer unproblematischen Art und Attraktivität auf Händen getragen. Sie habe fast alles mit ihren Brüdern gemacht, bis diese sich aufgrund erster Beziehungen abgekoppelt hätten. Ihre Begabung lässt sie die Berufsausbildung mit einer prämierten Arbeit abschließen und sie findet sofort die Arbeitsstelle bei ihrem jetzigen Chef. Mit ihrem Freund kommt sie im Alter von 20 Jahren zusammen, davor hatte sie nur kurze und unwesentliche Beziehungen. Das Paar zieht dann auf Drängen der Patientin sehr schnell zusammen, ihr Freund verlässt sie jedoch urplötzlich innerhalb von nur einer Woche. Nachdem er die Beendigung der Beziehung angekündigt hat, räumt er die Wohnung aus, belässt ihr aber alles, was notwendig ist, obwohl viele Möbel und Gebrauchsgegenstände eigentlich sein Eigentum sind. Die Patientin unternimmt einen Suizidversuch mit Tabletten, wird jedoch von einer Nachbarin gefunden. Nach einem kurzen, stationären Aufenthalt wird sie an uns verwiesen.

Ziel der Arbeit mit der Freudenbiografie ist insbesondere, der Patientin zu ermöglichen, zu erleben, wie die Kräfte, die freudige Ereignisse bedeuten, sie tragen. Zum anderen geht es darum zu lernen, sich unabhängig von anderen Personen wohlfühlen zu können. Dadurch kann sie Zuversicht für eine positive Zukunft entwickeln und den Blick auf das Freudige und Kraftvolle in ihrem Leben lenken. Einzelne Szenen werden imaginativ von der Patientin wiedererlebt. Ihre Freudenbiografie hatte u. a. folgende Inhalte:

- Radfahren mit den Brüdern,
- Begleitung des Vaters in das Busdepot,
- dort selbst Busfahrerin spielen,
- kreatives Arbeiten mit der Mutter (malen, Blumen sammeln, Blumenkränze basteln),
- der Duft der verschiedenen Blumensorten,
- Buddeln in der Blumenerde und sich dabei richtig schmutzig machen,
- heimliches Beobachten der Brüder bei ihren ersten Rendezvous.

### 3.4.10 Die Elternbriefe

Viele unserer Patienten haben in ihrer biografischen Entwicklung vor allem mit den Eltern schlechte und schwierige, gelegentlich aber auch einzelne, gute Erfahrungen gemacht. Mit der Methode der Elternbriefe (Rabaioli-Fischer, 2001) ist es möglich, diese Erfahrungen zu bearbeiten bzw. zu verarbeiten. Folgende Fragen können zur Bearbeitung der Erfahrungen genutzt werden:

**Standardfragen bei der Arbeit mit Elternbriefen (Rabaioli-Fischer, 2001, S. 147):**

- „Was ich dir immer noch übel nehme."
- „Was ich dir immer noch danke."
- „Was du mir schuldig geblieben bist."
- „Was ich dir schuldig geblieben bin."
- „Was ich dir verzeihe."
- „Was du mir verzeihen solltest."

Die Arbeit mit Briefen ist hoch emotional-aktivierend und führt in der Regel (natürlich bei besonders brutalen Erfahrungen mit Eltern nur begrenzt) nicht nur zu einer Klärung des Patienten für sich selbst und zu Verständnis für seine Eltern, sondern auch zu einem besseren Kontakt und zu einer besseren Identifikation der Person mit sich selbst und ihrer eigenen Herkunft. Somit ist eine Erweiterung des Skripts bzw. Lebensentwurfs für die Zukunft in Richtung eines konstruktiven und weniger vernichtenden oder zumindest bewertenden Umgangs mit der eigenen Person möglich. Wichtige Grundregeln bei dieser Aufgabe sind:

**Grundregeln für die Arbeit mit Elternbriefen:**

- Lassen Sie dem Patienten für die Erstellung dieses Briefes Zeit.
- Lassen Sie den selbst Patienten entscheiden, ob er diesen Brief mit den vorgegebenen Fragen oder in einer ganz eigenen Form schreiben möchte.
- Lassen Sie den Patienten selbst entscheiden, wann und wie er diesen Brief in der Psychotherapie zur Bearbeitung mitnehmen will.
- Lassen Sie den Patienten entscheiden, ob er Ihnen eine Kopie oder das Original des Briefes überlassen möchte.
- Lassen Sie den Patienten selbst entscheiden, ob er den Brief handschriftlich oder als Dokument z. B. am Computer erstellen will.
- Lassen Sie den Patienten selbst entscheiden, ob er diesen Brief in ein Therapietagebuch aufnehmen will, welches ihm in späteren Zeiten, falls neue Krisen auftauchen sollten, ermöglichen kann, zu analysieren, weshalb diese Krise jetzt auftritt und wie diese mit seinen biografischen Inhalten zusammenhängen könnte.
- Lassen Sie den Patienten gegen Ende der Therapie wählen, ob er den Brief ausgehändigt bekommen möchte, falls er ihn für die Patientenakte zur Verfügung gestellt hat, und ob er diesen Brief nun weiterhin selbst aufbewahren möchte (etwa in einer Schachtel, in einem Ordner, o. Ä.).
- Beachten Sie, welche Kernannahmen über sich selbst enthalten sind und welche Entwicklungsveränderungen besonders wichtig waren.

- Beachten Sie bei handschriftlichen Briefen die Anrede und den Abschiedsgruß sowie eventuelle Schriftbildveränderungen, Fehler im Schreiben und häufige Wortwiederholungen im Sinne der von Pennebaker beobachteten Hinweise auf emotionale Vorgänge.
- Beachten Sie: An welches Elternteil schreibt der Patient den ersten Brief? Stimmt dies mit den bisherigen Schilderungen in der Psychotherapie überein? Ansonsten muss diesbezüglich nachgefragt werden. Welche Kommentare macht der Patient zu dieser Arbeit?
- Beachten Sie, was der Patient dabei wesentlich findet.
- Beachten Sie, was die ersten Gefühle, Empfindungen und Gedanken sind, die bei der Präsentation des Briefes genannt werden. Überlegen Sie, ob Sie diesen Brief in der Zwei-Stuhl-Arbeit den entsprechenden Elternteil direkt vorlesen lassen wollen.
- Achten Sie stets auch auf Ihre eigenen Empfindungen und Beobachtungen, wenn Sie mit dem Patienten arbeiten und melden Sie diese zurück.
- Besprechen Sie mit dem Patienten am Schluss der Therapie, welche Erinnerungen er jetzt an diesen Brief hat. Wie wirkt dieser jetzt auf ihn und welche Entwicklungsschritte vom Schreiben des Briefes bis hin zum jetzigen Skript sind ihm klar geworden? Dies ist insbesondere im Sinne von Alltagstransfer, Rückfallprophylaxe und Veränderungen im Selbstbild wichtig.

Ein Fallbeispiel, welches die Arbeit mit dem Brief an die Eltern veranschaulicht, findet sich in Kapitel 5 (vgl. S. 155).

Folgende Fragen können bei der Arbeit mit Elternbriefen hilfreich sein:

**Hilfreiche Fragen für die Arbeit mit Elternbriefen:**

- „Was empfinden Sie jetzt, wenn Sie diesen Brief lesen?“
- „Welche Erinnerungen kommen hinzu?“
- „Was denken Sie jetzt über sich und die Eltern, wenn Sie das lesen? Welche Gefühle begleiten diese Gedanken?“
- „Was spüren Sie?“
- „Möchten Sie mir diesen Brief laut vorlesen?“ *(Hier haben wir zusätzlich die Möglichkeit der Verhaltensbeobachtung)*
- „Welche Befehle Ihrer Eltern in diesem Brief befolgen Sie heute noch? Inwieweit?“
- „Gehorchen Sie diesen Befehlen noch als Erwachsener?“
- „Inwieweit sind Sie in eine Gegenreaktion gegangen?“
- „Was gefällt Ihnen an diesem Brief?“
- „Wem möchten Sie diese Dokumente zeigen?“

- „Mit welcher inneren Reaktion rechnen Sie bei anderen?"
- „Wem möchten Sie diesen Brief vorenthalten?"
- „Welche Beobachtungen machen sie im Alltag zu Interaktionsmustern, die genauso ablaufen, wie mit den Eltern?"
- „Welche Zuschreibungen, Grundannahmen und Antreiber können Sie selbst erkennen?"

Briefe können natürlich auch an andere, wesentliche Bezugspersonen (wie z. B. einen verloren gegangenen Bruder oder eine Lehrerin, zu der der Patient ein besonders gutes Verhältnis hatte) gerichtet werden, welche in der Gesamtbiografie einen entscheidend *günstigen* oder *ungünstigen* Einfluss hatte. Dabei ist das therapeutische Paradigma wirksam, dass sich die Patienten durch die schriftliche Auseinandersetzung aktiv einem Problem stellen, das sie meistens lange Zeit vergessen wollten, beiseitegeschoben haben. Pennebaker (1997) bezeichnete das als *Inhibition/Vermeidung*. Der Brief an das *eigene Kind* hilft dabei, zu lernen, wie man sich selbst tröstet und Verständnis für das Leid, den Schmerz und die heutige Situation gewinnen kann. Der Patient nähert sich einer fürsorglich liebevollen Elternhaltung und dem gesunden, inneren Kind an.

Das folgende Beispiel zeigt den Brief einer Patientin, die völlig verunsichert war, weil sie ihrem Freund in einer immer wieder für sie nicht nachvollziehbare Art und Weise kritisch begegnete. Sie konnte durch den Brief an den *Vater* Klarheit erleben. Sie erlebte die interaktionelle Verstrickung, die aus der schwierigen Beziehung zu ihrem Vater entstanden war. Sie sah sich danach dazu in der Lage, die Beziehung zum Vater zu klären.

### Fallbeispiel 11: Elternbrief

„Vati,

es fällt mir wirklich schwer mit dir Kontakt aufzunehmen und dir diesen Brief zu schreiben. Ich habe das Gefühl, noch nie richtig mit dir kommuniziert zu haben.

Was mich immer an dir gestört hat, ist deine ewige *Besserwisserei*. Nie konntest du zugeben, wenn du einen Fehler gemacht hattest und meistens hast du einen anderen Schuldigen gesucht. Ich habe dies immer als sehr ungerecht empfunden. Es wäre viel sympathischer gewesen, wenn du zu deinen Fehlern/Schwächen gestanden hättest. Manchmal war ich auch schadenfroh, dass du dich durch dieses Verhalten nie unserer engen Beziehung zu Mutti nähern konntest. Irgendwie warst du immer ein Außenseiter unserer Familie. Traurig hat mich gemacht, dass du mir nie Gefühle gezeigt hast, mich nicht getröstet oder in die Arme genommen hast. Irgendwie hatte ich *Angst,* deinen Anforderungen (*brav* sein, gescheit sein) nicht gerecht zu werden. Ich glaube, du hast meine Anstrengungen, die ich unternommen habe, dir zu gefallen, nie so richtig registriert. *Dabei hätte ich es mir so gewünscht, von dir anerkannt und geliebt zu werden.* Hast du dich überhaupt für mich interessiert?

Manchmal hast du mich richtig *von oben herab* behandelt. Du warst immer derjenige, der alles *besser* wusste. Hast du dir in deinem Egoismus je überlegt, ob du jemanden verletzt? Ich glaube nicht! Nach einer vermeintlichen Auseinandersetzung (die meines Erachtens keine richtige war!) warst du stur und nachtragend. Ich konnte mit dir nicht darüber sprechen und die Probleme klären. Deine Methode war es, mich links liegen zu lassen und dich in Schweigen (4 Jahre) zu hüllen. Ich frage dich, löst man so Schwierigkeiten? Wenn wir bei Bekannten oder Verwandten zu Besuch waren, mussten wir (Anita + ich) uns immer ganz ruhig und *brav* verhalten. Bei anderen Kindern hast du immer über deren Ungezogenheit gelacht.

Dass du mich nie körperlich misshandelt hast, danke ich dir sehr. Manchmal war deine Wut so groß, man hat es durch das Zittern in deinem Gesicht gesehen, dass es für dich sicherlich sehr schwer war, dich zurückzuhalten. Vor diesen Momenten hatte ich sehr Angst. Du warst immer sehr gewissenhaft und zuverlässig, was ich sehr an dir schätze. Schuldig geblieben bist du mir, ein *liebender* Vater zu sein. Ich habe nie gespürt, von dir gewollt worden zu sein. Auch ich konnte dir nie Tochterliebe entgegenbringen. Manchmal hat es mir leid getan, dass du nie an der Innigkeit unserer *3-Frauen-Gemeinschaft* teilgehabt hast. So richtig verziehen habe ich dir das Alles nicht, jedoch habe ich versucht, zu verstehen, dass dein Verhalten auf deine nicht leichte Kindheit zurückgeht und nichts mit meiner Person zu tun hat.

Es grüßt dich

Heike“

### 3.4.11 Der Elterndialog

Bei den Elterndialogen handelt es sich um eine klassische *Zwei-Stuhl-Arbeit.* Es geht darum, dass sich Patienten, die kritische Erfahrungen mit ihren Eltern gemacht haben, sich diesen Eltern direkt stellen. Somit ist die Konfrontation mit der Angst vor den Eltern und als nächster Schritt die Veränderung der Dialogform, wie es im sozialen Kompetenztraining eingeübt wird, möglich. Ein Perspektivwechsel wird möglich und die Fähigkeit zu erweiterter Empathie wird aufgebaut. Eine erste Dialogarbeit kann, wenn nicht direkt Themen vom Patienten genannt werden (was natürlich günstiger ist), mit folgenden Sätzen eingeleitet werden:

**Mögliche Sätze zur Einleitung der Dialogarbeit:**

- „Was ich jetzt empfinde, wenn ich dir begegne …"
- „Was ich häufig spüre, wenn ich dir begegne …"
- „Ähnliche Gefühle wie bei dir habe ich häufig bei …"
- „Ich möchte die Beziehung zu dir heute folgendermaßen gestalten …"
- „Dazu möchte/muss *ich* mich wie … verändern"

Der Fokus der Zwei-Stuhl-Arbeit mit den Eltern liegt dabei auf der Veränderung des *Lebensskripts* bzw. des *Drehbuchs*. Dabei darf jedoch nicht übersehen werden, welche Erfahrungen, Anteile, Gebote, Verbote und Kernannahmen, die der Patient im Zusammensein mit den Eltern erlebt hat, entscheidend waren, da diese eine besondere Bearbeitung erfahren sollen. Natürlich ist es auch wichtig zu ergründen, welche positiven Einstellungen behalten werden sollen.

**Übergreifende Ziele und Wirkfaktoren von Elterndialogen (Rabaioli-Fischer, 2006):**

- Lernen, Gefühle, Wünsche und Bedürfnisse gegenüber den Eltern *direkt zu kommunizieren* (somit practicando eine neue, zu verinnerlichende Elternhaltung gegenüber dem eigenen *inneren Kind* zu entwickeln).
- Lernen, sich durch die direkte Begegnung im Rollenspiel *stark* gegenüber den internalisierten Elternfiguren zu fühlen und die Überwindung der Angst vor diesen Figuren zu schaffen.
- Schmerzhafte Erfahrungen (frustrierte, verletzte, gekränkte Kindheitswünsche und Sehnsüchte) werden durch Rollenwechsel intensiv *wiedererlebt* und *verändert.*
- Es wird Verständnis für die Elternposition aufgebaut und eine neue, innere Elternfigur erstellt.
- Das Verhalten wird *flexibler* durch Veränderung der Ich-Zustände von Eltern-Ich, Erwachsenen-Ich und Kind-Ich gestaltet.
- Neuentscheidungen werden gefördert durch die Wiederbelebung alter Gefühle und das Erlernen neuer Verhaltensmuster. Gefühle zu den Eltern und somit zu sich selbst werden erlebt und verändert.
- Es entsteht ein achtsamerer Umgang mit sich in jedem Ich-Zustand.
- Eine bessere Bewältigung des Alltags geschieht durch die adäquate Einschätzung der Rolle des Kindes und eine adäquate Einschätzung, welche Situationen in der Alltagskommunikation (etwa mit Partner, Kind, Kollegen) ein starkes Erwachsenen-Ich, ein fürsorglich-achtsames Eltern-Ich oder ein starkes, unbefangenes Kind-Ich erfordern.
- Der Aufbau eines sozial kompetenteren Verhaltens wird gefördert.
- Passives, resignatives Verhalten wird in Richtung eines aktiven, selbstwirksamen Verhaltens verändert.

Ein Fallbeispiel, welches die Arbeit mit Elterndialogen veranschaulicht, findet sich in Kapitel 5 (vgl. S. 193).

### 3.4.12 Imaginative Verfahren

Imaginative Verfahren können je nach Entwicklungsphase oder (was natürlich sinnvoller ist) nach den von Patienten berichteten Schlüsselszenen, die sie in der Entwicklung ihres Lebensentwurfs deutlich geprägt haben, eingeleitet werden. Dies gilt auch für angenehme Erfahrungen, die der Patient tiefer in sich verankern möchte. Meichenbaum und Jaremko (1983) beschreiben als Vorteil dieser Arbeitsweise:

- das energie- und zeitsparende Trainieren von Handlungssequenzen,
- den Aufbau und das Durchspielen verschiedener Handlungsalternativen (Verhaltensflexibilität),
- das geplante und gezielte Vorbereiten auf schwierige bzw. angstbesetzte Situationen,
- das konstruktive Umgehen mit Misslingen und Misserfolgen,
- das Verändern/Verarbeiten schwieriger Szenen.

Folgende Standards zur Anwendung imaginativer Verfahren sollten beachtet werden:

**Grundregeln zur Anwendung imaginativer Verfahren:**

- Verwenden Sie alle Sinneskanäle, um die Empfindung beim Patienten und deren Verarbeitung zu vertiefen.
- Bereiten Sie eine Beschreibung der Szenen aus dem jeweiligen Umfeld des Patienten vor.
- Beachten Sie die Körperreaktionen des Patienten während der Szenen und der Verarbeitung und geben Sie Rückmeldung.
- Beobachten Sie insbesondere den Atemrhythmus des Patienten.
- Beachten Sie die Zeitvariable, damit der Patient sich einerseits aus dem Alltagsgeschehen entfernen kann, andererseits jedoch nicht zu lange in einer Imagination gelassen wird und dann den Faden verliert. Auch Sie als Therapeut können ansonsten den Faden verlieren! Dies ist auch im Hinblick auf die Verarbeitungsfähigkeit des Patienten wichtig.
- Achten Sie auf die Tageszeit, in der Sie die Übungen durchführen (vor oder nach der Arbeit? In der Mittagspause? Was unternimmt der Patient danach?).
- Versuchen Sie, eine gute Atmosphäre zu schaffen, um die Erfahrungen zu verankern und vergessen Sie nicht die kognitive Verankerung der Erfahrungen bei der Imagination: dies mit Bezug auf das bereits erstellte Bild zur dominanten Ich-Struktur, zu Veränderungen der Ich-Struktur sowie

zu den vorhandenen Einschärfungen, Kernannahmen und Therapiezielen.

- Unterstützen Sie die kreative Form des Verarbeitens, da diese wie bei anderen emotionsfokussierten Verfahren eine Distanzierung zum Geschehen erlaubt. Wenn Sie dies dem Patienten deutlich machen und ihn dabei unterstützen, zu erkennen, dass all diese Dinge vorbei sind, kann er sich nach und nach aus der Opferrolle entfernen und profitiert noch mehr von der imaginativen Technik.

Bei dieser Arbeit können zusätzlich Beobachtungsbögen verwendet werden, wie sie Newman et al. (1991) beschrieben hat (vgl. Anhang, S. 235 und S. 236). Der erste Bogen kann dazu genutzt werden, den Patienten dazu anzuregen, genauer zu beobachten, wie die Entstehung aktueller Schwierigkeiten durch biografisch-relevante Ereignisse beeinflusst wird. Die Erinnerungen, die notiert werden, dienen als Vorlage für die Szenen, die anschließend imaginativ bearbeitet werden.

Der zweite Beobachtungsbogen unterstützt diese Arbeit im Sinne einer genaueren Analyse des aktuellen Verhaltens. Der Bogen ermöglicht es Patienten, in verschiedenen aktuellen Situationen ihr Verhalten zu beobachten und zu erkennen, wann sie an alten Lebensskripten orientiert agieren. Auch dieser Bogen dient der Vorbereitung imaginativer Verfahren. Patienten wird ermöglicht, Schlüsselszenen wieder zu erleben, sich mit diesen zu konfrontieren, ihre eigene Kraft zu spüren, diesen Dingen zu begegnen und somit emotional-kognitive Veränderungen herbeizuführen:

**Fallbeispiel 12: Die Arbeit mit Beobachtungsbogen 1**

Die 33-jährige, argentinische Patientin berichtet, wie sie von ihrem Exmann bis vor einem halben Jahr geschlagen, geprügelt und zu Hause eingesperrt wurde, nachdem dieser sie zur Frau genommen, sie anfangs idealisiert und dann verlassen habe. Sie leide jetzt unter Gefühls- und Impulseinbrüchen mit starken Wutattacken, Momenten tiefster Verzweiflung und dem Gefühl, verloren zu sein, da sie durch die Isolation seitens des extrem eifersüchtigen Ehemanns die deutsche Sprache kaum erlernen konnte. Auch sei ihre Existenz in Deutschland gefährdet, da der Mann sofort die Scheidung eingereicht habe und sie befürchte, jederzeit ausgewiesen zu werden.

Ihre Kindheit war von Misshandlungen geprägt, da sie das Kind mit der dunkelsten Haut war (wenngleich die anderen fünf Geschwister ebenfalls nicht wesentlich geschont wurden). Der Vater hatte massive Alkoholprobleme, die Mutter kam aus einer wohlhabenden Familie, in die sie sich immer mehr zurückzog und die Kinder sich selbst überließ. Deswegen zog die Patienten so früh wie möglich in die nächstgrößere Stadt, wo sie eine Ausbildung als Grafikerin machte. Sie driftete sehr bald in die Drogenszene ab und erlitt dort mehrfach traumatische Situationen von körperlicher und sexueller Misshandlung. Sie schloss zwar die Ausbildung ab, lehnte sich anschließend jedoch, als sie ihren deutschen Mann in einer Bar kennenlernte, intensiv an diesen an, um endlich geschützt zu sein. Ab diesem Zeitpunkt habe sie nur noch gelegentliche Alkoholexzesse gehabt, jedoch keinerlei Drogen mehr konsumiert.

Die Patientin füllte den Beobachtungsbogen wie folgt aus:
Situation: *Termine haben, aus dem Haus müssen, fertig sein bis auf das Haarekämmen*
Gefühle:
1. Gefühl: *Qual*
2. Gefühl: *Widerwillen*
3. Gefühl: *Hass auf sich*
Automatische Gedanken: *Du bist eine Last, dunkelhäutig, ausgestoßen*
Bilder: *Wie die Mutter sie vor Schulbeginn kämmt, Schemel auf dem sie wartet*
Wahrnehmungen: *Schmerzen, „Hunger“*
Erinnerungen: *Mutter zerrt an den Haaren, prügelt los, jagt sie raus, kein Frühstück, keine Vesper, Obstschale, etc.*

Aufgrund der Beobachtung einer konkreten Alltagssituation, nämlich, dass sie zu allen möglichen Terminen immer zu spät kommt, kann sie verschiedene Gefühle erkennen, die zwischen Qual, Widerwillen und Hass auf sich selbst schwanken. Weiterhin erinnerte sie sich daran, dass sie als Dunkelhäutigste in der Familie als Schande angesehen wurde, weil dies für den gesellschaftlichen Status von Nachteil war. Diese Erfahrung wiederholte sich sehr früh in der Schule und später auch bei der Ausbildung. Danach bedeutete die dunkle Hautfarbe für sie Missachtung und das Erleben des Ausgestoßenseins.

Die Bilder, die sie dabei hat, sind Schlüsselszenen, die direkt imaginativ übernommen werden können: das Haarekämmen vor der Schule, gepaart mit Hass und Ärger; das seitens der Mutter brüllend aus dem Haus gejagt werden. Ihre starken körperlichen Reaktionen, die in diesen Schlüsselszenen vorhanden sind, tauchen auch bei der imaginativen Verarbeitung wieder auf: Pulssteigerung, Schwitzen und Atemlosigkeit. Es gelang ihr, den Hass und die Wut zu spüren und diese Energie dann für sich zu nutzen.

**Fallbeispiel 13: Die Arbeit mit Beobachtungsbogen 2**

Den zweiten Beobachtungsbogen füllt die Patientin folgendermaßen aus:

Situation: *Zahnarztbesuch*

Automatischer Gedanke: *Er mag mich nicht, wird mir deshalb weh tun, nicht vorsichtig sein; ich bin lächerlich.*

Gefühl: *Angst; Misstrauen; ausgeliefert sein.*

Wann haben Sie dieses Gefühl das erste Mal gehabt und wann diesen Gedanken? *Schon immer, sicher bei der Mutter.*

Was bedeutet dieser Gedanke für Sie? *Enge; Chancenlosigkeit; bin einfach nicht „liebenswert" und kann dies auch nicht ändern, allein schon weil ich meine dunkle Haut nicht ändern kann.*

Wie beeinflusst dieser Gedanke Ihr Verhalten? *Versuche mit Humor und Temperament zu überspielen, sage mir aber, dass ich nicht liebenswert bin und Angst vor neuen schrecklichen Erfahrungen und weiteren Zurückweisungen habe; kann den Schmerz nur durch Schneiden/Ritzen bewältigen.*

Wie denken Sie über sich selbst, wenn Sie diesen Gedanken haben? *Warum bin ich so schwach? Reiß dich zusammen, beruhige dich.*

Notieren Sie weitere Situationen, in denen dieser Gedanke auftaucht: *Als Beifahrerin, in Zusammenhang mit Autoritätspersonen, speziell bei Männern.*

Der Beobachtungsbogen ermöglicht der Patientin, in immer wieder neuen Situationen zu erkennen, wann sie sich in alten Schemata befindet. Natürlich wurde in der Therapie auch die tatsächliche Ablehnung von Dunkelhäutigkeit thematisiert. Die Patientin meinte später, dass sie sich doch eher zu Frauen hingezogen fühle, machte dort dann aber die gleiche Erfahrung wie bei Männern, nämlich dass sie aufgrund ihres südländischen Aussehens geliebt wird, nicht aber aufgrund ihrer Person. Daher befürchtete sie, nie wirklich tiefergehende Beziehungen eingehen zu können. Tatsächlich war jedoch das Problem der Patientin, dass sie bei der Wahl ihrer Partner wenig achtsam war und zunächst eine Bestärkung ihrer Attraktivität als Kompensation oder Wiedergutmachung für die sonst dominierende Vorstellung „je dunkelhäutiger, desto weniger wert" empfand. Somit musste sie ihr Lebensdrehbuch neu schreiben im Sinne von tatsächlichen, gesellschaftlich bestehenden Vorurteilen, aber eben auch im Sinne ihrer eigenen Möglichkeiten, andere Kriterien zu nutzen, um über Kontakte und Freundschaften zu bestimmen. Weiterhin sollte sie Bewältigungsstrategien und Alltagsfertigkeiten bei anderen Freunden beobachten, die vergleichbare Probleme hatten wie sie, aber lockerer und distanzierter damit umgingen. Dies gelang der Patientin, nachdem sie mehrfach auch andere Szenen mit Menschen unterschiedlicher Hautfarbe erlebt hatte und Sicherheitssignale (sensu Seligman, 1986) weg von einer Hilflosigkeitshaltung erworben hatte.

Imaginative Verfahren können entsprechend den jeweiligen Lebensphasen eingesetzt werden, um bei den Patienten, die durchgängig schlechte Erfahrungen im gesamten Verlauf ihrer Biografie gemacht haben, Verbesserungen einzuleiten. Nicht nur das Wiedererleben der kritischen Szenen ist hilfreich, sondern auch das Sich-selbst-Finden in den verschiedenen entwicklungspsychologischen Phasen (Vorschul-, Grundschul- und Hauptschulzeit, Pubertät und junges Erwachsenenalter).

Sollten Patienten sich nicht an konkrete Schlüsselszenen aus den einzelnen Entwicklungsphasen in Kindheit und Jugendzeit erinnern, können folgende Anleitungen gegeben werden:

**Anleitungen für die imaginative Arbeit zu verschiedenen Entwicklungsphasen:**

*Vorschulzeit:*

„Entspannen Sie sich und setzen Sie sich bequem auf Ihren Stuhl. Spüren Sie, wie sie vom Sessel gestützt werden, wie die Füße am Boden Halt haben und geben Sie sich dann in Ihren Erinnerungen an all diejenigen Bildern hin, die ganz von selbst auftauchen. Suchen Sie und sehen Sie Ihr Kind im Alter zwischen drei und sechs Jahren, vor der Einschulung.

Wo haben Sie sich überwiegend bewegt? Welche Räume tauchen auf? Welche Gefühle verbinden Sie mit diesen Räumen? Wo befinden Sie sich in diesem Alter? Welche Personen sind für Sie in diesem Alter emotional wichtig? Dies in jedem Sinne, auch Menschen, die Sie verletzen, herabsetzen, die Ihnen weh tun und Menschen, die Sie stark machen und Ihnen Spaß bringen. Lassen Sie all diese Bilder auftauchen und begeben Sie sich weiterhin zu dem Kind im Alter von drei bis sechs Jahren, das all diese Erfahrungen macht. Welche Entscheidungen über das Leben und über sich selbst, welche Ideen und Gefühle begleiten das Kind in dieser Phase? Achten Sie auf Wünsche und Sehnsüchte des Kindes, ebenso darauf, welche unbefangenen und starken Anteile dieses Kind in sich trägt.

Verankern Sie nun all diese wesentlichen Erfahrungen in sich und spüren noch einmal in Ihren Körper hinein, wie sich diese Erfahrungen körperlich anfühlen. Verankern Sie das, was Sie verankern möchten. Sie wissen, dass Sie jederzeit die Möglichkeit haben, frei zu entscheiden, was in welcher Form für Ihr heutiges Leben gelten soll, Ihre Person begleiten soll."

*Grundschulalter:*

„Lassen Sie sich vom Sessel tragen, spüren Sie wie Ihre Beine am Boden Halt haben und stellen Sie sich auf eine erneute Zeitreise in die Zeit ein, in der sie in der Grundschule waren. Sie wissen, dass wichtige Bilder ganz von alleine kommen. Lassen Sie diese kommen. Spüren Sie die Erfahrungen des Kindes im Alter von sieben bis zehn Jahren einfach ganz unbefangen. Vielleicht können Sie sich auch an Ihren ersten Schultag erinnern? Eventuell an Ihren ersten Lehrer bzw. Ihre erste Lehrerin? Vielleicht erinnern Sie sich noch an Ihre Mitschüler und die Bilder von der Schulklasse. Erinnern Sie sich an die Körperempfindungen des sieben- bis zehnjährigen Kindes, das diese Schule besucht hat?

Welche Entscheidungen und Vorstellungen über das Leben hat dieses Kind? Welche Freunde und Schulkameraden stärken dieses Kind? Gibt es Personen, die dieses Kind schwächen, beleidigen und verletzen? Wie hat das Kind sich damals bereits innerlich gegen diese Erfahrungen gewehrt? Welche Gedanken und Vorstellungen haben dabei geholfen? Was gibt es eventuell an unbearbeiteten Erfahrungen? Gehen Sie auch zurück zu den Eltern dieses Kindes, Vater und Mutter. Wie hat der Vater und wie hat die Mutter das Kind in dieser Lebensphase begleitet? Haben sie das Kind geschwächt? Welche Stärken haben sie dem Kind mitgegeben? Spüren Sie noch einmal ganz intensiv zu diesem Kind hin, wie Sie es damals schon trösten und wie Sie es mit belastenden Erfahrungen heute trösten und stärken können. Verankern Sie diese Erfahrungen wieder so in sich, wie Sie es brauchen und denken Sie daran, dass Sie nur das mitnehmen, was Sie mitnehmen möchten. Genießen Sie diese Freiheit und spüren Sie diese Freiheit körperlich, in dem Gefühl der Stärke und mit dem Auge des entfernten Betrachters, der das Kind heute beobachtet."

*Mittelschule/Realschule/erste Jahre Gymnasium:*

„Nachdem Sie sich bequem hingesetzt und einen guten Halt gefunden haben, kehren Sie zurück zu den Erfahrungen, die Sie in der Mittelschulzeit bzw. Realschule bzw. den ersten Jahren des Gymnasiums gemacht haben. Schauen Sie sich an, wie dieses elf bis 15 Jahre alte Kind aussieht.

Wie gefällt Ihnen dieses Kind? Was können Sie aus dem heutigen Blickwinkel Schönes an ihm entdecken? Wenn Sie Ihren Blick auf die Stärken dieses Kindes konzentrieren: Welche Stärken und Schwächen hat dieses Kind? Welche Sehnsüchte, welche Idole, Ideale, z. B. in Liedern, Filmen und eventuell durch begleitende, andere Bezugspersonen gab es? Vielleicht gibt es einen Mitschüler, einen Lehrer, einen Nachbarn, einen Politiker, Fußballer, etc., der dieses Kind beeindruckt hat? Wodurch hat diese Person das Kind beeindruckt? Was wollten Sie von dieser Person verinnerlichen und haben Sie dies vielleicht tatsächlich getan? Welche Entscheidungen hat dieses Kind zwischen elf und 15 Jahren bezüglich des weiteren Lebenswegs getroffen? Welche Entscheidungen möchte das Kind, wenn Sie es heute betrachten, verändern, weil es sich dann besser fühlt? Nehmen Sie sich Zeit, zu spüren, was diesem Kind wider Erwarten Stärke gibt und wie sich dies körperlich anfühlt.

Verankern Sie die Erfahrungen, die Sie verankern wollen und schauen Sie auf die Entwicklung des elf- bis Fünfzehnjährigen Jugendlichen mit Wohlwollen, auch wenn dieser Jugendliche schlechte Bedingungen hatte. Wodurch hat er/sie diese trotzdem überwinden können?"

*Junge Erwachsenenzeit:*

„Setzen Sie sich entspannt hin, lassen Sie sich vom Sessel tragen, spüren Sie den Halt der Füße am Boden, spüren Sie das Wohlgefühl im ganzen Körper aufgrund des Gehalten- und Getragenwerdens. Nun können Sie zurückgehen zu Ihrer jungen Erwachsenenzeit zwischen 16 und 20 Jahren. Lassen Sie all die wichtigen Personen ganz von alleine in Bildern auftauchen, ohne dass Sie sich anstrengen.

Welche Personen haben welche Bedeutung? Welche Personen beeinflussen den jungen Erwachsen positiv und wodurch? Welche Einstellungen, Wertvorstellungen und Vorstellungen von der Welt helfen diesem jungen Erwachsenen, mit schwierigen Bedingungen zurechtzukommen? Welche Anregungen bekommt er von Bezugspersonen, die vielleicht bisher gar nicht so wichtig waren, die aber aus der heutigen Sicht tragend und hilfreich sind? Was hat dieser junge Erwachsene gerne gemacht? War er lieber allein oder mit anderen? Wenn er gerne allein war: vor welchen Erfahrungen hat dieses Alleinsein trotz der Einsamkeitsgefühle geschützt? Was hat dieser junge Erwachsene gelernt? Im Beruf, in der Gestaltung seiner Kontakte, im Umgang mit Älteren? Welche dieser Lernerfahrungen sind heute noch ungünstig wirksam und sollen geändert werden? Welche neuen Erfahrungen sind hinzugekommen? Auf was können Sie bei diesem jungen Menschen doch stolz sein, wenn Sie ihn heute mit dem fürsorglichen Blick der ganz erwachsenen Person betrachten?

Verankern Sie insbesondere die positiven Anteile dieser Person: Wofür können Sie sie trotz allem loben, bestärken und vielleicht auch zum Lachen bringen? Verankern Sie wieder all die Erfahrungen. Das, was Sie körperlich spüren, die begleitenden Gefühle, die Bilder mit all dem, was Sie darin hören, sehen, riechen, und wie Sie handeln. Lassen Sie zu, dass Sie Veränderungen und eine Entwicklung geschafft haben, auch wenn sie nicht immer unmittelbar sichtbar sind. Lassen Sie diesen Blick auf die Veränderungen einfach zu.“

Die Übungen können sequenziell oder je nach gewünschter Entwicklungsphase, in der die entsprechenden Inhalte therapeutisch bearbeitet werden, durchgeführt werden. Durch den zusätzlichen Entspannungseffekt, der diese Arbeit begleitet, ist oft klarer zu eruieren, *wodurch* beim Patienten Unruhe und Anspannung entstehen. So können wir zusätzliche Hinweise auf problematische Vorfälle erhalten.

**Beachte:**

Es ist sinnvoll, Imaginationsübungen am Anfang der Therapiestunden durchzuführen, damit nach der emotionalen Durcharbeitung noch Raum zur kognitiven Verarbeitung bleibt. Oft verändern sich auch die Therapieziele durch die Erlebnisse. Auch diesen Veränderungen muss Raum gegeben werden können.

**Zusammenfassung:**

- Biografisches Arbeiten findet nach wie vor nach den von Kanfer entwickelten Grundlagen statt.
- Der Weg zur Erstellung von Therapiezielen führt dabei von der Mikroanalyse zur Makroanalyse, bei der die lebensgeschichtliche Entwicklung des Problems eruiert wird.
- Zur Erstellung des Gesamtplans für die Psychotherapie eignet sich die Fallkonzeptualisierung von Aaron oder Judith Beck.
- Zusätzliche Interventionstechniken zur biografischen Arbeit werden in den Verfahren von Pennebaker, Hayes et al., McCullough und Klerman et al. vorgestellt.
- In der transaktionalen Verhaltenstherapie wird der Vorschlag von Beck et al. aufgegriffen, das Strukturmodell von Berne (die verschiedenen Ich-Zustände und die Skriptanalyse) in die Psychotherapie einzubauen.
- Des Weiteren werden in der transaktionalen Verhaltenstherapie Behandlungsverfahren vorgestellt, die das emotional-kognitive Verarbeiten von störungsverursachenden und -erhaltenden Sozialisations- und Entwicklungsbedingungen ermöglichen.
- Die CBASP von McCullough zur Behandlung der chronischen Depression ist als eigenes Modell zu sehen. Es lohnt sich eine intensive Auseinandersetzung mit diesem Konzept.

# 4 Lebensrückblickinterventionen

*Als ich jünger war, konnte ich mich an alles erinnern,*
*egal ob es passiert war oder nicht …*

Mark Twain

Lebensrückblickinterventionen sind unter den Themenbereich biografisches Arbeiten einzuordnen. Im Gegensatz zum biografischen Arbeiten, bei dem wir uns mehr mit den einzelnen Aspekten der jetzt für das Problemverhalten auslösenden Bedingungen beschäftigen, arbeiten wir bei Lebensrückblickverfahren in eine andere Richtung. Nämlich die, dass wir das gesamte Geschehen *zusammen* mit dem Patienten in einem Gesamtkontext stellen, so dass dieser einen eindeutig versöhnlichen und heilenden Blick auf sein Leben und seine persönliche Entwicklung werfen kann.

Sich mit dem Lebensrückblick zu befassen bzw. eine Lebensbilanz zu ziehen, ist ein uraltes, menschliches Bedürfnis. In der Philosophie finden wir dazu z. B. bei Seneca (1991), Cicero (2010), Benn (1954) und Bobbio (2004) anregende Gedanken. Treffend – auch für die Sinnhaftigkeit des Lebensrückblicks im Rahmen der psychotherapeutischen Tätigkeit – beschreibt es bereits der Theologe Spalding (1758, aus Göckenjan, 2000, S. 110 ff.) wie folgt:

> Es ist der Lebensrückblick, der im Alter für Gemütsruhe und Gemütlichkeit sorgt, wenn denn der Rückblick zufriedenstellen kann. […] Indem er die Folgen seiner verstrichenen Lebensjahre in seinen Gedanken gleichsam vor sich vorübergehen lässt, gibt der Alte auch den Altersmängeln keinen Raum. Es findet das gemäßigte und unschuldige Vergnügen, die keine nutzbaren Geschäfte verdrängt haben. Sorgfalt und Treue in den Pflichten des Berufs, die weder Ehrfurcht noch kriechenden Eigennutz, sondern das Gewissen zur Quelle hat. Beweise einer ausgebreiteten Menschenliebe, die das Glück anderer für ihr eigenes hält, standhafte Anhänglichkeit an Wahrheit und Recht. […] Das Zurückdenken an ein Leben der Unschuld und der nützlichen Tätigkeiten, die Betrachtung und die Freude an einer erfüllten, langen Lebenslaufbahn, die Wertschätzung eines beruhigten Gewissens, vor Gott und der Allgemeinheit keine Pflichten versäumt zu haben, ist fester Bestandteil der Alterswürdigung. Dabei ist immer klar genug, dass der Rückblick, die Bilanzierungsforderung zugleich Mahnung und Warnung für die Jüngeren ist. In jedem zurückblickenden Alten ist die vorwärtsblickende Jugend angesprochen. […] Das Alter ist die Wahrheit darüber, ob das Leben gut oder schlecht gelebt worden ist.

Die Lebensrückblickverfahren sind primär für die Psychotherapie mit alten Menschen entwickelt worden. Es gibt jedoch durchaus weitere Störungsbilder (z. B. die bipolare Störung, Persönlichkeitsstörungen, etc.), bei denen die Anwendung des Lebensrückblicks hilfreich sein kann. Dies wird noch ausführlicher im Kapitel 5 anhand von Fallbeispielen erläutert.

## 4.1 Einführung – Lebensrückblickverfahren nach Robert Butler

Butler (1963) beschreibt innerhalb der psychotherapeutischen Literatur als Erster das Verfahren des Lebensrückblicks. Dies, um Menschen darin zu unterstützen, zu einem integrierten und nachvollziehbar-konstruktiven Selbstbild zu kommen und einen für sich konsistenten Lebensrückblick zu erstellen. Butler stellt dar, dass der Lebensrückblick ein natürlicher, universeller und mentaler Prozess ist, in dem zunehmend bewusst auf vergangene Erfahrungen, ungelöste Konflikte und die vielfältigen Erfahrungen im Lebenslauf Bezug genommen wird. Wiedererlebte Erfahrungen und Konflikte könnten darin überblickt und neu integriert werden. Üblicherweise ist dieser Prozess begleitet von der Bewusstheit eines Lebensendes und der Fähigkeit, den Sinn der persönlichen Unverletzbarkeit zu behalten. Der Prozess ist zusätzlich geleitet von aktuellen Erfahrungen und deren Gegebenheiten. Das Ergebnis dieses Prozesses ist ein Blick auf die lebenslange Entwicklung der Person.

Butler betont somit die Funktionalität des Lebensrückblicks im therapeutischen Geschehen. Es wird eine Reorganisation der Persönlichkeit über den Lebensrückblick und deren Erinnerungsprozesse angenommen. Er macht darauf aufmerksam, dass, je mehr ungelöste Lebenskonflikte Menschen in sich tragen, desto mehr Bemühungen nötig sind, eine Reintegration zu erreichen.

Ein Lebensrückblick kann jedoch auch negative Folge haben (leichte Nostalgie, einen Prozess des Bedauerns über Verluste und Versagen und in extremer Form auch Schuldgefühle, Verzweiflung und Depression). In seiner Arbeit beschreibt Butler deswegen, wie notwendig adaptive und defensive Aspekte beim Lebensrückblick sind, etwa, wenn die Vergangenheit idealisiert wird, um die Aspekte einer schlechten Realität zu kaschieren. Der Lebensrückblick ist demzufolge möglicherweise auch von schmerzhaften Erfahrungen begleitet, die oft schwer handhabbar sind. Solche schmerzhaften Erfahrungen können eventuell schlecht an Angehörige vermittelt werden, insbesondere dann, wenn sie schwer akzeptabel sind. Weiterhin kann ein guter Lebensrückblick bei Menschen nicht gelingen, die sich eher in anschuldigender Rolle gegenüber anderen befinden. Hier ist der Weg hin zum Verzeihen und zur Wiedergutmachung unter Umständen langwierig. Dies gilt auch für Menschen, die ihren Blick zurück mit einer gewissen Arroganz und stolzer Abgrenzung gegenüber anderen durchführen.

Butler ist auch derjenige, der als Erster Anstöße dazu gibt, die speziellen Gedächtnisprozesse und Vorgänge beim Erstellen des Lebensrückblicks genauer zu beforschen. Er weist trotz damals noch karger Forschungsergebnisse darauf hin, dass ein gelungener Lebensrückblick einer entsprechenden therapeutischen Aufmerksamkeit und adäquater Techniken bedarf. Insbesondere ist es wichtig, zu erkennen, wann eine *Kontraindikation* vorliegt und zu wissen, wie das genaue therapeutische Vorgehen bei Lebensrückblickinterventionen mit alten Menschen erfolgen soll. Butler hat durch seine Darstellung die Grundlagen für Lebensrückblickverfahren gelegt. Sie waren hilfreich bei der Weiterentwicklung des Verfahrens im Hinblick auf dessen Differenziertheit und therapeutische Begleitung sowie im Hinblick auf Gefahren des Lebensrückblicks und therapeutische Fehler. Zudem hat er ein Augenmerk darauf gelegt, wie natürlich und unterstützend der Lebensrückblick im Sinne eines gesunden Sterbens und Abschiednehmens für alte Menschen sein kann.

## 4.2 Verschiedene Lebensrückblickinterventionen im Überblick

In den folgenden Kapiteln sollen nun verschiedene Möglichkeiten, wie Lebensrückblickinterventionen in der Psychotherapie gestaltet werden können, vorgestellt werden. Dabei werden hauptsächlich folgende Methoden unterschieden:

**Wichtige Lebensrückblickinterventionen:**

Die Erfassung des Lebensrückblick über
- strukturierte Interviews,
- die grafische Darstellungen anhand von spezifischen Themen sowie
- die Lebensrückblickdarstellung mittels kreativer Methoden.

### 4.2.1 Der Ansatz von Lisa Watt und Philippe Cappeliez

In der Arbeit von Watt und Cappeliez (2000) wird auf die fragliche Effektivität und den Nutzen des Lebensrückblicks hingewiesen. Sie betonen, dass ein produktiver Lebensrückblick nur geschehen könne, wenn negative Lebensphasen und Ereignisse, vergangene Konflikte und die Diskrepanz zwischen Ideal und Realität aufgelöst werden. Die Identifikation eines Konsistenzmusters zwischen Vergangenheit und Gegenwart und das Finden des Lebenssinns sollen gelingen. Watt und Cappeliez beziehen sich insbesondere auf die Arbeiten von Beck et al. (1995). In diesen werden Wahrnehmungsverzerrungen depressiver Personen beschrieben, die positive Informationen teilweise übersehen oder deren Wichtigkeit nicht genügend hervorheben können. Es wird betont, wie depressiogen die Wahrnehmungsverzerrung depressiver Patienten ist. Sie lässt sie auch eigene Fähigkeiten und eigene gute Leistungen übersehen. Somit gilt für das Durchführen eines Lebensrückblicks die Beachtung der grundlegenden Aspekte der kognitiven Therapie der Depression, wie Beck sie vorlegt. Nämlich, dass negative Grundannahmen über sich selbst modifiziert werden und dass Selbstbeschuldigung und moralische Selbstverurteilung vs. Offenheit für andere Interpretationen in der Therapie ermöglicht werden. Selbstwert wird dadurch aufrechterhalten bzw. aufgebaut, dass Erfahrungen in einem erweiterten, positiven Blick, der sich auch mit den Ursprüngen und Konsequenzen beschäftigt, gesehen werden. Selbstwertquellen werden dabei spezifisch erforscht und aufgetan.

Bewältigungsverhalten bzw. Copingprozesse werden nach dem klassischen Stressbewältigungsmodell von Lazarus und Folkman (1984) unter dem Aspekt der problem- und emotionsorientierten Copingstrategien eingeführt. Diese sind beispielsweise erforderlich, wenn alte Menschen eine Bedrohung ihrer finanziellen Situation, Bedrohung ihrer körperlichen und psychischen Gesundheit, sowie mangelnde soziale Unterstützung als Gefahrenquellen erleben. In der Psychotherapie kommen insbesondere emotionsorientierte Copingstrategien zur Anwendung, um Situationen, die nicht änderbar sind, durch die Unterstützung von Einstellungsveränderungen zu begegnen.

Die Anwendung der gut überprüften Bewältigungstechniken nach dem Stressbewältigungsmodell von Lazarus und Folkman unterstützt die Technik der Reminiszenzarbeit dadurch, dass sie auf bewährten Verfahren beruht. Die Inhalte der Lebensrückblickarbeit sind:

- Familiengeschichte,
- Lebensleistungen,
- wesentliche Lebensherausforderungen,
- Geschichte von Liebe und Hass,
- Stresserfahrungen,
- Inhalte zur Bedeutung des Lebens und des Lebenssinns.

Watt und Cappeliez (2000) unterscheiden in ihren Untersuchungen zwei Formen der Reminiszenzintervention: die *integrative* und die *instrumentelle* Form.

**Integrative und instrumentelle Form der Lebensrückblicksintervention nach Watt und Cappeliez (2000):**

Bei der *integrativen* Herangehensweise werden folgende Aspekte aktiv angesprochen:

- Erinnerungen an Erfahrungen, die einen Lebenssinn und einen Zweck des Lebens ergeben.
- Der Wunsch, negative, vergangene Ereignisse zu akzeptieren oder in einem anderen Licht sehen zu können.
- Ideale, die erreicht werden können.
- Wie kann die Kontinuität des Lebenssinns im Lebensprozess gestaltet werden?

Die *instrumentelle* Herangehensweise betont:

- Problemlösefähigkeiten,
- Erinnerungen an vergangene Pläne,

- zielgerichtete Aktivitäten,
- das Erreichen von Zielen,
- andere dabei zu unterstützen, ihre Probleme zu bewältigen,
- Möglichkeiten, Schwierigkeiten zu überwinden,
- die Anwendung vergangener Erfahrungen, um jetzige Probleme lösen zu können.

In Studien zeigte sich, dass im Vergleich zu einer Kontrollgruppe beide Herangehensweisen zu einer Verbesserung der depressiven Symptomatik führten.

Watt und Cappeliez (2000) schlagen vor, die Interventionen (jeweils ca. 90 Minuten) sechs Wochen lang durchzuführen. Dass diese kurze Reminiszenzintervention effektiv ist, begründen die Autoren damit, dass die Patienten kein neues Verhaltensreportoire bzw. neue Fertigkeiten entwickeln müssen. Sie können sofort in den therapeutischen Prozess einsteigen, mit dem Ziel, eine klärende Gesamtschau ihrer Person und Geschichte zu erstellen: Der Patient ist *Experte seiner eigenen Lebensgeschichte*. Die Formulierung erinnert an das Selbstmanagementkonzept von Kanfer. Auch er betonte, dass die biografische Arbeit darauf basiert, dass der Patient der Spezialist für seine Person ist und deswegen als *aktiver* Partner mit einbezogen wird.

**Beachte:**

Bei der vergleichenden Betrachtung der verschiedenen Lebensrückblickverfahren zur Bearbeitung der Biografie fällt ins Auge, dass sich diese sowohl bezüglich der theoretischen Basis als auch bezüglich der Forschungsergebnisse annähern. Immer wieder geht es darum, Patienten zu verhelfen, über die Darstellung des gesamten Lebens zu einer hilfreichen, heilsamen und differenzierten Haltung sich selbst gegenüber zu kommen. Es soll ihnen ermöglicht werden, ihre Gewordenheit im Leben und ihre Individuation einerseits mit einem *distanzierten Blick* zu sehen und andererseits die *emotional-aktivierenden Bearbeitung* biografischer Wunden anzugehen.

### 4.2.2 Das „structured-life review“ von Barbara Haight und Barrett Haight

Einen ausführlichen Überblick zu *Lebensrückblickinterviews* geben Haight und Haight in ihrem Handbook of structured life review (2007). Die Autoren arbeiten seit den 1990er Jahren mit diesen Interviews. Dies auch auf der Basis der Ergebnisse aus der Gedächtnisforschung. Die guten Resultate ihrer Studien regen erneut dazu an, das spezifische Verfahren des Lebensrückblicks in der Psychotherapie häufiger einzusetzen. Die Autoren wenden die Interviews auch im nicht therapeutischen Kontext an. Du diesem Zweck werden Laien (z.B. Krankenschwestern) darin unterrichtet, das Interview durchzuführen. Die Vorgaben sind genau strukturiert. Die Schulungen der Interviewer richten sich auf bekannte Basistechniken psychotherapeutischer Gesprächsführung.

Ein Interview-Beispiel wird im Kapitel 5 (vgl. S. 199ff.) vorgestellt. Das gesamte Interview findet sich in deutscher Übersetzung in Maercker und Forstmeier (2013).

### 4.2.3 Leitlinien für Lebensrückblickinterviews nach Carla Black

Black (2011) gibt einen prägnanten Überblick zu strukturierten Lebensrückblickinterviews. Sie stellt heraus, dass der Lebensrückblick ein *natürlicher Prozess* ist, in dem Personen die einzelnen Segmente ihres Lebens in einen Zusammenhang bringen können. Dies ist sinnvoll, um zu einem Gesamtbild im Hinblick auf dessen einzelne Phasen und deren Sinnhaftigkeit zu kommen und deren Bedeutung nachvollziehen zu können. Die Patienten kommen damit zu einer gesunden Gesamtidentität und Gesamtgestalt ihrer Person, die nach der entwicklungspsychologischen Theorie von Erikson (1957) dazu führt, dass:

- es ihnen möglich ist, ihren eigenen und einzigartigen Lebenszyklus zu akzeptieren,
- sie sehen können, welche Personen für ihren Lebenszyklus signifikant waren,
- sie sehen können, dass es *„war, wie es war"*,
- sie der Stringenz von Geschehnissen im Leben folgen können,
- sie erkennen können, dass es gut ist, so wie es war und es notwendigerweise keinen anderen Verlauf hätte geben können.

Somit werden die Persönlichkeit und deren Individuation in ihrem vergangenen Geschehen insgesamt akzeptiert. Der Blick kann sich für das Geschehene öffnen, so wie es war und die Gegenwart kann so gesehen werden, wie sie ist. Dadurch entwickelt sich Kraft für den Blick in die Zukunft. Black nennt als positive Effekte von Lebensrückblickverfahren:

- Optimismus,
- Selbstakzeptanz *(„ich bin wie ich bin")*,
- neue Energie,
- Befreiung von früheren und etwaigen, jetzigen Belastungen,
- Identifizierung der Ziele für den Sinn des gelebten Lebens,
- Austausch dieser Erfahrungen mit anderen und damit Beziehungsaufbau oder -vertiefung,
- ein gutes Sterben.

Die meisten Autoren, so auch Black, berufen sich beim Lebensrückblick auf die entwicklungspsychologischen Phasen von Erikson (1957). Das entwicklungspsychologische Modell von Erikson zeigt Tabelle 5.

**Tabelle 5:** Das entwicklungspsychologische Modell nach Erik Erikson (in Anlehnung an Oerter & Dreher, 1995)

| Phasen | Psychosexuelle Phasen | Psychosoziale Krisen |
|---|---|---|
| 1. Lebensjahr | Oral-respiratorisch; sensorisch kinästhetisch (Einverleibungsmodi) | Vertrauen vs. Misstrauen<br>„Ich bin, was man mir gibt" |
| 3. Lebensjahr | Anal-urethral; muskulär (Modi des Zurückhaltens und Ausscheidens) | Autonomie vs. Scham, Zweifel<br>„Ich bin, was ich will" |
| 4. und 5. Lebensjahr | Infantil-genital, lokomotorisch (Modi des Eindringens und Umschließens) | Initiative vs. Schuldgefühl<br>„Ich bin, was ich mir vorstellen kann" |
| Mittlere Kindheit | Latenzzeit | Wertsinn vs. Minderwertigkeit<br>„Ich bin, was ich lerne" |
| Adoleszenz | Pubertät | Identität vs. Rollendiffusion<br>„Ich bin, was ich bin" |
| Beginn des Erwachsenenalters | Genitalität | Intimität vs. Isolation<br>„Ich bin, was mich liebenswert macht" |
| Mittleres Erwachsenenalter | Prokreativität | Generativität vs. Stagnation<br>„Ich bin, was ich bereit bin zu geben" |
| Späteres Erwachsenenalter | (Generalisierung der Körpermodi) | Ich-Integrität vs. Verzweiflung<br>„Ich bin, was ich mir angeeignet habe" |

Ruth Klüger (Klüger, in Koelbel, 1998) beschreibt das Stadium der Phase *„Späteres Erwachsenenalter"* aus ihrer Sicht sehr treffend und dergestalt, dass viele Patienten diese Sichtweise für sich übernehmen könnten:

> Je älter ich werde, desto wohler fühle ich mich. Man fragt sich nicht mehr, was muss ich für die Kinder tun oder für meine Karriere oder was muss ich überhaupt tun, um mich zu rechtfertigen. Die Freiheit zu sagen, ich brauche nichts mehr zu tun, die ist wunderbar. Alles, was ich jetzt tue, ist freiwillig. Ich habe nicht mehr das Gefühl, dass viele Leute das Recht haben, Ansprüche an mich zu stellen. Ich bin ausgeglichener als früher. (S. 224)

Bei Erikson (1957) beinhalten die verschiedenen Stadien Entwicklungsaufgaben, die mehr oder weniger gut (je nach Lebensbedingung) ausgefüllt werden können und schlüssig zu den nächsten Entwicklungsaufgaben führen. Black (2011) überträgt dies in folgendes Konzept:

- Alles, was wächst, hat einen grundlegenden Plan.
- Aufgrund dieses Plans entwickeln sich die einzelnen Teile.
- Jeder Teil hat seinen spezifischen Zeitpunkt der Entwicklung bis zuletzt, wenn sich die einzelnen Teile entwickelt haben, sich das Gesamte formt.

Beim strukturierten Lebensrückblickinterview soll sich der Interviewer an der Abfolge der Fragen, die zielgerichtet aufeinander folgen, orientieren. Wenn möglich, sollen die Interviews aufgenommen und schriftlich dokumentiert werden. Somit ergibt sich das Arbeitsmaterial für die spätere Bearbeitung kritischer Lebensphasen der Patienten. Für die therapeutische Arbeit sind die Basisfähigkeiten therapeutischen Arbeitens gefragt. Diese sind:

- Vertrauenswürdigkeit,
- Schaffen einer gute Atmosphäre,
- Verantwortungsbewusstsein,
- Fähigkeit zu ermutigen,
- akzeptierendes Zuhören,
- fürsorgliche Haltung und
- empathisches Verhalten.

Die Realisierung dieser Basisfertigkeiten ist deshalb von besonderer Bedeutung, weil die über 70-jährigen Menschen, mit denen die Interviews durchgeführt werden, die Sicherheit haben sollten, dass sie in der Phase des Abschließens mit dem Leben gut getragen werden. Denn bei der Betrachtung der ganzen Lebensgeschichte werden mannigfache Gefühlsreaktionen evoziert.

Die Reihenfolge der Fragen gibt dem Patienten durch die logische, zeitliche Aufeinanderfolge eine klare innere Struktur. Die Patienten werden selbst angeregt, sich dieser transparenten, inneren Struktur zu fügen. Die logische Abfolge unterstützt weiterhin das Erleben von Sinnhaftigkeit und ein Bewusstsein für die inneren Entwicklungsprozesse in den einzelnen Lebensphasen. Dies gilt auch für die individuellen Fähigkeiten, die zur jeweiligen Phase vorhanden waren. Rückfälle in alte Verhaltensmuster (insbesondere dem Hadern mit der Vergangenheit) sollen so beendet werden. Stattdessen ist jetzt das Ziel, sich durch die gesamte Schau auf das gelebte Leben zu stabilisieren.

Im rein therapeutischen Kontext, in dem Lebensrückblickinterviews durchgeführt werden, ist es erforderlich, dem abschließenden Teil der Arbeit viel Zeit zu geben. In der Zusammenschau soll der Zugang zum *Lebenssinn* und zur *Persönlichkeit* sowie zu den *Problemen* sowie *Stärken* des Patienten erfolgen. Black (2011) sowie Haight und Haight (2007) empfehlen deshalb eine *individuelle* Durchführung des Lebensrückblickinterviews. Nur so können maximale Effekte bezüglich der Ziele erreicht werden, nämlich die Unterstützung der Erinnerungsarbeit im Sinne des gesamten Wiederfindens der eigenen Persönlichkeit mittels entsprechender Aufzeichnungen zu den einzelnen Lebensstadien. Tiefste, intime Gedanken und Gefühle können offen ausgedrückt werden. Dies gewährleistet, dass dem Einzelnen die Erreichung der therapeutischen Ziele ermöglicht wird, wie

- Optimismus,
- Selbstakzeptanz,
- neue Energie,
- Verarbeitung der kritischen Ereignisse und
- Zielfindung im Lebenslauf für einzelne Ereignisse.

Betrachtet man die Grundelemente der Interviews und die Orientierung an den entwicklungspsychologischen Phasen, so zeigt sich, dass die Struktur unbedingt eingehalten werden sollte. Das Berichten von Anekdoten kann zwischendurch zwar die Stimmung aufhellen, verwischt jedoch die Linie für die wesentlichen Entwicklungsstadien und eine klare Lebensrückblickstruktur für die Patienten. Folgende vier Charakteristika des Lebensrückblickinterviews werden von Black (2011) sowie von Haight und Haight (2007) genannt:

**Wichtige Charakteristika von Lebensrückblickinterviews nach Black (2011) sowie Haight und Haight (2007):**

- *Struktur:* Es sollen *alle* Lebensstadien mit dem *Life-Review-Questionnaire* erfragt werden.
- *Dauer:* Eine Spanne von *sechs bis acht Sitzungen* in einem Zeitraum von *acht Wochen* hat sich als sinnvoll erwiesen.
- *Individualität:* Es ist sinnvoll, das Interview in *Einzeltherapie* durchzuführen.
- *Evaluation:* Bei der Evaluation soll für den gezielten Prozess der Förderung von Introspektion sowie für die Analyse der Inhalte des Lebensrückblickinterviews ausreichend Zeit gegeben werden, die einzelnen Ereignisse zu gewichten und zu bewerten. Um das Gesamtgeschehen zu einem guten Abschluss zu führen, ist genügend Zeit notwendig.

Ein Beispiel für die Durchführung eines Lebensrückblickinterviews findet sich in Kapitel 5 (vgl. S. 199 ff.).

### 4.2.4 Die narrative Expositionstherapie von Donald Meichenbaum

Meichenbaum (1999) beschreibt als Erster die Behandlung von posttraumatischen Belastungsstörungen im Rahmen eines konstruktiv-narrativen Ansatzes. Er betont, wie sehr Individuen durch ihre Erzählungen und Geschichten leben und wie in diesen Geschichten die persönliche Bedeutung des Traumas für das Individuum auffindbar ist. Meichenbaum betont, in diesen Geschichten sei nicht die Erzählung per se relevant, sondern vielmehr die Art und Weise, wie Personen erlebte Ereignisse bewerten und interpretieren. Meichenbaum (1999) hat den Unterschied zwischen Personen beforscht, die ihre Traumata überwunden haben (immerhin drei Viertel der Menschen, die Traumata erleben) und jenen, die unter den Traumafolgen leiden. Er konnte herausfinden, dass Personen, die traumatische Erfahrungen nicht verarbeiten können, folgende Charakteristika aufweisen (Meichenbaum, 1999):

**Kennzeichen von Personen, die traumatische Erfahrung nicht verarbeiten können (Meichenbaum, 1999, S. 188):**

- Sie berichten intrusive Gedanken und sind dabei nicht in der Lage, ihre Traumata in sich zu integrieren.
- Sie suchen fortwährend nach einer Erklärung und versagen dabei, eine befriedigende Lösung zu finden (z. B. versuchen sie, die Frage nach dem *„warum"* zu beantworten, für die es keine akzeptable Antwort gibt).
- Sie beschäftigen sich mit *„rückwärtsgewandten"* Aktivitäten oder mit dem, was als unrealistisches *(contrafactual)* Denken bezeichnet wird („Was wäre wenn"- oder „Wenn ich doch"-Denken).
- Sie ziehen ständige Vergleiche zwischen dem Leben, wie es ist, und dem, wie es hätte sein können oder wie es war.
- Sie sehen sich selbst als schuldig.
- Sie sehen sich selbst aber auch als „Opfer" und in „ständiger Gefahr" mit nur geringer Erwartung oder Hoffnung, dass sich dieser Zustand verändern oder bessern wird.
- Personen, die traumatische Ereignisse erlebt haben, bleiben oft in einer rein erzählenden Darstellung verhaftet.

Meichenbaum (1999) hat dabei beobachtet, dass im Erzählstil traumatisierter Personen, denen es nicht gelingt, sich vom Trauma selbstständig zu lösen, häufig metaphorische Beschreibungen vorhanden sind, wie z. B.:

- „Ich bin ein Gefangener der Vergangenheit."
- „Ich bin schmutzig."
- „Ich bin immer auf der Hut."
- „Ich verstecke meine Gefühle."

Somit wird im konstruktiv-narrativen Ansatz betont, dass es wichtig ist, zu beachten, *welche Sprache* und *Metaphern* in den Berichten von traumatisierten Patienten verwendet werden. Er regt Patienten an und unterstützt sie in der der Therapie darin, eine *neue Geschichte* zu konstruieren. Im Kapitel 4.2.5 zur Weiterentwicklung der narrativen Expositionstherapie wird das Vorgehen konkret beschrieben.

### 4.2.5 Die narrative Expositionstherapie von Maggie Schauer und Kollegen

Die von der Autorengruppe Schauer et al. (2006) präsentierte *narrative Expositionstherapie (NET)* richtet sich speziell an langzeittraumatisierte Opfer. Die NET ist eine standardisierte Kurzzeitintervention und kombiniert verhaltenstherapeutische Prinzipen und die *Integrative Testimonial Therapy* sowie die Basiselemente der Gesprächsführung, empathisches Verbalisieren und zusätzliche Achtsamkeitsübungen. Die NET ist bei multiplen Traumata einsetzbar, kulturübergreifend sowie wissenschaftlich fundiert. Die *Integrative Testimonial Therapy*, die von van Dijk, Schoutrop und Spinhoven (2003) entwickelt wurde, erlaubt eine detaillierte, chronologische und strukturierte Narration der Biografie. Es wird eine Gesamtschau des Lebens mit dem Ziel erstellt, Lebensmuster und Zusammenhänge zu erkennen.

Schauer et al. (2006) untersuchten traumatisierte Asylbewerber und deren Furchtnetzwerk im Gehirn und berichteten – ähnlich wie Pennebaker – Veränderungen der spontanen Rhythmen der Hirnaktivität. Durch die Behandlung kam es zu einer Normalisierung der Hirnaktivität.

Der Begriff des *Narrativs* wird von Fiedler (2002) folgendermaßen definiert: „Episodische Erinnerungen aus dem autobiografischen (oder eben episodischen) Gedächtnis erschließen uns die Möglichkeit, über die Abschnitte unseres Lebens ‚Geschichten‘ zu erzählen“ (S. 26). Die Erzählepisoden werden als *Narrative* bezeichnet.

Sinn und Ziel der narrativen Expositionstherapie ist somit die fehlende Verortung (Raum) und Vergeschichtlichung (Zeit) der traumatischen Erfahrungen zu erreichen. Die traumatisierte Person soll sich mit Unterstützung des Therapeuten emotional-imaginativ und unter Umständen auch in der Körperhaltung in die traumatische Situation zurückversetzen und das Geschehene berichten. Es gelingt ihr, eine Distanz und Verarbeitung des Erlebten zu erreichen, indem sie das Erlebte autobiografisch einordnen kann. Es gelingt die Habituation und Integration in den Gesamtlebenslauf.

**Beachte:**

Dieses Ziel, das Erlebte in den Gesamtlebenslauf integrieren zu können, findet sich in allen Lebensrückblickinterventionen!

Die im Rahmen der NET erfolgende Narration besitzt heilsame Wirkung. So führt das Erzählen „von Angesicht zu Angesicht“ zu einer Exposition und Aufarbeitung emotionaler Art. Die Narrationen sind bilderreich, anschaulich, gefühlsmäßig packend und sie beziehen sich auf „Überlebtes“.

**Ablauf der narrativen Expositionstherapie (NET; vgl. Schauer et al., 2006):**

*1. Schritt: 1 bis 2 psychoedukative Therapieeinheiten:*
- Erklärung des Störungsbilds und der Symptome.
- Vermittlung des therapeutischen Ansatzes.

*2. Schritt: Erstellung der Lifeline:*
- Die eigene Lebenslinie wird mit einem Seil nachgelegt. Steine symbolisieren negative, Blumen positive Erlebnisse.
- Das Ende des Seils sollen Blumen sein, welche Wünsche und Ziele symbolisieren.
- Ziel der Lifeline: Ordnen und chronologisieren der Lebensereignisse.

*3. Schritt: Konsistente Narration entlang der Lifeline:*
- „Wanderung“ durch die „Hotspots“ (kritische Lebensereignisse) im Zeitlupentempo.
- Verbalisieren der Emotionen, Gedanken und physiologischen Reaktionen.
- Therapeut unterstützt das imaginative Erleben und emotionale Durcharbeiten der Erlebnisse.
- Fortwährende Kontrastierung zwischen *„damals und heute“*.
- Realität wird immer wieder verstärkt und Dissoziationen/Flashbacks werden verhindert.
- Nach dem Durchwandern eines Hotspots: Erarbeitung eines Endpunktes und Weiterführung der Narration mit einigen Sätzen über das *zeitliche Ende* des Ereignisses.
- Niemals Beendigung einer Narration mitten in einer traumatischen Szene.
- Assoziierten Problemen, wie dem Umgang mit Schuld und Scham, ist im Nachhinein Raum zu geben.
- In der letzten Sitzung: Unterschreiben der Narration durch Patient, Therapeut und eventuell Beisitzer.

Das Prozedere der narrativen Expositionstherapie beinhaltet also, dass Patienten mit Unterstützung des Therapeuten eine in sich geschlossene, chronologische Reihenfolge von Lebensereignissen erstellen. Sie wird schriftlich festgehalten und in jeder neuen Sitzung in eine *chronologisch klare Struktur des Gesamtlebenslaufs* gebracht. Schauer et al. (2006) schreiben: „Patienten kommen zu einer Gesamtschau des eigenen Lebens, zu einem organischen Erkennen von Lebensmustern und Zusammenhängen, zu einer Würdigung der personalen Identität und der Biographie“ (S. 102). Zum Abschluss der Behandlung wird dieser Bericht zur Biografie, z. B. bei der Behandlung von Asylbewerbern oder Folteropfern, von allen „Zeugen“ (Therapeut, Dolmetscher, eventuell Beisitzer) unterzeichnet. Das emotionale Erleben, das mit diesem Ritual verbunden ist, unterstützt die Fähigkeit, mit den traumatischen Erfahrungen abschließen zu können.

**Therapeutische Wirkung der NET:**

- Therapeutisch wirksam sind die aktive, *chronologische Rekonstruktion* des autobiografischen Gedächtnisses und das Auftreten von Habituationseffekten durch die wiederholte Exposition mit den „Hot Spots".
- Die *kognitive Neubewertung* von Verhaltensmustern und Lebensereignissen haben Auswirkungen auf das gesamte Leben.
- *Eigene Würde und Befriedigung* des Wunsches nach Anerkennung werden wiedererlangt.

Bei der NET wird deutlich, wie tiefgreifend die *Narration* und das *Durchgehen* durch den gesamten Lebenslauf zur sinnhaften Einbettung des Erlebten in die gesamte Lebenszeit beitragen.

### 4.2.6 Die Behandlung traumatischer Kriegs- und Nachkriegsbelastungen mit dem Ansatz von Christine Knaevelsrud und Philipp Kuwert

Kuwert und Knaevelsrud (2010) bieten eine internetgestützte Schreibtherapie nach traumatischen Belastungen an. Sie integrieren Elemente der traumafokussierten, kognitiven Verhaltenstherapie mit der Lebensrückblicktherapie. Diese auch „Integrative-Testimonial-Therapy (ITT)" genannte Technik (vgl. hierzu auch Kapitel 4.2.5) wird in folgenden Schritten durchgeführt:

**Internetgestützte Schreibtherapie nach Kuwert und Knaevelsrud (2010):**

- Nach der Auswahl der Patienten für die Maßnahme werden sie dazu angeregt, in einer *ersten Phase, der gemäßigten Exposition*, die traumatischen Erfahrungen chronologisch in die Lebensgeschichte einzubetten und diese Erlebnisse in zwei Geschichten zu beschreiben (Ressourcenorientierte, biografische Rekonstruktion der Lebensgeschichte als Grundlage der Behandlung).
- Danach werden die Patienten in der *zweiten Phase, der Integration und kognitiven Neubewertung*, gebeten, einen Brief aus der heutigen Perspektive an ihr *inneres Kind* zu schreiben, um eine kognitive Neubewertung der biografischen Erfahrung zu ermöglichen und sich in die Lage zu versetzen, die Belastung des Kindes zu erkennen und diesem Kind aus der damaligen Zeit mit Verständnis zu begegnen. Dadurch wird eine Heilung des Schmerzes ermöglicht (Evtl. Konfrontation mit den Ereignissen, die am stärksten belastend waren, um diese in die biografische Rekonstruktion zu integrieren. Dies wäre ein eigenes Behandlungsmodul).

- In einer sogenannten *dritten Phase, der biografischen Rekonstruktion*, wird versucht, eine ressourcenorientierte Rekonstruktion der Arbeit und der Lebensgeschichte mit sieben zu schreibenden Texten zu ermöglichen (Abschließende, kognitive Neubewertung der im narrativen Abschnitt berichteten Probleme, die die Bearbeitung der biografisch-problematischen Ereignisse ermöglicht).

Tabelle 6 fasst die drei Phasen zusammen.

**Tabelle 6:** Die Phasen der internetgestützten Schreibtherapie im Überblick

| **Erste Komponente: Biografiearbeit** | **Zweite Komponente: Selbstkonfrontation** | **Dritte Komponente: Kognitive Umstrukturierung und Abschied** |
|---|---|---|
| – Erinnerung an das Leben bis zum jetzigen Zeitpunkt.<br>– Niederschreiben von einzeln umschriebenen Lebensphasen mithilfe von Erinnerungsstützen in sieben Schreibsitzungen. | – Schreiben von zwei Texten, welche das traumatische Ereignis in den Fokus rücken.<br>– Detaillierte Darlegung bewirkt Konfrontation und dadurch therapeutische Wirkung. | – Schreiben von zwei Texten, welche die Erfahrungen und Erkenntnisse aus der jetzigen Sicht erläutern.<br>– Abschließen mit der Vergangenheit durch Schreiben eines Briefes.<br>– Vergangenheit beeinflusst dadurch, dass sie einen eigenen Platz erhält, weniger die Gegenwart. |

Zum Vorgehen in der Schreibtherapie geben Kuwert und Knaevelsrud (2010) folgende Hinweise:

- Jeder Klient hat seinen eigenen Therapeuten.
- Jedem (zweiten) Text soll eine Rückmeldung an die Patienten und eine erneute Schreibanleitung nachfolgen.
- Diese Rückmeldung zum gesendeten Text soll binnen eines Tages erfolgen.
- Das Tempo und die Intensität des Schreibens sollen allein seitens des Patienten bestimmt werden.
- Der Patient soll durch Ermutigungen kontinuierlich Motivierung erfahren.
- Seitens des Therapeuten soll Vertrauen entwickelt (Verlässlichkeit), Erlebtes und Überleben anerkannt und Hoffnung induziert werden.
- Der Therapeut soll sich dem Sprachgebrauch des Patienten anschließen.

Das Besondere an diesem Ansatz ist das internetbasierte Vorgehen und die Einbettung von biografischen Erfahrungen in den Lebensrückblick. Der Ansatz von Kuwert und Knaevelsrud kann zwischen die Verfahren zur Verarbeitung von Traumata von Maercker (2002) und der narrativen Expositionstherapie von Schauer et al. (2006) eingeordnet werden. Aktuelle Ergebnisse zum Vorgehen finden sich auch unter www.lebenstagebuch.de.

### 4.2.7 Die Arbeiten zu Lebensrückblickverfahren von Andreas Maercker und Kollegen

Im deutschen Sprachraum sind im Hinblick auf Lebensrückblickinterventionen vor allem die Arbeiten von Maercker und Zöllner (2002) sowie Maercker und Forstmeier (2013) hervorzuheben. Es ist ihr Verdienst, die Arbeiten von Coleman (1986), Haight und Webster (1995) sowie Haight und Haight (2007) in den deutschen Raum eingeführt und untersucht zu haben. Als Ziel der Lebensrückblickinterventionen benennen Maercker und Zöllner (2002), den Patienten ein erweitertes Verständnis des *jetzigen Selbst* und eine *veränderte Bedeutungsstruktur* für früher eventuell auch problematische Lebensabschnitte zu vermitteln. Dies geschieht durch:

1. die therapeutisch angeleitete Vergegenwärtigung *positiver* und *negativer* Erinnerungen,
2. die Bewertung früherer Lebensabschnitte, Fertigkeiten und Errungenschaften,
3. das Aktivieren der Erinnerungsprozesse und somit Erleichterung des Abschließens mit Vergangenem,
4. eine Neubewertung der aufeinander folgenden Abschnitte des Lebenslaufs.

Maercker und Zöllner (2002, S. 215) berufen sich auf folgende Forschungsergebnisse:

- *Lebensbilanzannahme:* Traumatische Erlebnisse überschatten positive Erinnerungen und verhindern so eine ausgeglichene und differenzierte Lebensbilanz.
- *Traumagedächtnisannahme:* Erinnerungen an traumatische Erlebnisse sind im Gedächtnis nicht semantisch elaboriert (bedeutungsstrukturiert), sondern fragmentiert (stückartig) und instabil (leicht ablenkbar) repräsentiert.
- *Sinnfindungsannahme:* Bei älteren Menschen gibt es eine altersbezogene Reifung von Bewältigungskompetenzen (intensive Fähigkeit zur Sinnfindung und Sinngebung).

Diese Forschungsresultate legen nahe, dass durch die gezielte Bearbeitung der Lebensgeschichte in strukturierter Form eine Auflösung der die Lebensqualität blockierenden Traumasymptome geschieht. Der konkrete Durchführungsmodus sieht wie folgt aus:

**Vorgehen bei der Auflösung von Traumasymptomen (Maercker & Zöllner, 2002, S. 220):**

1. Durchführung des Einführungsgesprächs.
2. Durchführung eines diagnostischen Interviews.
3. Besprechung körperlicher und anderer psychischer Symptome und der Lebenssituation.
4. Diskussion des Vorgehens (therapeutisches Rationale) und der Ziele.

Bearbeitung der Lebensgeschichte nach:

5. Kindheit bis Schulzeit.
6. Kindheit bis Schulende.
7. Jugend.
8. Erwachsenenalter: Partnerschaft/Familie.
9. Erwachsenenalter: Arbeitsleben.
10. Rentenalter.

→ *X. Trauma (Die Therapiesitzung mit der Traumaschilderung wird vor die Lebensphase eingeordnet, in der sich das Trauma ereignet hat.)*

11. Durchführung von Integration und Bewertung.
12. Nutzung von ca. 15 weiteren Therapieelementen: z.B. kognitive Umstrukturierung bestimmter Einstellungen, Kommunikationstraining für das Erzählen der Lebensgeschichte.

Abschlusssitzung mit Abschlussdiagnostik, Besprechung der Therapieziele und deren Erreichung.

Informationen zur Evaluation des Vorgehens, auch im Vergleich zu alternativen Formen biografischen Arbeitens, finden sich bei Maercker und Forstmeier (2013).

### 4.2.8 Lebensrückblickinterventionen im verhaltensmedizinischen Setting nach Bruce Rybarczyk und Stephen Auerbach

Rybarczyk und Auerbach (1990) wenden die Lebensrückblickinterventionen bei Patienten zur Stressbewältigung an, die vor operativen Eingriffen stehen. Die Autoren erstellten dazu zwei Interviews. Die deutschen Versionen sind in Rybarczyk et al. (2013) abgedruckt:

- Das Lebensrückblickinterview (vgl. Anhang S. 237 ff.) und
- das Lebensherausforderungsinterview (vgl. Anhang S. 241 ff.).

Bei der Durchführung eines Interviews sollte der Therapeut nach Rybarczyk et al. (2013) neun Prozessziele verfolgen, die im folgenden Kasten dargestellt sind.

**Neun Prozessziele nach Rybarczyk et al. (2013, S. 70 ff.):**

1. *„Achte darauf, dass Führung und Spontaneität sich die Waage halten“:* Es soll nicht nur Frage an Frage aneinander gereiht werden, sondern der Erzählende soll auch dazu ermutigt und motiviert werden, aktiv an einer Diskussion teilzunehmen, wodurch interessantere Ausführungen zu erwarten sind.
2. *„Behaupte nicht, sondern zeige“:* Der Erzählende soll nicht nur lediglich Fakten berichten, sondern detailliert seine Gefühle beschreiben – dazu zählen optische, akustische und olfaktorische Eindrücke.
3. *„Hebe das Positive hervor“:* Zwar soll der Interviewer negative Erfahrungen nicht bagatellisieren und übergehen, er soll aber immer darum bemüht sein, mithilfe von Humor der Geschichte des Patienten einen insgesamt positiven Charakter zu geben, sodass auch der Patient sie als positiv bewerten und hiervon profitieren kann.
4. *„Mache das Erzählte persönlich“:* Das Interview soll stets einen gefühlsorientierten und persönlichen, nicht hingegen einen intellektualisierenden Charakter besitzen.
5. *„Folge dem Geschehen chronologisch“:* Insbesondere soll der Interviewer darauf achten, dass die Erzählung immer einen Abschluss findet, bevor die Gegenwart erreicht wird, da die Gegenwart beeinträchtigt sein kann und die Gefahr besteht, dass die positiven Aspekte des Erzählens sonst keinen Bestand haben.
6. *„Verschaffe dir einen Überblick“:* Der Interviewer sollte darauf bedacht sein, möglichst ganzheitlich die verschiedensten Erlebnisse und Ereignisse des Patienten zum Thema zu machen, allerdings dabei auch immer ein Gleichgewicht zwischen Breite und Detailliertheit bedenken.
7. *„Halte das Erzählte lebendig“:* Wenn Patienten eine Geschichte schon oft erzählt haben, besteht die Gefahr, dass diese als „Archivgeschichte“ wenig interessant und ohne innere Motivation neu erzählt wird. Hier kann durch Erfragen von neuen Details – etwa Farben, Geruch, Geschmack, etc. – ein neuer Blickwinkel erzielt werden.
8. *„Ermutige zur Selbstreflexion“:* Der Interviewer soll durch nonverbales Verhalten wie Lächeln oder Nicken den Erzählenden dazu anregen, intensiv über vergangene Ereignisse nachzudenken und dies mithilfe einer positiven Verstärkung.
9. *„Sei vorbereitet“:* Für den Fall, dass der Erzählende ins Stocken gerät, sollte der Interviewer Fragen parat haben, die wahrscheinlich positives, emotionales Erleben auslöst – etwa erster Freund/Freundin oder erstes eigenes Auto – sodass das Interview nicht an Schwung verliert und zu langweilen beginnt.

Zudem sollten bei der Durchführung des Interviews die im folgenden Kasten dargestellten Aspekte beachtet werden:

**Wichtige Aspekte, die bei der Durchführung des Interviews beachtet werden sollten (Rybarczyk et al., 2013, S. 73 ff.)**

- Die *Länge* des Interviews sollte *zwischen 45 und 90 Minuten* betragen (ist es kürzer, so kann sich der Erzählende womöglich nicht voll auf die Geschichte einlassen; ist es länger, kann die Erzählung womöglich ermüdend wirken).
- Das Lebensrückblickinterview soll in *drei Phasen* aufgeteilt werden: Die Anfangs-, die mittlere und die Endphase.

1. *Anfangsphase:* In der Anfangsphase soll einerseits durch die Herstellung einer therapeutischen Allianz in angenehmer Atmosphäre dafür gesorgt werden, dass der Erzählende sich in dieser Rolle wohlfühlt, da das Erzählen über ein ganzes Leben ein gewisses Maß an Selbstfokus und Introspektion benötigt. Dem Erzählenden soll von Anfang an klar gemacht werden, dass es nicht nur um eine bloße Aneinanderreihung von Fakten mittels abgeschlossener Fragen, sondern um ein lebendiges Gespräch gehen soll.
   Weiterhin soll in der Anfangsphase das Ziel des gesamten Interviews deutlich gemacht werden, nämlich dass das Reden positive Glücksgefühle und Entspannung evozieren soll.
2. *Mittlere Phase:* Die mittlere Phase kennzeichnet sich durch das Stellen von Fragen und die Förderung einer anregenden Kommunikation. Offene Fragen sind tendenziell zu bevorzugen, da Sie den Patienten zur Erinnerung und zum Weitererzählen animieren. Geschlossene Fragen sind dann heranzuziehen, wenn es darum geht, abzugleichen, ob sich Interviewer und Erzählender am gleichen Teil der Geschichte befinden. Durch verbale und non-verbale Rückmeldung soll dem Erzählenden gezeigt werden, dass seine Geschichte fesseln kann.
3. *Die Endphase:* Neigt sich das Interview dem Ende, soll dies dem Erzählenden mitgeteilt werden, sodass dieser die Möglichkeit hat, womöglich noch ein weiteres, aus seiner Sicht wichtiges Thema anzuschneiden. Abgeschlossen werden soll seitens des Interviewers mit einer Zusammenfassung, wie er das Interview erlebt hat. Er soll hierbei erneut positiv rückmelden. Respekt und Verständnis für den Erzählenden soll gezeigt werden, sodass dieser das Interview mit einem guten und positiven Gefühl verlassen kann.

Bei der inhaltlichen Betrachtung der Interviews fällt auf, dass sie große Ähnlichkeiten mit den Interviewleitfäden zur Lebensgeschichte von Haight und Haight (2007) und den Checklisten von Berne (1983) haben. Zudem richten sich die Fragen wohl eher an Patienten aus der Mittel- und Oberschicht mit einem sogenannten klassisch-konservativem Lebenshintergrund (dies gilt auch für Haight und Haight). Für andere Patienten eignet sich dann besser die Checkliste von Berne (vgl. Berne, 1983, S. 483–494; Rabaioli-Fischer, 2006, S. 185 ff.; vgl. auch Anhang, S. 248 ff.).

### 4.2.9 Die emotionale Bestandsaufnahme von Arnold Lazarus

Lazarus (1993) hat als Erster im Rahmen der kognitiven Verhaltenstherapie imaginative Verfahren ausführlich vorstellt. Er beschreibt darin die *emotionale Bestandsaufnahme.* Er geht dabei davon aus, „dass eine gelegentliche Bestandsaufnahme der Lebenssituation emotionale Dividenden auszahlt" (S. 129). Es geht darum im Rahmen der *emotionalen Bestandsaufnahme* die gegenwärtige Situation und vorhandene Kräfte, die aufgrund der Sozialisations- und bisherigen Lebenserfahrungen geformt wurden, und die auch die derzeitige Lebenssituation beeinflussen, zu analysieren. Patienten wird so bewusst, wie sie sich *durch die Vergangenheit* geformt *zukünftigen Ereignissen* stellen können und *welche vorhandenen Kräfte* ihnen dabei helfen können, *zukünftige, schwierige Ereignissen* zu bewältigen.

Die Kombination aus Lebensrückblick und gleichzeitigem Blick auf zukünftige Veränderungen ist gut dafür geeignet, die Kräfte von Patienten zu stärken und die Selbstwirksamkeit zu erhöhen (bewusste *Ressourcenaktivierung*). Die emotionale Bestandsaufnahme kann daher gut für ressourcenorientiertes Arbeiten genutzt werden. Lazarus beschreibt das Vorgehen folgendermaßen:

**Emotionale Bestandsaufnahme nach Lazarus (1993, S. 131):**

1. „Machen Sie eine Bestandsaufnahme Ihrer derzeitigen Umgebung. Welches sind an Ihrer Arbeitsstelle und bei sich zu Hause die vorherrschenden Kräfte? Denken Sie an jeden einzelnen Ihrer Freunde und Verwandten. Welche Wechsel und Veränderungen könnten mit einer gewissen Wahrscheinlichkeit in deren derzeitigem Leben eintreten? Wie könnten diese wahrscheinlichen Veränderungen Sie treffen?
2. Stellen Sie sich vor, dass diese vorausempfundenen Veränderungen stattfinden. Nehmen wir z. B. an, dass Sie sehr eng mit einem Familienmitglied oder Freund verbunden sind, der sich vielleicht entschließt, in eine andere, entfernte Stadt zu ziehen. Sie werden den engen Kontakt nicht mehr länger aufrechterhalten können. Sie können sich wohl vorstellen, dass dieser Menschen Ihnen fehlen wird, gleichzeitig sehen Sie sich jedoch neue Beziehungen eingehen und lohnende Interaktionen mit jemand anderem erleben.
3. Denken Sie einzeln über jede enge und inhaltsvolle Beziehung nach. Überlegen Sie, wie sich die derzeitige Situation in der nächsten unmittelbaren Zukunft oder vielleicht erst in fünf bis sechs Jahren verändern könnte. Stellen Sie sich dann vor, wie Sie diese Veränderungen bewältigen. Es ist wichtig, dass Sie sich auf ein inneres Bild von sich selbst einschießen, in dem Sie trotz bestimmter Verluste oder Veränderungen, die Sie am liebsten vermeiden würden, ausreichend glücklich und angepasst sind.

4. Konzentrieren Sie sich auf die wahrscheinlichen Veränderungen, die innerhalb der nächsten fünf Jahre im Zusammenhang mit Ihrer eigenen Person eintreten können. Sehen Sie sich das Unvermeidliche ruhig akzeptieren. Wenn Sie z. B. Ihre Haare verlieren, dann könnten Sie sich vorstellen, wie Sie in fünf Jahren noch sehr wenig oder fast gar keine Haare mehr haben werden. Sehen Sie sich vor Ihrem geistigen Auge „na und!" sagen und das Gesagte auch wirklich empfinden, oder stellen Sie sich vor, dass Sie, weil Sie das weniger aus der Fassung bringt, eine Perücke tragen."

**Beachte:**

Die emotionale Bestandsaufnahme von Lazarus kann auch im Nachgang (z. B. zur Darstellung der lebensgeschichtlichen Entwicklung in Kurvenform) durchgeführt werden. Dies ermöglicht insbesondere Patienten mit einer Vielzahl schwieriger, belastender und vielleicht auch traumatisierender Erfahrungen im Gesamtlebenslauf, einen neuen Blick auf ihre Kräfte und somit auch einen optimistischen Blick auf die *Zukunft* zu erlangen.

### 4.2.10 Lebensrückblickinterventionen unter Verwendung der entwicklungspsychologischen Lebensphasen

*Der Grundentwurf, der ich bin, entscheidet absolut über die Bedeutung, die für mich und für die Anderen die Vergangenheit haben kann, die ich zu sein habe. Ich allein kann nämlich in jedem Augenblick über die Tragweite der Vergangenheit entscheiden: nicht, indem ich in jedem Falle die Wichtigkeit dieses oder jenes früheren Ereignisses erörtere, erwäge, beurteile, sondern indem ich mich auf meine Ziele hin entwerfe, nehme ich die Vergangenheit mit mir und entscheide durch das Handeln über ihre Bedeutung.*

Jean-Paul Sartre

Gottschall (2014) beschreibt in seinem Buch „Der Erzählinstinkt" das menschliche Grundbedürfnis, *zu erzählen*. Der Mensch ist als Individuum ein „homo narratus". Er legt dar, wie erzählerisches Handeln uns in jedem Sinn beeinflusst, auch sogar in der Veränderung neuro-physiologischer Strukturen sowie im Verhalten, unseren Wertvorstellungen, unserem Selbstbild und unserem Dasein im sozialen Geschehen. Diesem Grundbedürfnis wird in den Lebensrückblickverfahren und dem biografischen Arbeiten in der Psychotherapie Raum gegeben.

Und zwar mit dem Ziel der Entdeckung der Individualität, der gewordenen Persönlichkeit und deren Weiterentwicklung, sowie der psychischen Stabilisierung – trotz oder mit auch den schwierigen, belastenden Anteilen in der Biografie.

Wenn wir Lebensrückblicke in der Arbeit mit Patienten einführen wollen, können wir als zusätzliche Leitfäden sowohl die Bedürfnispyramide von Maslow (1943), als auch die Entwicklungsschritte pro Dezennien (Rabaioli-Fischer, 2008) verwenden. Patienten können entweder selbst – nach der inhaltlichen Darstellung der jeweiligen Entwicklungsschritte – Geschichten zu den einzelnen Phasen schreiben, oder wir befragen sie in der Psychotherapie dezidiert dazu, falls sie die Kulturtechniken schlecht beherrschen. Aufgabe für den Therapeuten ist es also, je nach Patient und dessen Störungsbild, die Abschnitte und deren Entwicklungsschritte in direkte Frageform zu bringen. Ziel ist es, dass es dem Patienten gelingt, dadurch einen Sinn für den Ablauf seines Lebens zu finden. Dabei sollten auch die folgenden Aspekte hervorgehoben werden:

- positive Erfahrungen,
- Stärken der Person,
- Bewusstheit für fortschreitende Entwicklung und
- Abschließen oder Abschied nehmen von unerfüllten Wünschen.

Zur Unterstützung der langfristigen therapeutischen Wirksamkeit dieser Interventionen hat es sich als hilfreich erwiesen, den Patienten die tabellarischen Darstellungen mit nach Hause zu geben.

### *Darstellung mittels der Maslow'schen Bedürfnispyramide*

Die Lebensthemen und Fragestellungen, die sich in den verschiedenen Entwicklungsphasen stellen, können anhand der von Maslow (1943) beschriebenen menschlichen Bedürfnisse und Motivationen bearbeitet werden (vgl. Abbildung 8). Die Arbeit mit der auch vielen Laien bekannten Maslow'schen Bedürfnispyramide eignet sich insbesondere für die Arbeit mit älteren Patienten. Patienten können anhand der Pyramide die für sie relevanten Ereignisse, die mit der Befriedigung bestimmter Bedürfnisse in den verschiedenen Lebensphasen zusammenhängen, notieren.

### *Lebensabschnitte pro Dezennien*

Alternativ zu den an der Bedürfnispyramide von Maslow orientierten Bearbeitung der Lebensthemen und Fragestellungen, können diese auch nach Lebensjahrzenten (Dezennium) besprochen und veranschaulicht werden. Tabelle 7 veranschaulicht Lebensthemen, die in den einzelnen Dezennien in den Vordergrund treten und durch die sich spezielle Themenbereiche ergeben, die in der Psychotherapie besprochen werden sollten (Rabaioli-Fischer, 2008).

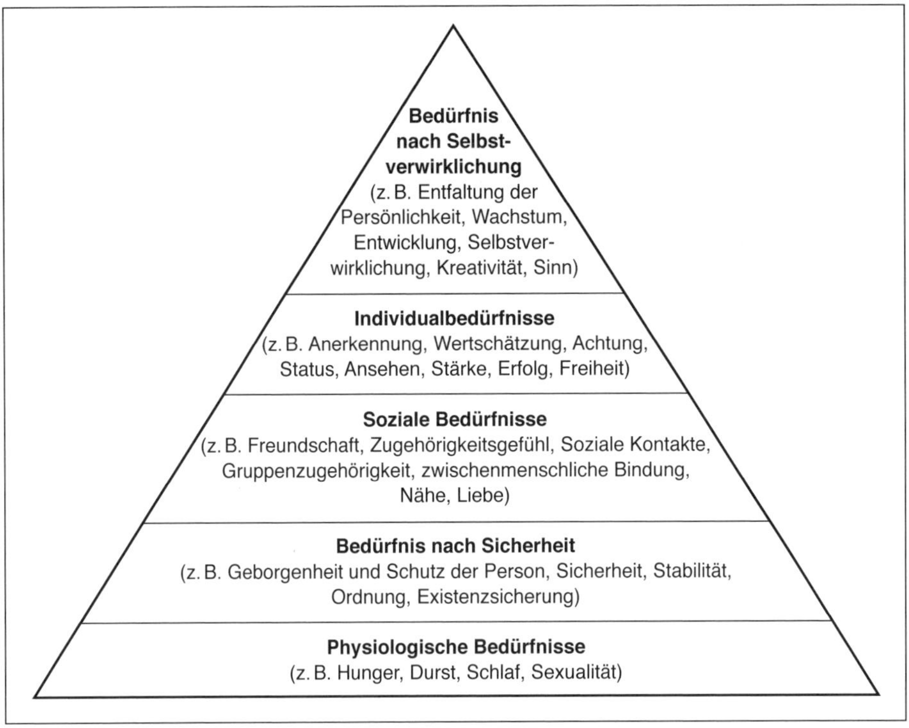


**Abbildung 8:** Bedürfnispyramide von Maslow

**Tabelle 7:** Lebensthemen, die in verschiedenen Lebensjahrzehnten von Bedeutung sind

| Dezennium | Lebensthemen und Fragestellungen | Themenbereiche |
|---|---|---|
| 20 | – Bildung der Geschlechtsidentität<br>– Auszug aus dem Elternhaus<br>– Berufsausbildung/Studium<br>– Aufbau wichtiger Sozialkontakte | – erste längere Partnerschaften<br>– Selbstständigkeit beim Wohnen und Arbeiten<br>– stabiler Freundeskreis |
| 30 | – Berufliche Eingliederung<br>– Heirat<br>– Familiengründung | – Beginn des Aufbaus einer Existenzsicherung<br>– Einschulung der Kinder<br>– Beruflicher Wiedereinstieg bei Frauen, die eine Kinderpause gemacht haben<br>– Entscheidung für alternative Lebensformen, schwul – lesbisch, Single |

**Tabelle 7:** Fortsetzung

| Dezennium | Lebensthemen und Fragestellungen | Themenbereiche |
|---|---|---|
| 40 | – Ausbau der Karriere<br>– Vertiefung der Berufsidentität<br>– Pubertät der Kinder<br>– Beginn der Ablösung von den Kindern<br>– Scheidung oder Vertiefung der familiären Bindungen | – finanzielle Sicherheit<br>– Rolle Mutter/Vater hinterfragen<br>– Rolle in der Partnerschaft festigen |
| 50 | – „Empty nest"<br>– Verlust der eigenen Eltern | – Kinder verlassen die Familie, gehen zur Ausbildung (was nicht nur mit negativen Aspekten verbunden ist)<br>– Menopause beginnt; zunehmende berufliche Belastung (teilweise wegen der Abnahme der körperlichen Leistungsfähigkeit)<br>– Eigene Eltern (Herkunftsfamilie) erkranken, Pflege der eigenen Eltern oder Verlust der Eltern |
| 60 | – Rente<br>– Finden von neuen Aufgaben | – Körperliche Einschränkungen, Erstdiagnose schwerer Erkrankungen, Zunahme chronischer Erkrankungen<br>– Für die über 60-Jährigen eröffnen sich (insbesondere nach dem zusätzlichen Ausscheiden aus dem Arbeitsprozess) neue Möglichkeiten von Beziehungen, das Erkunden neuer Interessen und der Aufbau einer anderen Lebensstruktur. |

**Tabelle 7:** Fortsetzung

| Dezennium | Lebensthemen und Fragestellungen | Themenbereiche |
|---|---|---|
| 70 | – Bilanzierung | – Tod naher Bezugspersonen, Einsamkeit, sozialer Rückzug, Veränderung des Wohnumfeldes, oder bewusst gewählte neue Wohnform mit der Möglichkeit von neuen Kontakten und erweitert gelebten Interessen und Hobbys.<br>– Für die 70-jährigen stehen die geschilderten Möglichkeiten oft nur bei guter Finanzlage zu Verfügung. Teilweise wird ein selbstbestimmtes Leben in bisheriger Lebensstruktur gesucht. Eventuell kognitive Einschränkungen |
| 80 | – Abhängigkeiten steigen an<br>– Gefühl, eine Last zu sein<br>– naher Tod | – Evtl. Konflikte in der Familie/mit jüngerer Generation<br>– Für die 80-Jährigen geht es zunehmend darum, im Rahmen der vorhandenen Beziehungen und Lebensmöglichkeiten bewusst weiterzuleben und gleichzeitig Krankheiten und näher rückende Lebensbegrenzung zu akzeptieren. |

Mit Tabelle 7 wird ersichtlich, dass jedes Lebensjahrzehnt seine speziellen Themen bereithält, welche entsprechend auch in der Psychotherapie eine Rolle spielen. Im Bereich von 60 bis 90 Jahren dominiert das Thema *Älterwerden*.

Für historisch interessierte Leser empfehlen sich die Arbeiten von Bühler (1933). Mit ihren Arbeiten hat sie die entwicklungspsychologische Basis der Betrachtung von Lebenspannen gelegt. Aufgegriffen wurden ihre Arbeiten später wieder von Baltes, der 1981 einen Forschungsbereich zur Lebensspannenentwicklungspsychologie am Max-Planck-Institut für Bildungsforschung gründete. Ein Alterungsprozess ist nach Baltes dann als gelungen anzusehen, wenn es einem Individuum gelingt, in entsprechenden (biologischen, psychologischen und sozialen) Systemen, in jeweiligen Lebensbereichen (Familie, Sport, Freizeit, Beruf) oder bei den anstehenden Entwicklungsaufgaben (Selbstverwirklichung, Autonomie, soziale Integration) Gewinne zu maximieren, Verluste zu minimieren und sein Leben *altersentsprechend* zu gestalten (Rabaioli-Fischer, 2008, S. 48).

### 4.2.11 Lebensrückblickinterventionen mithilfe von Lebenslaufkurven

Die Darstellung biografischer Entwicklungen mithilfe von Lebenslaufkurven wird in der Behandlung verschiedenster Störungsbilder als sinnvoll erachtet. Insbesondere bietet sich das Vorgehen bei problematischen Biografien an. Lebenslaufkurven machen Einbrüche im Lebenslauf sowie tragische Lebensereignisse unmittelbar deutlich. Daraus lassen sich dann die zu bearbeitenden Therapiethemen ableiten. Bei vielen Patienten wird die Verarbeitung emotionaler Turbulenzen allein schon durch die Erstellung der Lebenslaufkurve angestoßen. Dies u. a. auch, weil Vermeidungsverhalten geblockt wird. Die Entwicklung der Störung wird für die Patienten so verständlich und nachvollziehbar, was häufig zu einer ersten Entlastung führt. Zudem veranschaulicht die grafische Darstellung sofort die Tatsache, dass „trotz allem" eine Entwicklung bei der Person stattgefunden hat. Auch für ältere Personen, die oft Probleme mit der feinmotorischen Tätigkeit des Schreibens haben, eignet sich die Arbeit mit Lebenslaufkurven, da hier Eintragungen leicht vorgenommen werden können. Lebenslaufkurven können unter verschiedenen Aspekten gestaltet werden:

- In der Lebenslaufkurve wird chronologisch die Befindlichkeit/Stimmung zu den verschiedenen Alterszeitpunkten notiert. Zusätzlich werden kritische Lebensereignisse, an die sich ein Patient erinnert, vermerkt (vgl. die Vorlage im Anhang auf S. 245).
- Weiterhin lässt sich die Lebenslaufkurve unter dem Aspekt der jeweiligen entwicklungspsychologischen Phasen, die in der Darstellung benannt sind, betrachten (vgl. die Vorlage im Anhang auf S. 246).

**Ziele, die bei der Arbeit mit Lebenslaufkurven verfolgt werden:**

- Es geht um die Darstellung der Entwicklung einer Person über die Jahre hinweg mit den für die Person prägenden Ereignissen. Die Kurve bietet hierzu ein einfaches Modell, das immer wieder bei einzelnen Therapieschritten zur Verfügung steht und im Zusammenhang mit weiteren biografischen Daten analysiert werden kann.

- Die Lebenslaufkurve ermöglicht prognostische Aussagen, die gemeinsam mit dem Patienten in der Therapie reflektiert werden können (z. B. Wie zeichnet der Patient die Kurve am Ende? Verläuft sie nach oben? Oder traut er sich keiner Aussage über die weitere Zukunft zu? Zeichnet er die Kurve evtl. sogar abwärts?).
- Patienten erhalten mit der Biografiekurve erstmals auch die Möglichkeit, auf ein gelebtes Leben und dessen Vielfältigkeit zu schauen. Sie können sich konzentriert und thematisch eingegrenzt mit ihren Zielen für die Zukunft und ihrer bisherigen Identitätsentwicklung beschäftigen.
- Die Patienten können weiterhin erleben, wie viele unterschiedliche Begegnungen mit Menschen prägend und in welcher Hinsicht diese für ihre eigene Identitätskonstruktion wesentlich waren.
- Patienten können abwägen, wie viele positive und negative Ereignisse auf sie Einfluss hatten, vielleicht noch haben und welche sie gezielt in sich verankern und aufbewahren möchten.
- Patienten werden in der Beobachtung und Analyse von Lebensereignissen geschickter. Außerdem erleben sie mehr Selbstwirksamkeit, wenn sie erkennen können, welche Entwicklungsschritte sie in den verschiedenen Phasen getätigt und welche Kräfte sie dabei in sich aktiviert haben.
- Die Patienten können schnell sich wiederholende Interaktionssequenzen bzw. Muster (z. B. in Partnerschaften oder im beruflichen Spektrum) sowie Kernannahmen über sich und deren Entwicklung im Lebenslauf und zudem wichtige Einflüssen von Menschen auf ihr Leben erkennen.
- Über die Bearbeitung der Lebenslaufkurve findet damit ein direktes Erfahrungslernen statt.
- Den Patienten wird es weiterhin ermöglicht, ein Wissen über sich selbst und ihre Geschichte zu haben. Dies erfüllt ein Grundbedürfnis von vielen Menschen, egal in welcher Lebensphase sie sich aktuell befinden.
- Dies kann durch Alltagserfahrungen bestärkt werden: So gibt es beispielsweise in den letzten Jahren immer mehr Biografien und Erinnerungsbücher bekannter Persönlichkeiten auf dem Buchmarkt – vom Fußballer bis hin zum Politiker. Im Privatfernsehen gibt es sogar einen eigenen Biografie-Kanal!

  (Der Lehrstuhl für Zeitgeschichte der Universität Mannheim bietet unter dem Thema „Fragmentierung oder glatte Linien. Biographie und biographische Selbstwahrnehmung im 20. Jahrhundert" geschichtswissenschaftliche Darlegungen zur Biografiearbeit an; vgl. Lommatzsch, 2014.)
- Durch die erstmalige Arbeit mit der Lebenslaufkurve wird die Erinnerungsfähigkeit erweitert und Erinnerungen werden differenzierter (was als generelles Therapieziel gilt). Die Wahrnehmungsfähigkeit für Körper, Gefühle und Gedanken für sich selbst als Person und mit anderen im gesamten Lebenszusammenhang wird erhöht. Die Flexibilität und Fülle von Verhaltens- und Lebensmöglichkeiten wird erweitert.

Beispiele für die Arbeit mit Lebenslaufkurven finden sich im Kapitel 5 (vgl. S. 169 und S. 196).

### 4.2.12 Die Lebenskurve entlang eines Seils

Ein Vorschlag aus dem Bereich der Kinder- und Jugendpsychotherapie und von Elbert et al. (2012) ist die Darstellung des Lebenslaufs entlang *eines Seils*. Die einzelnen Lebensereignisse werden vom Patienten entlang des Seils durch Symbole dargestellt (vgl. Abbildung 9). Die Symbole stellt der Therapeut zur Verfügung. Es eignen sich beispielsweise Puppenfiguren und Holzspielzeuge. Zusätzlich ist es möglich, Fotos mit klassischen Szenen zur Verfügung zu stellen. Der Patient kann sein Lebensseil auf- und abwandern. Er kann gewünschte Veränderungen dokumentieren und Erlebnisse und Erfahrungen in einem distanzierten Modus als Erwachsener abwandern. Die Ergebnisse werden fotografiert und dem Patienten danach zur Verfügung gestellt. Auch können Karteikarten dazu verwendet werden, um entsprechend wichtige Ereignisse zu notieren und an der entsprechenden Stelle aufzulegen. Symbole in Form von Bildern können die Darstellung erweitern. Ein Beispiel hierfür gibt Abbildung 9.

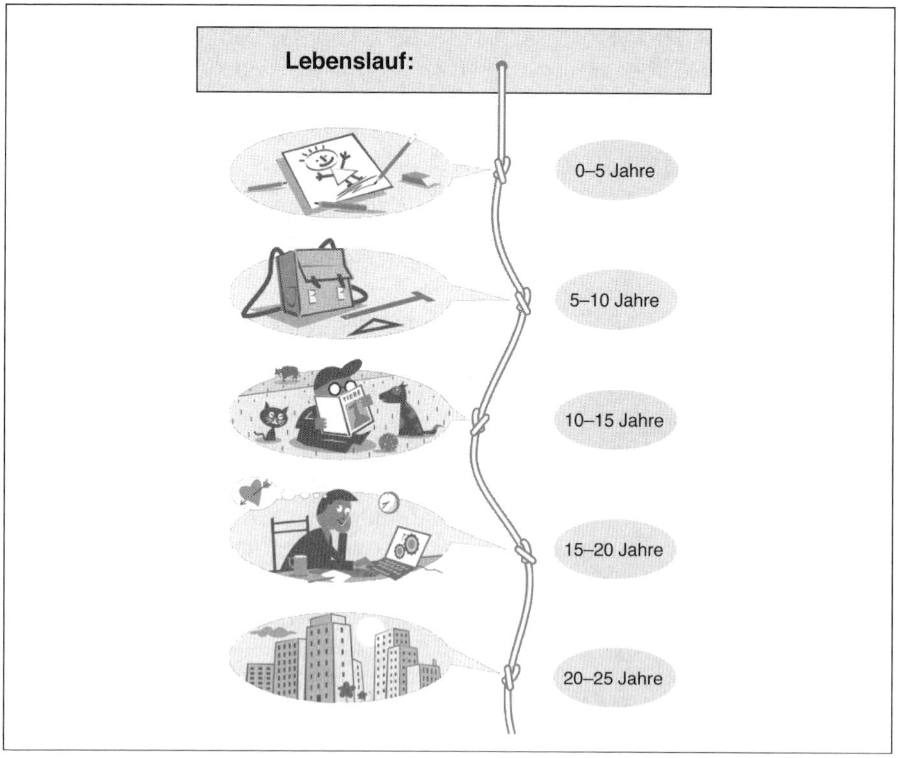


**Abbildung 9:** Lebenskurve entlang eines Seils (© Illustration: Roman Lang)

### 4.2.13 Lebensrückblickinterventionen als Biografie der jeweils dominierenden Gefühle

Eine Darstellungsform, die die emotionale Verarbeitung unterstützt, kann der Lebensrückblick mit den jeweils dominierenden Gefühlen je nach entwicklungspsychologischer Kernphase sein. Ausgehend von den Primäremotionen Freude, Trauer, Ekel, Furcht, Wut, Verachtung und Überraschung nach Ekman (2010) beschreiben die Patienten ihre jeweiligen prägnanten Gefühle je Ereignis. Sie können damit eine Brücke zum aktuellen Erleben und dem Zusammenhang zu früheren Erfahrungen schlagen.

Die Forschungsgruppe um Ute Frevert (2014) gibt mit ihren Studien dabei Anregungen für die Betrachtung solcher Lebensrückblicke auch unter den Aspekten der zeitgeschichtlichen, kohortenspezifischen Veränderung von Gefühlsäußerungen und des Gefühlsausdrucks. In den Studien geht es u. a. um die Fragen „Haben Gefühle eine Geschichte?" und „Machen Gefühle Geschichten?". Die Ergebnisse zeigen, dass Gefühle – Empfindungen und ihr Ausdruck – kulturell geformt und sozial erlernt werden. Was eine Person in einer bestimmten Situation oder gegenüber einer anderen Person und Sache fühlen bzw. zeigen darf und was nicht, ist gesellschaftlich normiert und damit *historisch* variabel. Die Anregungen aus der Forschungsgruppe können bei der differenzierten Bearbeitung von Gefühlsbiografien im Bezug auf kultursensible und kohortenspezifische Unterschiede unterstützen. Besonders bei der Psychotherapie mit alten Menschen fällt auf, dass sie in Zeiten sozialisiert wurden, in denen eine Zurückhaltung des Emotionsausdrucks gefordert war.

Ein Beispiel für die Arbeit mit der „Biografie der Gefühle" wird im Kapitel 5 (vgl. S. 210) gegeben.

### 4.2.14 Lebensrückblick zu den wesentlichen Lebensthemen

Der Lebensrückblick zu den wesentlichen Lebensthemen ermöglicht dem Patienten eine inhaltliche Strukturierung der Biografie. Insbesondere bei Patienten, die stark auf eine Problematik und bestimmte einzelne Inhalte in ihrem biografischen Geschehen konzentriert sind, ermöglicht dies eine Erweiterung des Blicks auf die weiteren Lebensbereiche. Durch die grafische Darstellung des Lebensrückblicks können sich die Patienten in vielen Lebensbereichen und Rollen erleben, eine Distanzierung von eventuell problematischen Ereignissen ist so leichter möglich (vgl. Abbildung 10). Die Darstellung lässt außerdem zu, dass Patienten unbefangener kreatives Potenzial aktivieren als in einer rein verbal-kommunikativen Anamneseerhebung. Die Vorlage (vgl. Anhang, S. 247) kann dem Patienten zunächst unkommentiert übergeben werden, sodass er den Lebensrückblick selbstbestimmt gestalten kann und dadurch das Erleben von Autonomie und Selbstwirksamkeit deutlich gefördert wird. Die Themen können in der Reihenfolge so verändert werden, wie es der Patient möchte, auch diese Freiheitsgrade bestärken die Erfahrung von Selbstwert und Autonomie.

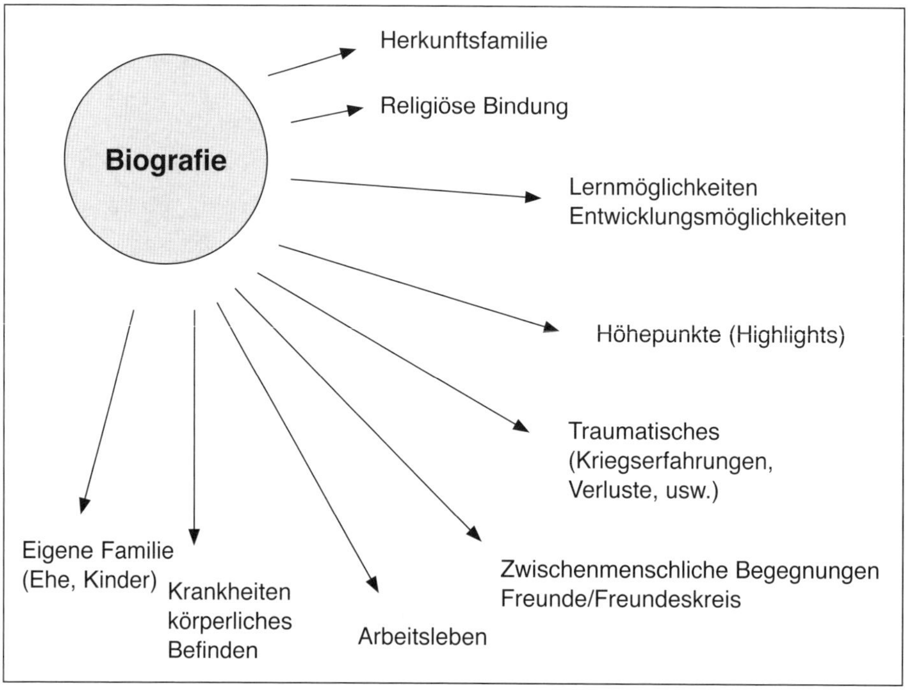


**Abbildung 10:** Lebensrückblick zu wesentlichen Lebensthemen

**Beachte:**

Der Therapeut sollte beachten, ob der Patient sich vielleicht überfordert oder blockiert fühlt, ob erneut Ängste vor Kritik auftauchen oder ob die Annahme besteht, unzureichend zu sein. Die permanente Verstärkung der Ideen des Patienten im therapeutischen Geschehen ist förderlich. Es sollte nachgefragt werden, ob Zweifel, Ängste und Unsicherheiten die Erstellung der Biografie noch behindern und weshalb. Wenn dies der Fall ist, ist es günstiger, wenn der Patient die Erstellung des Lebensrückblicks nicht alleine zu Hause macht, sondern wenn die Erstellung in den Therapiesitzungen erfolgt.

Liegt ein Lebensrückblick zu den wesentlichen Lebensthemen vor wird eine Ergebnisanalyse erstellt: Was hat die Persönlichkeit geprägt? Was sind die Stärken und Schwächen der Person? Welche Fähigkeiten des Umgangs mit Belastungen sind vorhanden? Welche Fähigkeiten liegen im sozial kommunikativen Beziehungsgeschehen – sei es in der Herkunftsfamilie oder mit Freunden – vor? Welche Fähigkeiten bestehen im Umgang mit Depressionen, Zwängen oder anderen psychischen Problemen, welche wurden bisher übersehen? Es empfiehlt sich, die Ergebniszusammenfassung dem Patienten zu überreichen, damit dieser für Zeiten neuer Belastungen gewappnet ist.

Das folgende Beispiel verdeutlicht das Vorgehen.

**Fallbeispiel 14: Wesentliche Lebensthemen**

Der 70-jährige Ofensetzermeister mit eigener Werkstatt kommt aufgrund einer Krise zum zweiten Mal in Therapie.

Zwei Dinge belasten ihn massiv: Er habe versucht, seine Werkstatt abzugeben, was an unheimlich viele Vorschriften gekoppelt sei, sodass er kaum einen Nachfolger habe finden können. Nun habe er Probleme mit dem Finanzamt, da aufgrund der Übergabe verschiedene strafrechtliche Steuerdelikte entdeckt wurden. Tatsächlich habe er sehr viel „schwarz" eingenommen und er könne jetzt aufgrund dieses Stresses nicht in den verdienten Ruhestand gehen. Zum anderen habe die dritte seiner drei Töchter die Diagnose Brustkrebs erhalten. Sie habe zwei Kinder im Alter von 10 und 15 Jahren, die noch sehr unreif seien: *„Die werden heute ja nur noch verwöhnt – nichts wird mehr verlangt."* Er mache sich nun sehr große Sorgen um die Tochter und die Enkeltöchter. Außerdem könne er sehr wenig mit dem Schwiegersohn anfangen, der als Beamter bei der Stadt arbeite und die *„Arbeit nicht erfunden habe"*.

Er fühle sich in der Unterstützung seiner Tochter recht schwach. Das mache ihm Sorgen, da er nicht wisse, wie die Enkelkinder versorgt werden könnten. Die Erkrankung seiner Tochter sei schwerwiegend, sie habe keine gute Prognose. Halt geben ihm seine Ehefrau und die beiden anderen Töchter, bei denen alles gut liefe. Er habe seiner Frau viel Freiheit gelassen, was früher nicht üblich gewesen sei. Seine Frau sei selbstständige Kosmetikern und, wie er finde, intelligenter als er selbst.

Eine erste Behandlung habe er kurz im Alter von 45 Jahren gehabt. Damals habe er unter Zwangshandlungen und Zwangsgedanken gelitten. Diese seien sehr gut verhaltenstherapeutisch behandelt worden. Er hatte dann nie mehr Probleme mit Zwängen und dies, obwohl seine Arbeit verlange, genau zu sein. Er habe damals gelernt, zwischen Perfektion und guter Arbeit zu trennen. Er könne nachts kaum noch schlafen, grüble viel, habe keinen Appetit mehr, sei manchmal aufbrausend und ungerecht und habe jegliches Selbstbewusstsein verloren. Er wisse nicht mehr, wer er sei. Ein Verbrecher sei er aber doch sicher nicht. Auf Anregung der Therapeutin erstellt er die erste Version des Lebensrückblicks zu den wesentlichen Lebensthemen zunächst zu Hause. Er bringt Folgendes mit:

- *Herkunftsfamilie:* Schreinermeister, Hausfrau, *streng,* aber gerecht; 5 Geschwister; 3 Töchter, 2 Söhne; viele Neffen und Nichten; ehrliche Leute; Wohlgefühl
- *Religiöse Bindung:* Gut katholisch
- *Lernmöglichkeiten/Entwicklungsmöglichkeiten:* Ganz viel vom Vater gelernt; die Geschwister gegenseitig unterstützt, traurig war strenge Schule; *Dressur* dort
- *Höhepunkte (Highlights):* Kennenlernen Ehefrau; Meisterprüfung; erster Italienaufenthalt; Zugspitzbesteigung = erster Urlaub; das Meer sehen; Kinder bekommen
- *Traumatisches (Kriegserfahrungen, Verluste, usw.):* Nachkriegszeit; Armut; enge Wohnverhältnisse; Schläge in Schule; 2 Schwestern sind schon verstorben
- *Zwischenmenschliche Begegnungen, Freunde/Freundeskreis:* Vereine; Kegeln; Blasmusik; Innungsfreunde; Nachbarn; ganz viele nette Menschen
- *Arbeitsleben:* Selbstständig, schöne Arbeit; mache Menschen Freude; kreativ
- *Krankheiten/körperliches Befinden:* gut
- *Eigene Familie (Ehe/Kinder):* Familienfeste sind schön; die beste Frau, die es gibt; Kinder und Enkelkinder; letztere etwas lästig, aber lieb; zuverlässige Begleitung

Die verkürzte Darstellung macht deutlich, dass es möglich ist, bei dem Patienten auf etliche Ressourcen zurückzugreifen. Besonders die vielen Rollen, die er im Leben einnimmt, machen ihn zu einem sozial sehr kompetenten Mann. Er spürt die Freude, die er anderen macht, deutlicher. Er erlebt sich eben genau in seiner Vielfalt. Aus dieser Selbstwertquelle kann er nun bewusster schöpfen. Deshalb soll auf den Aufbau von alternativen Hobbys und den Erhalt von Freunden und Betätigungen nach Ende der Berufstätigkeit geachtet werden. Wie sehr ihn sein „Problem" der illegalen Gelder beschämt, lässt sich durch die Herkunftsfamilie und die schulische Sozialisation gut erklären. Somit werden therapeutische Interventionen und Auswirkungen der schulischen Sozialisation auf heute deutlich.

### 4.2.15 Das Konvoi-Modell zu wesentlichen Beziehungen im Lebenslauf

Das von Kahn und Antonucci (1980) entwickelte Modell ist ein sogenanntes soziales Netzwerkmodell für die gesamte Lebensspanne. Wie Schmidt-Denter (2005) ausführt, ist das Konvoi-Modell eine relevante Darstellung der Tatsache, dass wir Zeit unseres Lebens von Menschen begleitet werden. Das Konvoi-Modell betont, dass die wesentlichen Bezugspersonen in unserem Leben sozusagen als unser Begleitschutz protektiv verstanden werden können. Im Konvoi-Modell werden die verschiedenen Rollen, die ein Individuum inne hat (z. B. Vater, Kollege, Vereinsvorstand, usw.), deren Charakteristika und die wesentlichen, begleitenden Personen in ihren verschiedenen Rollen dargestellt.

Durch das Konvoi-Modell werden sowohl die Rollenzuweisungen der darstellenden Person als auch die im Lebenslauf wesentlichen Personen (Rollenpartner) dargestellt. Danach wird aufgezeigt, welche psychologische Bedeutung – wenn möglich überwiegend im positiven und entwicklungsfördernden Sinn – diese Personen hatten und noch haben. Es kommt ebenfalls zum Ausdruck, welche sozialen Erfahrungen sich *wie* im Leben auswirken und welche Erwartungen und sozialen Bedürfnisse sich damit in Bezug auf die Gestaltung von Kontakten verändern. Die konstant bleibenden Beziehungen zu wesentlichen Bezugspersonen werden deutlich. Das Konvoi-Modell ist ein *dynamisches Modell*, in dem sich die Lebensgeschichte im Verbund mit dem *sozialen Netzwerk* gut darstellt und damit wesentliche Lebensphasen erschließbar sind. Das Modell hat zudem den Vorteil, dass es nach einer Bestandsaufnahme Überlegungen zur Gestaltung von Beziehungen in der Zukunft anregt und die Person in einer Vielfalt von Eigenschaften, Fähigkeiten, Fertigkeiten und Bildung abbildet.

Die Frage, wie Freundschaften entstehen bzw. welche sozialen Kontakte eine Person wie und warum Zeit ihres Lebens sucht, aufrechterhält und wieder abbricht, wird in der Wissenschaft schon lange strittig diskutiert. Dabei haben sich insbesondere die „sozioemotionale Selektivitätstheorie“ und das „Modell des sozialen Konvois“ hervorgetan (Rettig, 2012):

- Die *Sozioemotionale Selektivitätstheorie* geht davon aus, dass Menschen ihre sozialen Kontakte nach der zu erwartenden, verbleibenden Lebenszeit auswählen: Während also Kinder und Jugendliche im Hinblick auf die lange Zukunft, die ihnen noch bleibt, möglichst viele neue Eindrücke gewinnen möchten und demnach möglichst viele neue Bekanntschaften suchen, möchten ältere Menschen, denen *„nur noch wenig Zeit bleibt“*, möglichst stabile Freundschaften auf wenige Personen begrenzt aufrechterhalten.
- Das *Modell des sozialen Konvois* hingegen geht davon aus, dass Menschen unabhängig von den jeweiligen Lebensumständen von wenigen, engen Bekannten durchs Leben begleitet werden und dabei insbesondere Partner und Verwandte eine herausragende Stellung einnehmen.

Das folgende Fallbeispiel illustriert die Arbeit mit dem Konvoi-Modell.

**Fallbeispiel 15: Konvoi-Modell zu wesentlichen Beziehungen im Lebenslauf**

Der 55-jährige Lebensmittelkaufmann (verheiratet, zwei Kinder, in vorzeitigem Ruhestand befindlich) wird aufgrund massiver Schmerzzustände an uns überwiesen.

Er leidet seit seinem 40. Lebensjahr an einem Morbus Bechterew. Eine erste Operation sei vor einem Jahr mit einer geringfügigen Begradigung des Rückens erfolgt. Seitdem könne er wegen der Schmerzen kaum noch schlafen und sich noch schlechter bewegen, als er es vorher durch die Erkrankung schon erlebt hat. Er sei ständig aggressiv und gereizt und fühle sich oft den normalsten Alltagsaufgaben nicht mehr gewachsen. Er habe auch stark an Selbstbewusstsein verloren, da z. B. die Leitung der Selbsthilfegruppe in seinem Viertel einen besseren körperlichen Zustand seinerseits erfordere. Er überlege, auch diese Position aufzugeben, für die er stets viel gute Resonanz erhalten habe. Sein Rheumatologe habe ihm geraten, sich psychotherapeutische Unterstützung zu suchen. Er ist dafür offen, da von medizinisch-rheumatologischer und schmerztherapeutisch-somatischer Seite alles ausgereizt sei.

Er stellt seinen „Konvoi" folgendermaßen dar (vgl. Abbildung 11):

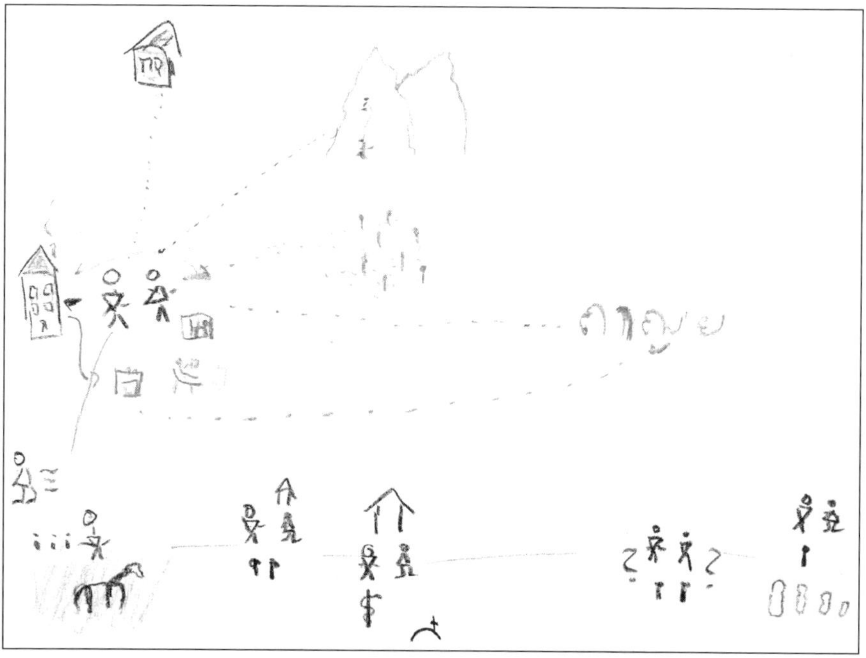

**Abbildung 11:** Beispiel – „Konvoi" des Patienten

Die Zeichnungen des Patienten zeigen folgende Entwicklungen:

- Eine kontinuierliche Begleitung durch die Familienmitglieder über das ganze Leben (Symbole dafür sind Häuser).
- Die Krankheit und deren Bewältigung (Berge) bringen ihm wesentliche, neue Kontakte, bei denen er einen tiefen, emotionalen Austausch durchführt. Dadurch wird ihm bewusst, dass er für sich Möglichkeiten erarbeiten will, wie er diese Freundschaften erhalten und vertiefen kann. Dies auch,

wenn er die Selbsthilfegruppe aufgrund der Verschlechterung des körperlichen Befunds nicht mehr leiten kann.
- Die Kraftquelle, die er in der Begleitung durch Familie und Verwandte findet, gibt ihm Optimismus.

**Wichtig:**

Das Konvoi-Modell eignet sich nicht für Patienten, die Zeit ihres Lebens in der Beziehungsgestaltung massive Probleme hatten, wie dies zum Beispiel bei einer chronifizierten Depression oder einigen Persönlichkeitsstörungen der Fall ist. Hier eignet sich zur Behandlung der CBASP-Ansatz von McCullough, insbesondere die Erstellung einer „Liste prägender Bezugspersonen" (vgl. Kapitel 2.8.2).

### 4.2.16 Die Lebenslaufkurve anhand von Sinneseindrücken, Gerüchen und folgenden Erinnerungen – Das Proust'sche Erlebnis

Das Proust'sche Erlebnis (Pöppel & Wagner, 2012) basiert darauf, dass der Patient einen Geruch wahrnimmt, den er in der Vergangenheit schon einmal gerochen hat. Dieser Sinneseindruck wird sodann durch Riechzellen (Neuronen) in der Nasenhöhle aufgenommen und direkt an das Gehirn weitergeleitet. Dabei besteht beim Sinnesorgan Riechen die Besonderheit, dass der Riechkolben mit vielen für Emotionen und Motivationen zuständigen Gehirnfunktionen verknüpft ist. Normalerweise werden Sinnesinformationen zunächst im Thalamus „gefiltert" und erst dann in der Großhirnrinde gespeichert. Geruchsinformationen erreichen diese Rinde jedoch *ungefiltert.* Das Proust'sche Erlebnis bedeutet folglich, dass die Informationen noch sehr viel später abgerufen werden können, auch wenn der Geruch in der Vergangenheit vom Gehirn nicht als „wichtig" klassifiziert wurde. Demzufolge können Düfte über die Gefühle längst vergessen geglaubte Erinnerungsbilder wecken.

Da die Proust'sche Erfahrung eine besonders gefühlsreiche und an viele Bilder gekoppelte Erfahrung ist, die insbesondere auch emotional-positive Energien aktivieren kann, wird aufgrund dieses Paradigmas eine Fassung des Lebensrückblicks aufgrund von Gerüchen, besonders als Ressourcen aktivierend, genützt. Angekoppelt an eine Lebenslinie kann sie in chronologischer Weise erstellt werden.

**Fallbeispiel 16: Proust'sches Erlebnis**

Die 75-jährige, ehemalige Reinigungs- und Putzhilfe in einem kleinen Konditoreifachbetrieb wird mit einer dritten, schweren depressiven Episode und einer selbstunsicheren Persönlichkeitsakzentuierung nach einem stationären Aufenthalt an uns überwiesen.

Die Patientin wird in einem kleinen Ort nahe der tschechischen Grenze unehelich geboren. Ihre Mutter gibt sie wegen der „Schande“ und mangelnder finanzieller Möglichkeiten zur Adoption frei. Der Vater ist der Patientin unbekannt. Sie kommt zunächst in ein Waisenhaus, mit 14 dann, wie damals üblich, als Arbeitskraft in einen Gärtnereibetrieb. Dort verfügt sie über eine Bettstatt und ein kleines Waschbecken in einem kleinen Seitenbau, der im Geräteschuppen des Gärtners untergebracht ist. Sie erlitt mehrere sexuelle Übergriffe sowohl seitens des Gärtnermeisters als auch seitens der Lehrlinge und Gesellen. Sie hat sich deswegen definitiv schon sehr früh dafür entschieden, niemals zu heiraten und einem Mann zu vertrauen. Als sie volljährig wird, kann sie durchsetzen, dass sie von diesem Ort wegkommt und arbeitet dann im Akkord in einer großen Firma, in der Handtaschen und Handschuhe hergestellt werden.

Sie denkt oft daran, sich das Leben zu nehmen. Es gibt jedoch immer wieder kleine, schöne Szenen, die ihr helfen, sich am Leben zu erhalten. Sie wird in der großen Ledermanufaktur Vorarbeiterin, was bedingt, dass Freundschaften mit anderen Arbeiterinnen dadurch enden. Dann erlebt sie das übliche Schicksal, dass die Firma starke Umsatzeinbrüche erleidet, da die Ware in Asien wesentlich billiger hergestellt werden kann und wird gekündigt. Sie geht dann in eine andere Stadt, um Arbeit zu finden und wird in einer Metzgerei als Putzhilfe eingestellt. Auch dort verliert sie jedoch den Arbeitsplatz, da der Betrieb aufgrund der Billigkonkurrenz verkleinert wird. Wieder wechselt sie die Stadt und arbeitet in einem Konditoreibetrieb. Auch hier ist sie wieder für die Reinigung der Konditorei zuständig. Nachdem der Konditor keine Nachfolge für seinen Betrieb findet, schließt er diesen und die Patientin ist mit 60 erneut arbeitslos. Sie geht dann zum Putzen in private Haushalte, da ihr vom Arbeitsamt keine Stelle mehr angeboten wird. Mit Unterstützung der Frau des Konditors findet sie ein kleines Zimmer, welches für sie bezahlbar ist. Es bleiben ihr jedoch nur noch 150 € von ihrer Rente. Die ersten zwei depressiven Episoden blieben unbehandelt. Nur durch die Psychoedukation der behandelnden Ärztin wurde ihr klar, dass es sich um Depressionen gehandelt hat. Bei der dritten Episode erhält sie ein Medikament, welches sie aufgrund der Nebenwirkungen jedoch absetzen muss. Die letzte Episode tritt für sie völlig unerwartet ein. Hier wird sie stationär-psychiatrisch behandelt und erhält zum ersten Mal den Vorschlag, eine Psychotherapie zu machen.

Im Rahmen der Arbeit mit dem Proust'schen Erlebnis konnten bei der Patientin die in Abbildung 12 dargestellten Düfte und die dazugehörigen Erlebnisse genutzt werden.

Die Patientin profitiert sehr von ihrer „Biografie der Düfte“. Sie kann dadurch *positive* Erinnerungen im sonst so tristen Leben auffinden. Und sie kann die Gefühlsqualitäten dabei intensiv positiv spüren. Dies regt bei ihr nicht nur kreative Energie an. Sie sammelt ab sofort Blumen und Blätter in der Natur

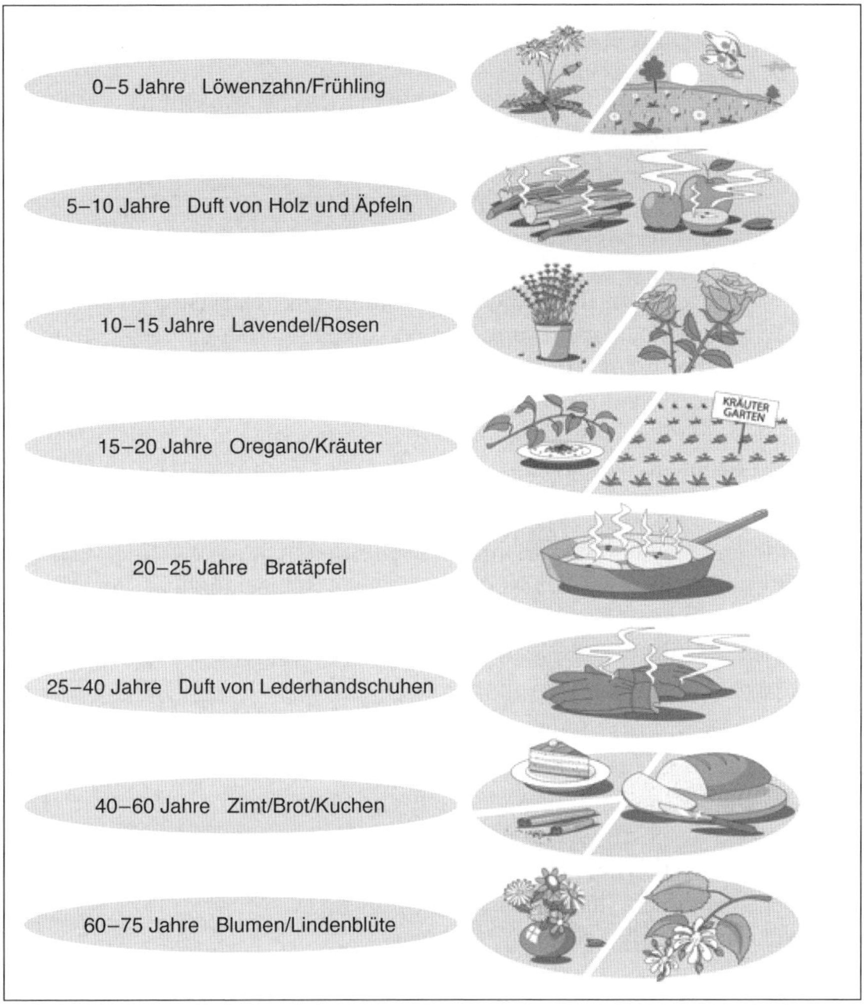


**Abbildung 12:** Beispiel für Proust'sches Erlebnis – Meine schönen Düfte im Leben, Frau J. (© Illustration: Roman Lang)

und erstellt sich eigene Gestecke. Weiterhin hilft ihr der Duft getrockneter Lavendelblätter beim Einschlafen.

Der Pfarrer ihrer Gemeinde schenkt ihr Weihrauchpulver und sie lernt von ihm, wie sie es duften lassen kann. Das ermöglicht ihr ein Gefühl von Gelassensein. Als guten Nebeneffekt gibt er ihr auch Arbeit in der Kirchengemeinde und sie findet ein gut tragendes, soziales Netz. Daran hatte sie als „Städterin" nicht mehr geglaubt. Da in der Kirchengemeinde zu 90 % Frauen arbeiten, fällt ihr die Eingliederung auch leichter und sie baut wieder Vertrauen zu Menschen auf.

### 4.2.17 Das Zeitperspektivenverfahren von Philip Zimbardo und John Boyd

Zimbardo und Boyd (2008) beziehen sich in ihrem Konzept „The Time Paradox“ auf Forschungsergebnisse zum inneren Umgang mit Ereignissen und zu Einstellungen bezüglich Vergangenheit, Gegenwart und Zukunft sowie den Folgen, die diese Einstellungen für die Lebensqualität haben. Unter anderem wurde in einer Studie von Kern und Friedmann (2008) festgestellt, dass Personen, die in einer hohen Bewusstheit für Ereignisse bzw. den Lebenslauf leben, gleichzeitig auch verantwortungsbewusster, selbstkontrollierter, leistungsfähiger und reflektierter in ihrer Lebensführung sind und eine höhere Lebenserwartung haben. Der Ansatz von Zimbardo und Boyd berücksichtigt auch Ergebnisse aus der Behandlung von Traumaopfern (u. a. Vietnam-Veteranen). Die Autoren fanden heraus, dass der sorgsame Umgang mit der Einschätzung und Bewertung von vergangenen und aktuellen Erlebnissen und der Zukunft wesentlich bei der Verarbeitung und Heilung der traumatischen Erfahrungen half.

Zimbardo und Boyd (2008) definieren die Zeitperspektive wie folgt: „Die Wahrnehmung der Zeitperspektive ist die oft unbewusste, persönliche Einstellung, die jeder von uns gegenüber der Zeit in sich trägt, sowie gegenüber existentiellen Geschehen, das uns ermöglicht, Ordnung, Kohärenz und Sinngebung für unser Leben zu erfassen“ (S. 84).

Die Autoren benennen sieben Zeitperspektiven, die sich aus ihren Studien ableiten lassen:

- Past-negative (negative Vergangenheit),
- Past-positive (positive Vergangenheit),
- Present-fatalistic (fatalistische Gegenwart),
- Present-hedonistic (hedonistische Gegenwart),
- Present-holistic (holistische Gegenwart),
- Future (Zukunft),
- Transcendental-future (transzendente Zukunft).

Vergangenheit wird durch die Augen des Betrachters von heute gesehen. Somit ist für die Lebensqualität heute entscheidend, inwieweit eine Person in die Lage kommt, auch bei kritischen, traurigen und traumatischen Vergangenheitserlebnissen die Ressourcen, Kräfte und Stärken, die sich aus dieser Zeit für heute ergeben, herauszudestillieren. „Wie sehr sind Sie noch die damalige Person in Ihrer Erinnerung? Welche Unterschiede zum damaligen und jetzigen Selbst gibt es?“ (Zimbardo & Boyd, 2008, S. 91).

Bei der Gestaltung einer konstruktiven Vergangenheit, die Wohlbefinden und Lebensqualität der Patienten konstruktiv beeinflussen soll, berufen sich die Autoren auch auf die zahlreichen Studien zur Gedächtnisforschung, die ergeben, dass Erinnerungen *keine* Wiedergabe der tatsächlichen Geschehnisse sind, sondern u. a. von verschiedensten emotionalen, kognitiven und situativen Einflüssen beeinflusst sind. Diese ändern sich auch über den Zeitverlauf. Somit ist oberstes Ziel, dem Patienten einen guten Abschluss mit Früher und somit ein gutes Leben im Hier-und-Jetzt und einen positiven Blick auf die Zukunft zu ermöglichen.

Radikaler formuliert dies Seligman (2004; in Zimbardo & Boyd, 2008):

> Kindheitserlebnisse werden meiner Meinung nach überschätzt, generell wird die Bedeutung der Vergangenheit überschätzt. Es können nur geringe Einflüsse der Kindheit auf die erwachsene Person bewiesen werden. Kindheitsprobleme sind nicht unbedingt verantwortlich für die Probleme im Erwachsenenleben. Im Gegenteil, das „Stehenbleiben" in der Vergangenheit behindert aktives Leben in der Gegenwart. (S. 85 ff.)

Die Zeitkurve, zu der Zimbardo und Boyd (2008) ihre Patienten von der Vergangenheit in die Gegenwart führen, ist bestimmt vom Bewusstsein für *überwundene* Erfahrungen aus der Vergangenheit. Danach erfolgt die Gestaltung der Gegenwart weg von einer fatalistischen Blickweise („Das Schicksal bestimmt über mich"). Stattdessen werden Patienten dabei unterstützt, ihr Leben so selbstbestimmt wie möglich in die Hand zu nehmen. Damit ermöglichen sie sich einen positiven, prospektiven Blick in die *Zukunft*. Zimbardo und Boyd unterscheiden folgende Haltungen zur Gegenwart:

- die hedonistische,
- die fatalistische,
- und die holistische.

Die *hedonistische* Gegenwartshaltung ist von einer zu starken Orientierung auf unmittelbaren Gewinn und Vergnügen gezeichnet, die *fatalistische* Haltung von zu wenig Verantwortlichkeit und Selbstwirksamkeit. Die *holistische* Haltung ist durch reflektiertes, achtsames Verhalten geprägt, welches die Erfahrungen aus der Vergangenheit und das daraus Gelernte beinhaltet. Und damit wird erlaubt, die Gegenwart mit ihren tatsächlichen Bedingungen zu erfassen und eine positive, optimistische Blickrichtung auf Gestaltungsmöglichkeiten in der Zukunft zu haben. Das ist das erwünschte Ziel therapeutischen Arbeitens mit z. B. traumatisierten Patienten.

Zimbardo und Boyd (2008) regen ihre Patienten dazu an, ihr bisheriges Leben in den Zeitkategorien (Negative Vergangenheit, positive Vergangenheit, fatalistische Gegenwart, etc.) zu betrachten und gegebenenfalls zu verändern. Die Anwendung der Definitionen für Zeitkategorien ist für Patienten einleuchtend und sehr gut nutzbar. Es ist dabei ausreichend, die Begriffe zu erklären und sie dann mit den Inhalten der Biografie des Patienten zu füllen.

### 4.2.18 Multimediabiografien – Ein Vorschlag von Karen Louise Smith und Kollegen

Ein origineller Vorschlag für die Darstellung biografischen Erlebens für Patienten mit leichter, kognitiver Einschränkung wird von Smith et al. (2009) vorgelegt. Mit „CIRCA-System – Computer Interactive Remiscence and Conversation Aid" entwickelten sie ein Verfahren zur Erarbeitung von Multimediabiografien, d.h. digitalen Lebensgeschichten, die sie mit Familienfotos, Filmausschnitten, Live-Interviews und Musik ausgestattet haben. Bei ihrer Arbeit beschäftigten sie sich damit, wie es aufgrund der Lebendigkeit der technischen Hilfsmittel möglich sein könnte, sowohl die kognitiven Defizite als auch das psychische Gesamtbefinden von Patienten mit milder, kognitiver Einschränkung zu verbessern. Im Rahmen der Lebensrückblick- und Reminiszenztherapie verwendeten sie eine Fülle von Materialien wie Tagebücher, Karten, Musik und Filme. Forschungsergebnisse zeigten, dass durch Multimediabiografien bei Patienten eine Verbesserung der Lebensqualität erzielt werden konnte.

Die Studie (Smith et al., 2009) führte zu interessanten Ergebnissen:

- CIRCA löst bei einigen untersuchten Personen Erinnerungen aus, die die Patienten vorher niemals den Pflegekräfte berichtet hatten.
- Einige Personen, die sonst relativ wenig auf traditionelle Reminiszenzinterventionen reagiert hatten, waren bei dieser Interventionsform mehr beteiligt und wacher.
- Personen mit Demenz genossen ganz besonders die Interaktion mit dem System an sich.

Smith et al. (2009) besuchten die betroffenen Patienten sowohl in ihren Familien als auch in den Pflegeeinrichtungen und benutzten hierzu die gesamte audiovisuelle Technik, um ihre Multimedia-Biografien erstellen zu können. Somit erhielten sie zusammen mit den Patienten und deren Angehörigen bzw. Pflegern einen intensiven Überblick über den gesamten Lebenslauf. Die Ergebnisse der Arbeit mit einer Multimediabiografie sind erfreulich. Insbesondere die Tatsache, wie viel lebendiger und beteiligter die Patienten mit kognitiver Einschränkung waren und teilweise auch, wie viel intensiver Angehörige und Pfleger mit einbezogen werden konnten. Vor allem führte die Verwendung von Musik, die für die jeweiligen Personen in ihrem Lebenslauf relevant war, zu einer Erhöhung der Lebensqualität.

Die Erarbeitung einer Multimediabiografie ist mit einem hohen Aufwand verbunden. Dieser ist sicher so mit älteren Patienten, die unter einer milden, kognitiven Beeinträchtigung leiden, nur im stationären Setting mit entsprechend personeller Ausstattung leistbar. Die Anregung, *Musik* zur positiven emotionalen

Aktivierung von Patienten mit einzubeziehen, ist jedoch auch bei der Arbeit im ambulanten Setting machbar.

In der Arbeit von Smith et al. (2009) wurde belegt, dass insbesondere Musik bei Patienten mit einer beginnenden Alzheimer-Erkrankung zu einer Verbesserung der Lebensqualität und zu mehr positiver Aktivierung führt. Erklärbar ist dies dadurch, dass Musik Gehirnareale aktiviert, die mit Emotionen gekoppelt sind, ähnlich wie dies auch für Düfte gilt.

**Fallbeispiel 17: Multimediabiografie**

Mit einem 87-jährigen, im Pflegeheim lebenden, dementen Patienten, wurde eine Multimediabiografie erarbeitet. Der Patient hatte seit frühester Kindheit Ziehharmonika gespielt. Als ihm sein Instrument wieder gegeben wurde, blühte er emotional auf und spielte dieses Instrument mit einer „Virtuosität", die – betrachtet man die kognitiven Defizite im Alltag – kaum nachzuvollziehen war und die sowohl dem Personal als auch den Mitpatienten große Freude bereitete. Er zeigte sich emotional stabiler und im Alltag besser orientiert.

**Beachte:**

Die Arbeit mit kreativen Medien wie Musik, Film, usw. muss für Patienten eine Erleichterung darstellen und zu einer Symptomverbesserung führen und darf keinesfalls anstrengend und irritierend sein. Die kreative Leichtigkeit geht sonst verloren.

### 4.2.19 Lebensrückblick als Fotodokumentation

Für die Erstellung eines Lebensrückblicks können auch sogenannte Fotodokumentationen herangezogen werden, die ein Abbild des gesamten, bisherigen Lebenslaufs geben. Dies ist natürlich nur bei Patienten möglich, die über entsprechende Fotoalben verfügen, insbesondere auch über Bilder aus der (frühen) Kindheit, Jugend und Pubertätszeit. Die Arbeit mit Fotodokumentionen ist durch den Patienten selbst relativ einfach durchzuführen, auch außerhalb der Therapie. Die Patienten erleben so Selbstwirksamkeit und Autonomie. Zusätzlich werden wichtige Erfahrungen zwischen den einzelnen Therapiesitzungen gemacht und der Therapieverlauf (Therapietransfer) damit besonders gut unterstützt. Die Erstellung von Fotodokumentationen hat den Vorteil, dass die Patienten dadurch *besonders intensive* Erinnerungen an die Psychotherapie beibehalten und Rückfälle verhindert werden können (wie z. B. Erinnerungen an die Verarbeitung belastender Schlüsselszenen, kognitive Umstrukturierung, Veränderungen von Einstellungen, Verhaltensübungen zur Selbstsicherheit, Anwendung imaginativer Verfahren, u. Ä.).

Bei der Arbeit mit Fotodokumentationen können die Patienten gut die Entwicklungsschritte hin zu einer gereiften Persönlichkeit erkennen. Sie können die Erfahrung machen, dass *„trotz allem"* die Entwicklung ihrer Person weitergegangen ist. Patienten können erfahren,

- dass sie Schwierigkeiten überwunden haben,
- dass sie auch ohne therapeutische Unterstützung ihre einzelnen Lebensphasen bewältigt haben und den Entwicklungsprozess wertschätzen,
- dass die Wahrscheinlichkeit vorhanden ist, auch weitere, angenehm erlebte Situationen aufzudecken (Fotos werden üblicherweise bei geselligen und fröhlichen Anlässen gemacht).

Im Folgenden wird das Beispiel eines Lebensrückblicks in Form einer Fotodokumentation vorgestellt.

**Fallbeispiel 18: Lebensrückblick als Fotodokumentation**

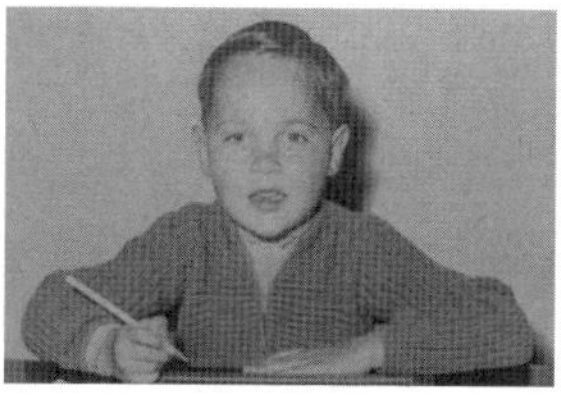

**Foto 1**
1957: Einschulung

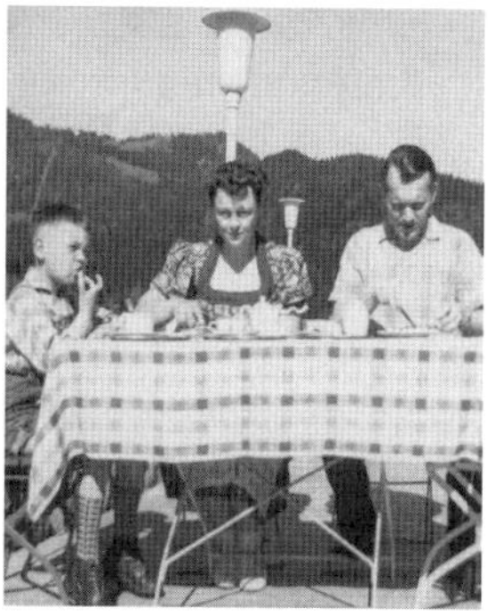

**Foto 2**
1958: Am Spitzingsee

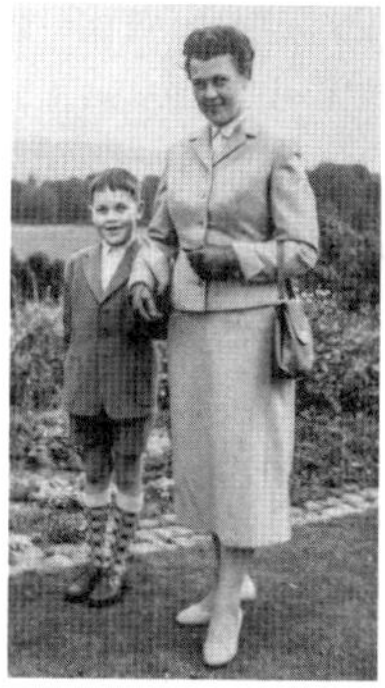

**Foto 3**
1959: Sonntagsspaziergang

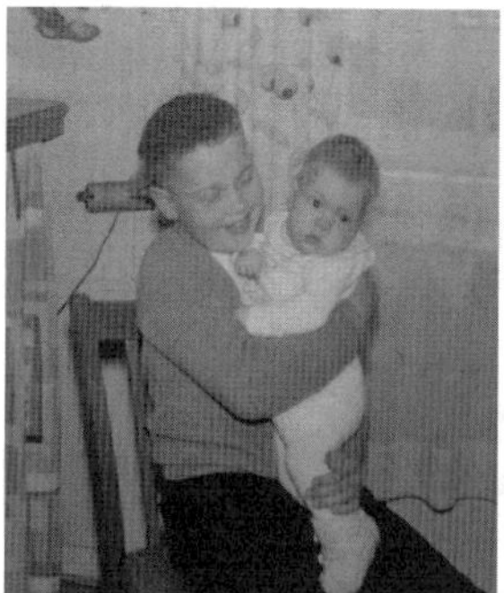

**Foto 4**
1961: Mit dem Bruder

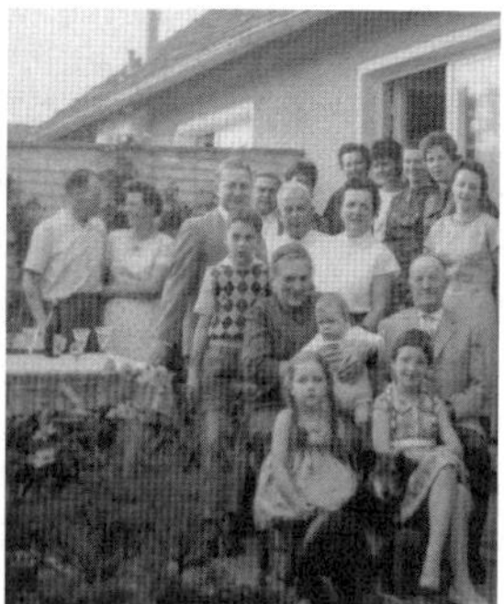

**Foto 5**
1961: Mit der Familie in Göttingen

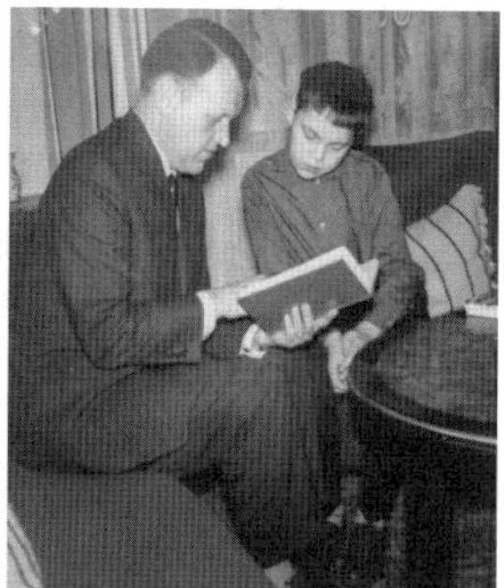

**Foto 6**
1962: Mit dem Vater in Kassel

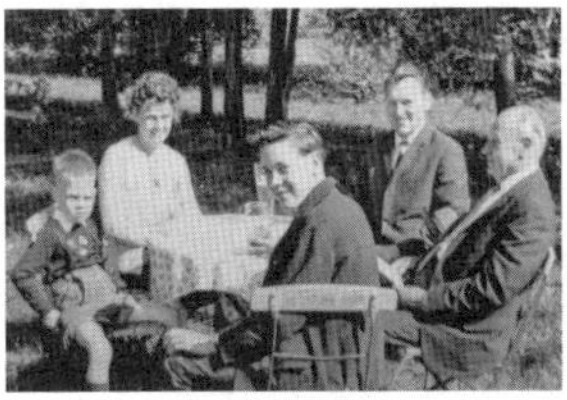

**Foto 7**
1966: Auf der Kugleralm

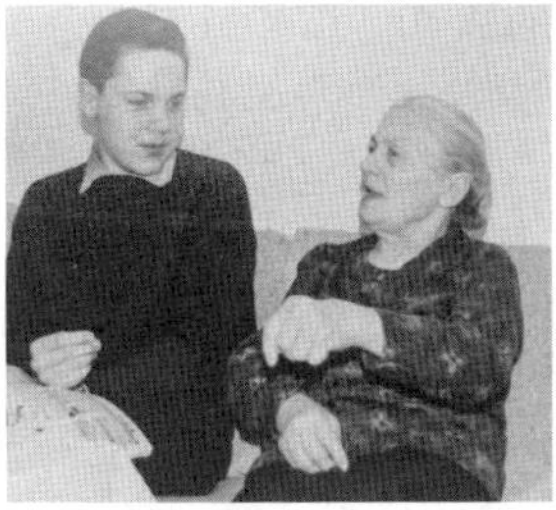

**Foto 8**
1967: Mit der Großmutter

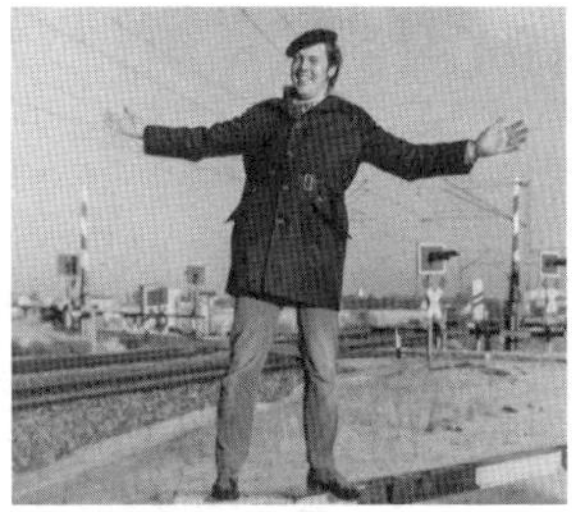

**Foto 9**
1971: Beim Hobby

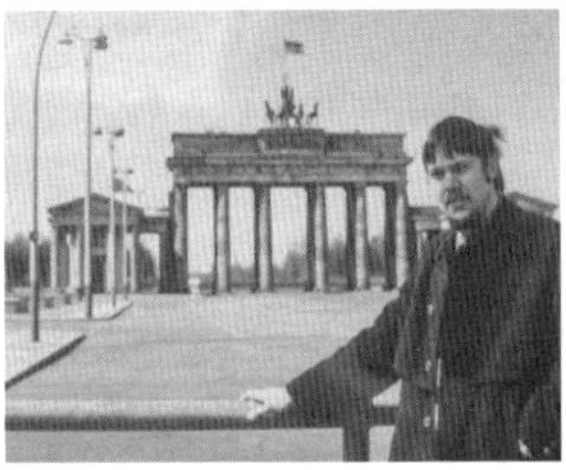

**Foto 10**
1972: in Berlin

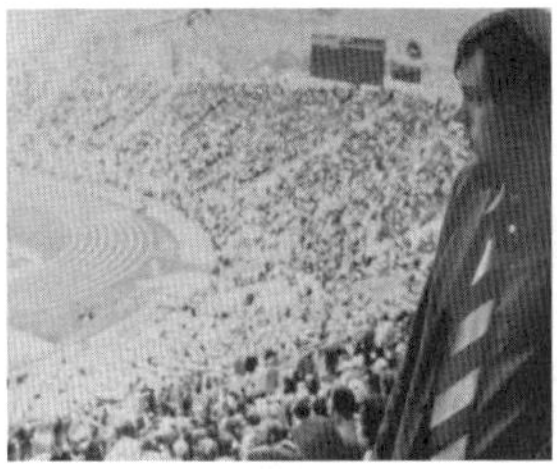

**Foto 11**
1972: Olympiade München

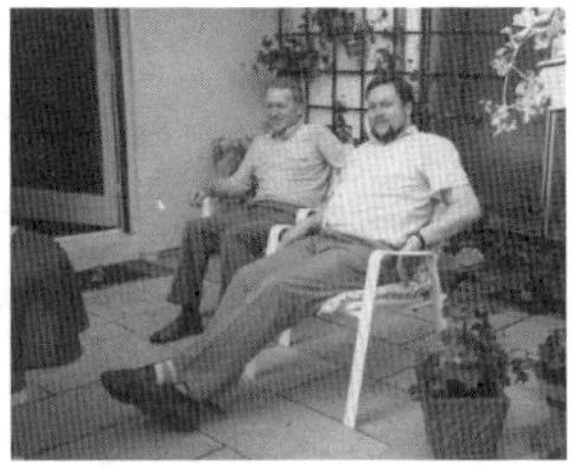

**Foto 12**
1986: 35. Geburtstag

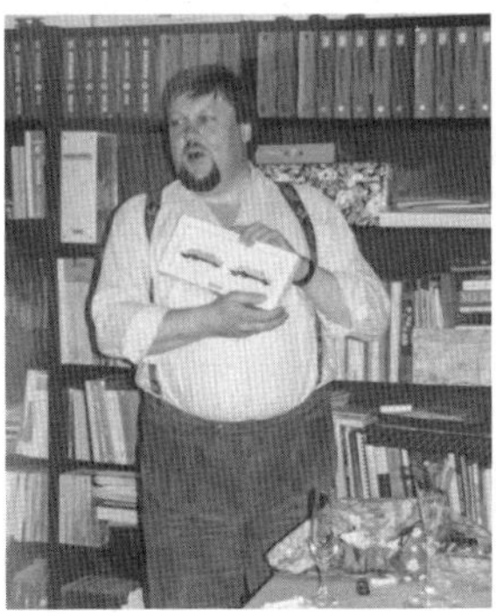

**Foto 13**
1991: 40. Geburtstag

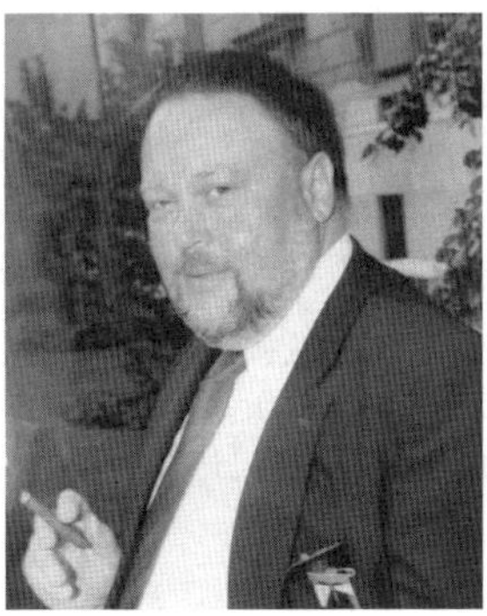

**Foto 14**
2009: Offizieller Anlass

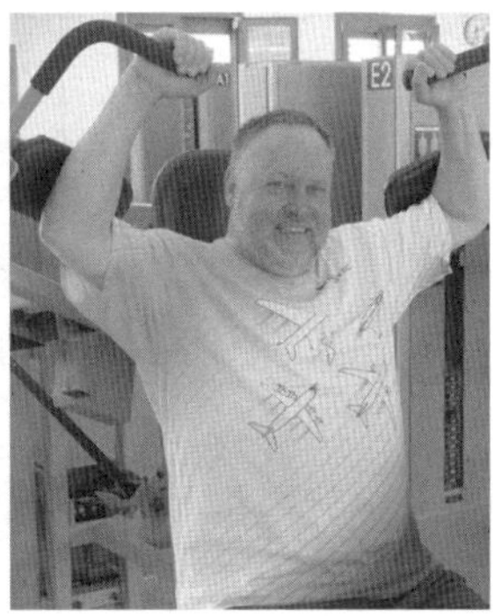

**Foto 15**
2014: Beim Training

Der Patient (depressive Episode mittelschwer; Rentner; zwei Kinder; ehemals Ingenieur; Alkoholabusus bis Mitte 40, seitdem abstinent) schildert die in Tabelle 8 aufgelisteten Empfindungen zu seiner Fotobiografie.

**Tabelle 8:** Fotodokumentation – Empfindungen des Patienten

| Foto | Empfindungen |
|---|---|
| 1 | – aufregend<br>– großer Tag<br>– Fr. Ilse Lehmann, gute Lehrerin, dankbar<br>– sanft und einfühlend<br>– Halt und Freiheit bekommen |
| 2 | – *braves* Einzelkind in Lederhose |
| 3 | – furchtbar kurzer Sonntagsanzug<br>– spießig, bürgerlich<br>– „Was die Nachbarn sagen“ |
| 4 | – Stolz, aber entthront nach zehn Jahren Einzelkind<br>– Brüderlein, Konkurrenz erst später<br>– in diesem Bild noch nicht ausgelebt<br>– „Besitzerstolz“, keine Bruderliebe<br>– er der mit dem Spielbein<br>– „Ich der große Bruder“ |
| 5 | – Großfamilie<br>– mucksmäuschenstill + haben angeschaut, wie die Alten sich besoffen haben<br>– Tante Ella und schlesische Lieder<br>– schöne Erinnerungen an ein bürgerlich-spießiges Familienleben<br>– lebe ich jetzt nicht mehr so in meiner Familie |
| 6 | – Belehrendes, gestellt<br>– Vieles versucht fernzuhalten<br>– er selbst angstbesetzt, sehe ich im Nachhinein<br>– er zwanghaft, für mich Zwangsjacke |
| 7 | – geliebter Opa, *schön* gekleidet<br>– Erinnerungen an seine Herkunftsorte im Osten<br>– warmherzig |
| 8 | – noch warmherziger mit der Oma<br>– viele Geschichten, das ist *meine* Oma |
| 9 | – zur Bundeswehrzeit, richtig glücklich<br>– mein Hobby die Eisenbahn |
| 10 | – Ostberlin, Verwandte dort<br>– da wurde ich „erwachsen“, Freundin gehabt<br>– Sex verklemmt → die bürgerliche Familie<br>– Aufbruch, eigenes Geld |

**Tabelle 8:** Fortsetzung

| Foto | Empfindungen |
|---|---|
| 11 | – Schlussfeier<br>– Bereichsleiter „allgemeine Dienste" im Organisationskomitee der olympischen Spiele<br>– habe die Spiele mitgestaltet<br>– viele interessante Erfahrungen, stolz auf mich<br>– neige zum Angebertum<br>– Gunst, die das Leben mir erwiesen hat<br>– Respektsperson – BW-Major, der weint (nach dem Attentat)<br>– erwachsener Mann – Folge des Attentats auf „meine" Spiele |
| 12 | – Sohn: 3, Tochter: 5, seltsame Sorgen, den Alten (Vater) überholt, Kontrapunkt zu Nr. 6 |
| 13 | – schon in Firma gefeiert, schon angeschickert<br>– Bauch wächst noch mehr an<br>– da schon an Abstürzen zugesoffen<br>– dem Suff anheimgefallen und den Druck in der Firma habe ich „geflutet"<br>– angedrohte Scheidung der Frau → Psychotherapie 1. Mal<br>– *Es ist vorüber.* |
| 14 | – am Schluss der Laufbahn<br>– *Ich stelle was dar.*<br>– Berufsleben ist geglückt trotz allem<br>– offizieller Anlass<br>– Zufriedenheit mit mir selbst |
| 15 | – Ich achte jetzt auf meine Gesundheit.<br>– will gesund älter werden, geistig, körperlich<br>– Fotocommunity bereichert mich<br>– neue Inhalte<br>} **Erfolge!** |

Zum Abschluss der Therapie beschreibt der Patient seinen Erfolg u. a. folgendermaßen:

**„Zunächst fiel ich in ein Loch.**

Ich hatte große Pläne für Bücher, die noch zu schreiben sind, über mein Hobby Eisenbahn, und wollte natürlich auch das Hobby selbst – Eisenbahn-Fotografieren – vertiefen. Aber zunächst fiel ich ‚in ein Loch', als ich zwei Wochen nach Beginn der ‚passiven Phase' meiner Altersteilzeit auf einer Medien-Veranstaltung gefragt wurde, wer ich sei und für wen oder was ich da stehe … und merkte: ‚Du bist jetzt ein has-been, wenn Du Dich immer noch mit Deiner alten Wichtigkeit ernst nimmst.‘ Das ging mir dann noch zwei- bis dreimal so, und dann habe ich mich einerseits professioneller psychologischer Hilfe versichert, und zum anderen kam als Glücksfall der Umstand, dass ein Luftfahrtmuseum kurzfristig für zwei Monate PR-Hilfe brauchte, und ich – wie meine Frau sagte – da ‚mal wieder ein Wichtiger‘ war. Ich war dann sogar froh, dass dieser Job bald vorüber war, aber das hat mir geholfen, vom alten Leben kommend mehr auf Abstand zu gehen und zu mir selbst zu finden. Ich habe für zwei Buchprojekte gar einen Verleger gefunden, komme jetzt aber mit den Recherchen noch nicht weiter – doch das wird schon noch. Ich habe mein Hobby intensiviert und bin einer ‚fotocommunity‘ beigetreten, wo ich bereits viel gelernt habe, aber auch viel Zeit mit Fotografieren (in der Landschaft), Fotoarbeiten und Posten sowie regem Austausch verbringe.

Dabei habe ich neue – schöne – Bekanntschaften gemacht, und zugleich den Kontakt mit alten Freunden intensiviert, hingegen den zu den meisten früheren Kollegen einschlafen lassen. Daheim bin ich nun auch mehr Partner für meine Frau als je zuvor, auch in die Hausmann-Rolle bin ich peu à peu hineingewachsen und kann mich inzwischen freuen, wann ich da auch schon was ‚geschafft‘ habe, und dies nicht nur als lästige Pflicht abtun. Für meine Frau und die [erwachsenen, auch weiter weg wohnenden, aber ledigen] Kinder bin ich öfter ‚da‘ … natürlich geht ihr nun das Fotografieren und Herum-Touren dafür und vor allem das wirklich zeitaufwendige ‚Hängen an der Kiste‘ [sprich: am Computer] manchmal zu weit, doch im Großen und Ganzen ist das auch für sie OK. Ab und zu haben wir beide durch zu große Nähe noch eine ‚Überdosis‘ vom anderen – doch die meiste Zeit genießen wir es, dass wir nun mehr von uns haben. Das ist verbunden mit mehr Unternehmungen zu zweit, und wenn es hierbei manchmal ‚nur‘ der öftere Besuch im Eiscafé ist … Sie meinte auch, dass ich nun – nach gut eineinhalb Jahren ‚Entwöhnung‘ vom Berufsleben – mich schon besser selbst organisieren kann, und selbst wenn hier noch einiges an ‚Raum zur Optimierung‘ vorhanden ist, glaube ich auch, dass ich auf einem guten Weg bin, und dass ich vor allem meine neuen Möglichkeiten und Freiheiten genieße.

**Was haben Sie Neues gelernt?**

Waschen – Trocknen – Bügeln, ein wenig Kochen, fotografisch einen besseren Blick fürs Motiv, und bereits ein bisserl im Feld der Bildbearbeitung …“

Die Veränderungsschritte, die durch seine aktive Mitarbeit und Reflexionsfähigkeit in der Entwicklung weg von Symptomen und hin zur gesunden Persönlichkeit gemacht wurden, sind in seinen Kommentaren für beide – Patient und Therapeut – unmittelbar erkennbar.

### 4.2.20 Das Lebensrückblickprogramm von Anne Pot und Iris Asch

Soll eine Lebensrückblick-Intervention im Gruppensetting durchgeführt werden, kann dazu das Programm von Pot und Asch (in Maercker & Forstmeier, 2013) genutzt werden. Das Programm besteht aus 12 Sitzungen, in denen verschiedenen Themen aufgegriffen werden: Mein Name, Gerüche aus der Vergangenheit, Häuser, in denen ich gelebt habe, Meine Ressourcen erkennen, Hände, Fotos, Freundschaft, Ausgleichen positiver und negativer Gedanken und Gefühle, Wendepunkte, Wünsche und Sehnsüchte, Die Zukunft in mir und Identität (vgl. Abbildung 13). Das Programm eignet sich insbesondere für Gruppentherapien mit älteren depressiven Patienten. Dies, da durch die Klarheit der Themen und die strukturierten Inhalte auch Patienten mit leichten kognitiven Defiziten, wie sie typisch bei Depressionen im Alter sind, der Aufgabe folgen können. Der Austausch in der Gruppe fördert kreative Energien bei den Patienten, die gleichzeitig antidepressiv wirksam sind. Eine ausführliche Beschreibung des Programmes findet sich in Maercker und Forstmeier (2013).

**Zusammenfassung:**

- Lebensrückblicke zu erstellen, ist *keine* Idee von Psychotherapeuten, sondern schon immer ein Grundbedürfnis von Menschen.
- Lebensrückblickverfahren sind kreative Verfahren, die emotionale Verarbeitungsprozesse in der Therapie besonders fördern.
- Bietet es sich im Verlauf einer Therapie an, eine Lebensrückblickintervention durchzuführen, sollten dem Patienten das Verfahren und die damit verbundenen Ziele zunächst genau erläutert werden und geklärt werden, ob der Patient wünscht, einen Lebensrückblick zu erstellen.
- *Achtung:* Zahlreiche ältere Patienten (>75 Jahre) möchten keinen Lebensrückblick zu ihren Kriegstraumata und den Mühen der Nachkriegszeit erstellen!
- Bei sogenannten stark „problembehafteten" Gesamtlebensläufen ist ein Lebensrückblick meist kontraindiziert.
- Es ist zu empfehlen, dass Psychotherapeuten aus der Vielfalt der zur Verfügung stehenden Lebensrückblickverfahren diejenigen Methoden auswählen, die auch gut zu ihrem eigenen Arbeitsstil gut passen.

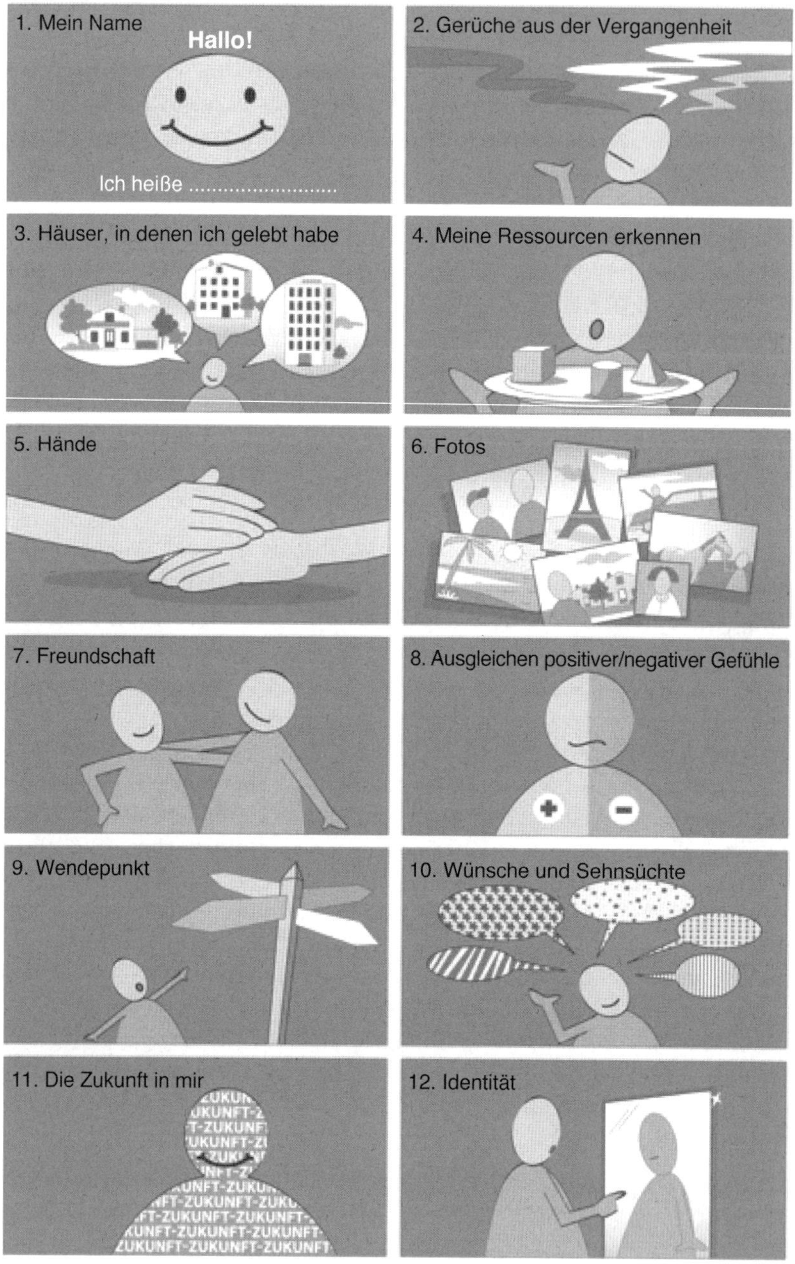


**Abbildung 13:** Lebensrückblick-Gruppenprogramm – Die Themen der 12 Sitzungen nach Pot und Asch (vgl. Maercker & Forstmeier, 2013; © Illustration: Roman Lang)

# 5 Anwendungsfelder

Die Arbeit mit biografischen Erfahrungen und prägenden Ereignissen im Lebenslauf ist Inhalt jeder Therapie. Sie wird jedoch *je nach Störungsbild* unterschiedlich intensiv ausfallen.

**Allgemeine Ziele der Bearbeitung biografischer Erfahrungen und des Lebenslaufs:**

- Die verhaltensanalytische Erfassung des Zusammenhangs von Biografie und Störungsbild im Rahmen basaler Psychoedukationsmaßnahmen.
- Ein Verständnis für Einstellungen, Grundannahmen und Vorstellungen im Zusammenhang mit dem Störungsbild aufgrund der biografischen Ereignisse ermöglichen.
- Die mögliche Veränderung problematischer Vorstellungen, Einstellungen und Grundannahmen über sich und die eigene Person, um zu einem adäquaten Selbstbild zu gelangen.
- Den oft eingeengten Blick auf die Problematik erweitern sowie die Stärken, Schwächen und Ressourcen des Patienten erfassen. Die Patienten sollen einen Blick dafür bekommen, was in ihrer Lebensgeschichte außer den Störungsaspekten noch wesentlich und auch *gut* gewesen ist.
- Die Patienten können ihre „Gewordenheit", ihr Gesamtbild betrachten in Bezug auf die eigene Person, externe Ereignisse, genetische Grundbedingungen, ihre Sozialisation von Kinder- und Jugendzeit bis hin ins jungen Erwachsenenalter, Beziehungserfahrungen, ihre berufliche Sozialisation und berufliche Erfahrungen, Erfahrungen mit Sozialkontakten und aktuelle Lebensbedingungen.
- Mit problematischen Geschehnissen abschließen und Frieden mit sich selbst schließen aufgrund der Erfahrung, dass Geschehenes geschehen ist, dass Fehler bereinigt werden können und dass es möglich ist, Erlebtes als Überlebtes zu benennen und zu empfinden. Damit wird ein Blick auf zu Veränderndes deutlich sichtbar (sowohl in der Person als auch im Verhalten, in äußeren Bedingungen, in der Gestaltung von Kontakten und dem Alltag) und somit eine weitere Zielfindung für die Psychotherapie erleichtert.

**Beachte:**

Bei den *posttraumatischen Belastungsstörungen* und *Persönlichkeitsstörungen*, deren Entwicklung stark von Erfahrungen mit sehr schwierigen Kindheitserlebnissen gefärbt ist, ist ein biografisches Arbeiten und die Anwendung emotional-aktivierender Verfahren Standard.

Die intensive Arbeit mit biografischen Erfahrungen und den spezifischen Lebensrückblickinterventionen richtet sich somit auf:

- die Verbesserung des Selbstwerts,
- eine mögliche Selbstwerterhöhung,
- die Verbesserung sozialer Fertigkeiten,
- die Verbesserung interaktioneller Fertigkeiten,
- eine Erhöhung der Selbstwirksamkeit,
- den Umgang mit negativen und positiven Erfahrungen (emotional und kognitiv),
- die Modulation von Persönlichkeitsanteilen,
- das Erlernen und/oder Vertiefen von Copingfertigkeiten,
- einen wesentlich differenzierten und erweiterten Blick auf die Gesamtperson,
- das Wissen und auf Techniken zur Rückfallprophylaxe.

Die Verarbeitung problematischer Erfahrungen setzt Energien frei, welche bisher gebunden waren. Der Überblick über die Gesamtheit des Geschehens bei einer Person und über ihre Ziele ermöglicht einen differenzierten, aber auch exakter fokussierten Blick auf das Wesentliche im Leben. Somit eröffnen sich Perspektiven für die Zukunft und die Gebundenheit an die Vergangenheit, die bisher als nicht änderbar wahrgenommen wurde, kann gelöst werden. Dies führt häufig zu einer Erweiterung der Erfahrungen und der Wahrnehmung von Möglichkeiten, die bisher übersehen wurden. Dies erhöht wiederum die Lebensqualität und das Erleben von Selbstwirksamkeit. Wie in mannigfachen Studien zu Psychoedukation gezeigt wurde (Pitschel-Walz et al., 2003), wird durch biografisches Arbeiten und Arbeiten mit Lebensrückblicken zusätzlich das Repertoire der Behandlungsmaßnahmen so erweitert, dass sich die Wirksamkeit der Psychotherapien erhöht und psychotherapeutische Interventionen vertieft greifen.

In den folgenden Kapiteln werden nun Spezifika des biografischen Arbeitens und des Lebensrückblicks bei einzelnen Diagnosegruppen besprochen.

## 5.1 Anpassungsstörungen

Bei den Anpassungsstörungen haben einzelne mittel bis schwere Lebensereignisse die Bewältigungsenergie des jeweiligen Patienten überfordert. Die Patienten haben bisher meist ein unproblematisches Leben geführt, d. h. es war relativ frei von traumatischen oder schwer belastenden, biografischen Ereignissen, ist jedoch auch häufig von einem Mangel an Copingfertigkeiten für schwierige Lebensereignisse gekennzeichnet. Es bietet sich an, Lebensrückblickinterventionen als einen Baustein im gesamten Therapieverlauf zu integrieren. Bei Anpassungsstörungen eignet sich eine einfache Darstellung des Lebensrückblicks, um den Patienten zu verdeutlichen, über welche Copingfertigkeiten sie bereits verfügen, um mit dem schwierigen Ereignis umgehen zu können. Die Darstellung der Lebenslaufkurve ermöglicht es dem Patienten, einen Blick auf die Schwere des Ereignisses zu werfen und gleichzeitig zu einer Einordnung in das bisherige „gute" Leben zu gelangen. Das Geschehene kann somit *relativiert* und als *Ausnahme* in einem Leben betrachtet werden, welches ansonsten aus vielen guten Jahren bestand. Das folgende Beispiel soll dies veranschaulichen:

**Fallbeispiel 19: Anpassungsstörung**

Die 35-jährige, verheiratete Patientin berichtet von einer beruflichen Problematik, die sie aus der Bahn geworfen habe.

Sie habe bisher als Silberschmiedin in einer Werkstatt für technische, feinmechanische Geräte gearbeitet. Sie habe diesen Beruf immer geliebt, er sei nun jedoch überflüssig geworden, da die Arbeiten, die sie durchführt, zwischenzeitlich maschinell erledigt werden könnten. Zu ihrem Leid ist diese Maschine auch nicht besonders teuer, sodass der Chef der Werkstatt diese ohne Probleme anschaffen und einführen konnte. Die Maschine kann von einer ungelernten Kraft bedient werden, sodass sie jetzt vor die Frage gestellt ist, ob sie die Arbeit für einen geringeren Lohn weiter durchführen oder sich nach einer anderen Arbeit umsehen will. Sie habe sich infolgedessen einlernen lassen, was innerhalb weniger Tage möglich war, habe jedoch nach etlichen Monaten gemerkt, wie eintönig die Arbeit sei und dass sie so ihren erlernten und geliebten Beruf nie mehr wieder wird durchführen können. Außerdem belastet sie die Tatsache, dass der sehr viel geringere Verdienst, den sie jetzt bekommt, zu einer Rente führen wird, von der sie nie zufriedenstellend wird leben können.

Aufgrund dieser Probleme leide jetzt auch die Partnerschaft und ihr Freund, der ebenfalls als Techniker arbeitet, jedoch sehr viel mehr verdient, dränge sie zur Suche nach einer besser bezahlten Arbeit. Dies wiederum sei jedoch nach ihren bisherigen Erfahrungen recht aussichtslos.

Zusätzlich stünde die Frage im Raum, ob sie nicht doch noch ein Kind wolle. Hier würde sie von dem Freundeskreis stark bedrängt, *„sie solle die Ereignisse in der Firma doch zu einer Familiengründung nutzen"*. Das würde sie stark nerven, da sie keine Kinder möchte und sich dadurch auch einige Freundschaften wesentlich verschlechtert hätten. Sie fühle sich in eine Ecke gedrängt.

Aufgrund der Ereignisse begannen schleichend Grübelattacken, Antriebslosigkeit, sozialer Rückzug, Konzentrationsprobleme und eine massive Selbstwertproblematik.

Die Patientin fertigt den in Abbildung 14 dargestellten Lebensrückblick an.

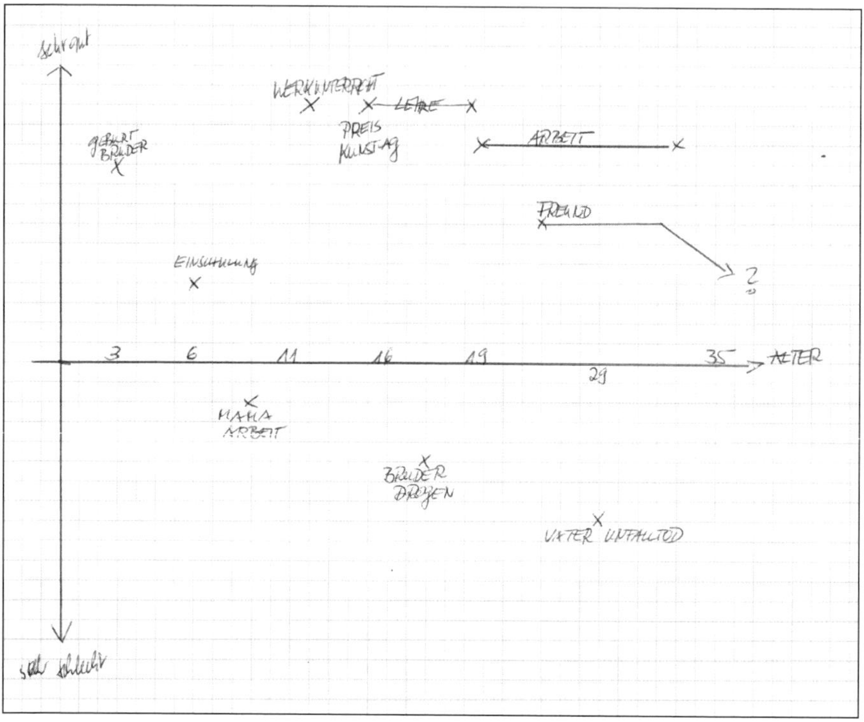

**Abbildung 14:** Lebensrückblick einer Patientin mit einer Anpassungsstörung

Die Patientin erfasst schnell, welche Bedeutung ihr Beruf für sie hat. Highlights in ihrem Leben sind seit dem 11. Lebensjahr alle Tätigkeiten, die damit zu tun hatten. Dazu gehörten bereits der Werkunterricht, ihr erster Preis in der Kunst-AG, die Zeit der Lehre und die bisherige Berufstätigkeit.

Dadurch wird ihr bewusst, dass sie für den Beruf zumindest eine Kompensation finden muss. Dies schaffte sie im Rahmen der Therapie. Sie schließt sich dem Werkbund an und kann dort unterrichten. Belastungen, die ihr bisher nicht bewusst waren und jetzt deutlich wurden, waren die Drogenabhängigkeit des Bruders und der Unfalltod (Absturz beim Klettern) des Vaters. Sie klärte erst im Rahmen des Zwei-Stuhl-Dialogs die Beziehung zum Bruder. Es gelang ihr, wieder mit ihm Kontakt zu finden. Zu Hause wurde er stets als „Normalo" belächelt. Den Unfalltod des Vaters hatte sie „weggesteckt". Schon beim Eintrag in die Kurve wurde ihr deutlich, dass sie nie Abschied genommen hatte. Sie schrieb den *Abschiedsbrief* und brachte ihn in die Berge an die Unfallstelle. Dieses Ritual half ihr, sich gut zu „verabschieden". Die Beziehung zum Freund, die sich massiv verschlechtert hatte, bearbeiteten beide in einer Paarberatung.

## 5.2 Posttraumatische Belastungsstörungen Typ I

Posttraumatische Belastungsstörungen vom Typ I sind charakterisiert durch Traumatisierungen aufgrund eines *einmaligen* Ereignisses. Häufig wird dabei zwischen den Folgen interpersoneller Gewalt und den Folgen äußerer Ursachen, z. B. Naturkatastrophen, unterschieden. Wie Personen die jeweiligen Ereignisse verarbeiten, ist individuell stark unterschiedlich. In Studien wurde mehrfach danach gesucht, welche Unterschiede sich bei Personen finden lassen, die aufgrund eines extremen Lebensereignisses eine posttraumatische Belastungsstörung entwickeln und solchen, die trotz des Ereignisses weiterhin ein gutes Leben führen können. Bereits dieser Hinweis aus der Fachliteratur lässt uns daran denken, dass wir bei Patienten mit posttraumatischen Belastungsstörungen eruieren müssen, welche eventuellen Erfahrungen aus der Biografie bewirkt haben, dass es nicht möglich war, die Belastung ohne Hilfe zu verarbeiten und was dazu beigetragen hat, dass sich die pathologische Symptomatik entwickelt hat.

**Beachte:**

Bei der biografischen Arbeit ist äußerste Vorsicht dahingehend geboten, dass Patienten durch das Erfragen der biografischen Daten nicht den Eindruck gewinnen sollten, dass sie unfähig seien, mit der Belastungssituation umzugehen und sie sozusagen „schuld“ an ihrer Symptomatik seien.

Noch vor der detaillierten Besprechung biografischer Ereignisse oder der Anwendung von Lebensrückblickinterventionen ist natürlich eine unmittelbare Behandlung der Symptomatik der posttraumatischen Belastungsstörung Typ I erstes Therapieziel. Im Rahmen der Therapie ist es sinnvoll, zusätzlich folgende Maßnahmen durchzuführen:

- Psychoedukation, insbesondere Informationen zur Normalität der psychischen Reaktionen,
- Selbstbeobachtungsbögen zur Erfassung von Problemsituationen,
- Ressourcenaktivierung,
- Erfassen von Stabilisierungsstrategien,
- Zeit für Stabilisierung geben.

**Beachte:**

Die Arbeit mit der Biografie und spezifisch mit Lebensrückblickinterventionen bei posttraumatischer Belastungsstörung Typ I ist sorgsam im Therapieplan abzuwägen. Unerlässlich ist die Besprechung mit den Patienten, *weshalb* und *wann* diese Intervention eingeführt werden soll.

Die Tatsache, dass Personen mit einer posttraumatischen Belastungsstörung Typ I die Erfahrung gemacht haben, hilflos ausgeliefert zu sein und aller Wehrhaftigkeit beraubt durch ein Ereignis gegangen zu sein, bedarf in der Therapie einer Korrektur. Sie müssen hier erfahren und erleben, dass sie stets mitbestimmen können, welche Themen und welche Behandlungsmaßnahmen in welcher Reihenfolge und mit welcher Absicht durchgeführt werden. Die biografische Arbeit und Lebensrückblickintervention sind hier eindeutig darauf gerichtet, auf bereits schwierige Erlebnisse in der Vergangenheit zu rekurrieren und eine Bewusstheit für vorhandene Bewältigungsfertigkeiten und Stärken zu erstellen. Diese Ressourcen sollen durch die Arbeit mit biografischen Verfahren und Lebensrückblick eine Aktivierung erfahren, um sehr bald wieder ein Empfinden von Integrität und Normalität beim jeweiligen Patienten zu ermöglichen.

Am Beispiel einer 36-jährigen Frau mit einer posttraumatischen Belastungsstörung mit zusätzlicher trauma-kompensatorischer Symptomatik soll der Einsatz von biografischem Arbeiten und Lebensrückblick erläutert werden.

**Fallbeispiel 20: Posttraumatische Belastungsstörung Typ I:**

Die 36-jährige, verheiratete Grundschullehrerin (derzeit ohne Arbeit) wird nach der Totgeburt einer Tochter von der Frauenärztin an uns verwiesen.

Sie habe zwei Tage im achten Monat der Schwangerschaft den Eindruck gehabt, dass ihr Kind nicht mehr lebe. Mehrere Anrufe bei der behandelnden Gynäkologin hätten stets zur Antwort geführt, dass sie sich sicher täusche. Sie sei daraufhin so unsicher geworden, dass sie in die Frauenklinik gegangen sei. Dort wurde festgestellt, dass das Kind verstorben ist. Daraufhin habe sie das Kind gebären müssen. Dies sei alles etwas hektisch, jedoch gut begleitet verlaufen. Sie habe die Geburt emotional als sehr schmerzhaft empfunden.

Ihr Mann arbeitet als Ingenieur im Flugzeugbau und ist deswegen häufig im Ausland unterwegs. Auch zu der beschriebenen Zeit war er nicht zu Hause, sodass die Patienten allein war. Das Alleinsein dauerte recht lang, da es für ihn schwierig war, einen Rückflug zu finden. Sie wurde von der begleitenden Hebamme und dem Gynäkologen dazu angeleitet, Abschied von ihrem Kind zu nehmen und hat dies nach der Geburt auch getan. Irgendwie schien ihr das dann alles, trotz der Hektik und der begleitenden körperlichen Erschöpfung, ein „normaler" Verlust.

In den Tagen danach wurde ihr ihre Tochter jedoch andauernd wiedergebracht, obwohl sich die Patientin dies verbat. Sie war mit einer anderen Mitpatientin in einem Zimmer, die ihr Kind ebenfalls verloren hatte. Leider konnte diese kein Deutsch, sodass sie sich mit ihr nicht austauschen konnte. Als besonders schrecklich ist ihr in Erinnerung, dass mehrfach erwähnt wurde *„wir bringen das Kind wieder in die Kühlung"* und *„wir holen das Kind aus der Kühlung"* und dass ihr Wunsch, das Kind nicht mehr zu sehen, nicht befolgt wurde. Weiterhin erinnert sie sich erschüttert an die äußeren Veränderungen bei dem Baby.

Sie konnte dann durch die Hilfe ihrer Mutter, die eigens aus Frankreich angereist war, das Krankenhaus etwas früher verlassen und entwickelte fünf Wochen danach Symptome eines extremen Hyperarousal. Sie konnte ihren drei Jahre alten Sohn kaum noch anrühren oder sich mit ihm beschäftigen. Sie schickte ihren Mann weg, hatte Flashbacks vom Kreissaal und den ersten Berührungen mit dem toten Baby, Alpträume, unruhigen Schlaf und ständig aufkommende Fantasien, dass auch sie plötzlich an einem Herzversagen sterben könnte. Dies war begleitet mit Attacken von Schweißausbrüchen und einem übermäßigen Beobachten des Pulses.

Sie besuchte daraufhin mehrere Kardiologen, die ihr stets bestätigten, dass ihr Herz gesund sei. Sie konnte das jedoch nicht glauben. Sie war nicht mehr ohne Handy unterwegs, programmierte die Notrufnummer als erste Nummer in ihr Handy ein und es war ihr schlecht möglich, mit ihrem Sohn allein Unternehmungen zu machen. Sie bekam Angst und Schweißausbrüche, wenn sie an U-Bahn- und S-Bahnstationen Defibrillatoren sah und entwickelte eine Gereiztheit gegenüber ihrem Mann, die sich zunehmend verstärkte.

Das Bedürfnis des biografischen Arbeitens, zusätzlich zu den anderen Verfahren, war bei der Patientin sehr stark ausgeprägt. Dies insbesondere deshalb, weil sie sich selbst nicht mehr wiedererkannte und extrem damit haderte, dass sie sich ihrem Sohn nicht mehr widmen konnte. Sie hatte starke Befürchtungen, dass auch er durch ihr Verhalten Schäden erleiden könne. Sie bevorzugte die Darstellung der biografischen Ereignisse in Form eines Textes:

**„Mein Leben war:**

- Aufwachsen ohne jegliche Probleme.
- Immer ist alles gelungen.
- Die Kinder wurden vor Schwierigkeiten geschont (z.B. wurde ich selbst mit 18 Jahren noch zur Führerscheinprüfung begleitet, damit ich den Weg finde).
- Unproblematisches Zusammensein mit dem zwei Jahre älteren Bruder (noch heute gute Kontakte, keine Auseinandersetzungen).
- Ehe der Eltern einwandfrei.
- Gutes Verhältnis zu Großeltern.
- Stets schöne Ferien.
- Erfolgreiches Abitur.
- Keine Probleme im Studium.
- Immer guter Freundeskreis.
- Bis dato gute Ehe.
- Freude an meiner Arbeit, solange ich diese ausgeführt habe.

- *Lediglich Veranlagung zu Ängsten vor körperlicher Erkrankung* (z. B. wenn ich meinen Mann insbesondere in Entwicklungsländern begleitet habe. Ihn hat das genervt!), *die sehe ich jetzt kritisch.*

*Mein Fazit ist:*
Ich bin nicht vorbereitet auf Probleme!"

In der Darstellung entdeckt sie Ressourcen darin, dass sie die schwierige Ausbildung (nicht inhaltlich, sondern emotional) zur Grundschullehrerin, die durch eine starke Konkurrenzsituation innerhalb der Kommilitonen gekennzeichnet war, gut gemeistert hat. Weiterhin, dass sie einzelne, schwierige Situationen mit den Eltern gut meisterte (insbesondere, als sie und ihr Bruder sich in der Situation befanden, das von den Eltern avancierte Ziel – den Wechsel auf das Gymnasium – nicht zu erreichen).

Zudem bestehen *Ressourcen* dahingehend, dass sie sich in der Situation, als ihr als Ausländerin der Zugang zu ihrem Beruf aus nicht nachvollziehbaren Kriterien seitens des Kultusministeriums extrem schwierig gemacht wurde, konfliktfähig gezeigt hatte.

Außerdem sei sie drei Jahre als Referendarin an einer Brennpunktschule (überwiegend ausländische Kinder, schwierigste familiäre Schicksale) Kollisionen und Konfliktsituationen sehr gut begegnet.

Des Weiteren meint sie bei der Betrachtung ihres Lebenslaufs, dass sie jetzt im Rahmen der Therapie lernen könne, zu wachsen und stärker zu werden. In der Rückschau von einer überbehüteten und bisher vom Schicksal verwöhnten Person könne sie sich zu einer Frau entwickeln, die den Schwierigkeiten des Alltags besser begegnen kann.

Dies erleichtert der Therapeutin, Interventionen zur Exposition einzuführen. Die Patientin meistert die Expositionsübungen auch erfolgreich mit der Motivation *„ich will es schaffen!"*. *Abschiedsrituale* von ihrem Kind ermöglichen es ihr, aufzuhören zu hadern. *Wutexpositionen* gegenüber dem teilweise unsensiblen Personal in der Klinik lassen sie erkennen, dass sie sich wehren und die restliche Anspannung in konstruktive Energie für sich umwandeln kann.

## 5.3 Posttraumatische Belastungsstörungen Typ II – Komplexe Traumafolgestörungen mit rezidivierenden depressiven Episoden

Die Posttraumatische Belastungsstörung Typ II zeichnet sich u. a. aus durch Erlebnisse der schweren Vernachlässigung in der Kindheit, durch häufige sexuelle oder körperliche Gewalt in der Kindheit, durch gestörte Bindungserfahrungen, die sich im Erwachsenenalter erhalten, sowie durch psychisch kranke Eltern, die verhindern, dass Kinder und Jugendliche die Erfahrung machen, in einer sicheren Welt mit einer vertrauensvollen, empathischen Führung zu leben. Dadurch kommt es zu Verunsicherung gegenüber der Welt und im Umgang mit anderen. Betroffene können kein Urvertrauen und Vertrauen in die eigenen Fähigkeiten entwickeln, welches der Kontrolle von Ereignissen dient. Häufig vorhanden sind auch Wahrnehmungsverzerrungen, die sich insbesondere in problematischen Interaktionen zeigen. In der Psychotherapie können die Entstehung und Aufrechterhaltung von Problemverhalten anhand der Abbildung 15 erläutert werden (Greenberg & Paivio, 1997).

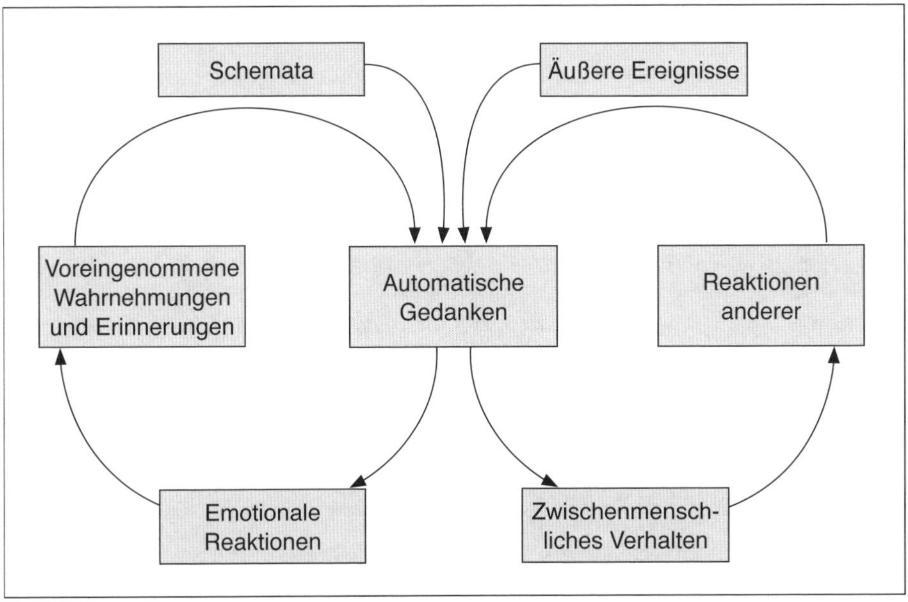


**Abbildung 15:** Entstehung von Problemverhalten (vgl. Greenberg & Paivio, 1997)

**Leitlinien für die biografisch-orientierte Behandlung:**

- Klare, sichere und vertrauensvolle Gestaltung der Therapiebeziehung, die dem Patienten ermöglicht, sich auf Augenhöhe einzubringen. Hierfür ist eine Erfahrung von gleichberechtigter, mitbestimmender Kommunikation und Interaktion nötig.
- Eine unmittelbare Behandlung aktueller Problemsituationen, um zuerst dort Entlastung von Leidensdruck zu gewährleisten.
- Genaue Analyse der problematischen Kindheitssituationen und Situationen in der Jugend und jungen Erwachsenenzeit mit dem Verfahren des Lebensrückblicks (hierbei auch den Fokus auf Ressourcen richten).

- Eine genaue Erfassung der belastenden bis traumatisierenden Erfahrungen mithilfe der Beobachtungsbögen von Newman et al. (1991), um das Wiedererleben problematischer Szenen in der imaginativen Therapie vornehmen zu können (vgl. Kapitel 3.4.12).
- Elternbriefe.
- Elterndialoge.
- Erfassung weiterer, problematischer Interaktionsmuster mit anderen, wichtigen Bezugspersonen.
- Suche nach Personen in der Kindheit und Jugendzeit, die (in einem gewissen Maße) Sicherheit und Normalität gewährleistet haben.
- Suche nach den Überlebensstrategien in der Kindheit und Jugendzeit (*„Was hat dem Kind/dem Jugendlichen geholfen, trotz allem doch eine sichere Umgebung zu schaffen und für sich – auch wenn es nur kleine Momente sind – das Gefühl von Geborgenheit und Vertrautheit zu gewährleisten?“)*. Dies ist insbesondere nötig, um innere Bewältigungsstrategien zu einer doch sicheren Umwelt mit anderen Bezugspersonen (sogenanntes *Hilfs-Ich*) in die Szenen einführen zu können. Dies gelingt besonders mithilfe der Technik des „Imagery Rescripting“ für traumatische Szenen.
- Erfassung vorhandener Stressbewältigungs-/Copingstrategien des Patienten, die ihm ein Funktionieren im Alltag ermöglichen.
- Aufbau eines Ortes innerer Ruhe und Sicherheit über imaginative Verfahren.
- Aufsuchen von angenehmen Aktivitäten und kraftgebenden Beschäftigungen, um Möglichkeiten kennenzulernen, sich innere Ruhe zu verschaffen, um die Autonomie des Patienten zu stärken und um erste Schritte zu mehr Selbstwirksamkeitserleben aufzubauen.
- Wahrnehmungsübungen für jetzige Gefühle.
- Unterstützung in der Wahrnehmung: *„Was ist jetzt anders in der Gestaltung meines Lebens? Wie sind jetzige Personen wodurch anders als diejenigen, mit denen ich früher zusammen war?“*
- Übungen, sich zu trösten, sich zu unterstützen (dies im aktiven Zwei-Stuhl Dialog) und Wunden heilen zu lassen durchführen. Übungen zur Selbstfürsorge bezüglich zukünftiger Ereignisse, die wiederum belastend sein können, verinnerlichen.
- Unterstützung im Wegkommen vom Bild des Opfers hin zu der Person, die überlebt hat und über ihr Leben mitbestimmen kann.
- Aufbau von Zielen für das jetzige Leben und dies auch ganz konkret operationalisieren lassen (keine diffusen Ziele im Sinne von *„ich will, dass es mir jetzt besser geht“*, sondern konkret beschreiben lassen *„wie kann es mir jetzt konkret wodurch besser gehen?“*).
- Vorbereitung des Patienten darauf, dass das Leben eventuell weitere Prüfungen bereithält.

- Genaue und konkrete Erarbeitung von all denjenigen Strategien, welche die Person zur Verfügung hat, um Belastungen zu begegnen. Dies auch im Sinne eines positiv getönten Lebens (*„Was hat mich stark gemacht, um im Leben zu bestehen? Welche funktionale und dysfunktionale Strategien habe ich dadurch entwickelt?“).*
- Begleitend die Erstellung eines Therapierationals (meist im Sinne eines Falldiagramms und Therapiebuchs), um dem Patienten seine Geschichte fassbar und bewältigbar zu machen. Dem Patienten soll so die Bewusstheit des Abschließens mit dieser Geschichte ermöglicht werden (aber nicht im Sinne eines Vergessens – was ohnehin nicht möglich ist – sondern im Sinne eines fruchtbaren Blickes auf die Zukunft).

**Beachte:**

Grundsätzlich gilt bei der Behandlung, dass ein Wechsel zwischen stabilisierenden und eventuell kurzfristig destabilisierenden, emotional-aktivierenden Verfahren, die im Sinne einer Exposition wirken, erfolgen muss. Das Vorgehen kann beim Patienten Zweifel bzgl. der Bewältigbarkeit der Erfahrungen hervorrufen. Deswegen ist bei dieser Behandlung ein ständiger Austausch zwischen Therapeut und Patient über die Sinnhaftigkeit, Fruchtbarkeit und emotionaler, innerer Befindlichkeit des Patienten unerlässlich. Patienten sollen mit dem Therapeuten einen neuen Interaktionsmodus erfahren (ernst genommen werden, sich sicher fühlen), sie sollen Selbstwirksamkeit und Selbstbestimmung erleben und es soll ihnen ermöglicht werden, sich mit den traumatischen Ereignissen in einer sicherheitsgebenden Umgebung (auch manchmal massiv) zu konfrontieren. Der Patient hat stets die Möglichkeit der Mitbestimmung. Somit sind konfrontierende und teilweise kurzfristig labilisierende Erfahrungen möglich beim gleichzeitigen Bewusstsein, dass diese bewältigt und nun durch das erneute Wiedererleben tatsächlich abgeschlossen werden können.

### Fallbeispiel 21: Posttraumatische Belastungsstörung Typ II

Herr F. wird von einem Schulfreund (Psychiater) zur Behandlung überwiesen. Als Hauptsymptom leidet er unter einem Zwang, sich immer wieder im Spiegel anschauen zu müssen, um zu kontrollieren, *„wie ich ausschaue“*. In der Exploration berichtet er von folgenden Kindheitstraumata:

Nach einer ersten glücklichen Zeit des Aufwachens bei den Großeltern, kommt er ab der Einschulung zu den Eltern. Deren Ehe ist konfliktreich, es kommt ständig zu heftigen Auseinandersetzungen. Beide waren auch körperlich gewalttätig. Mit dreizehn Jahren wird er von seinem autoritären Vater zu einer Bergwanderung gezwungen, obwohl die Dorfbewohner massiv davon abraten. Sein Vater stürzt dabei ab. Der Patient braucht lange, bis er Hilfe findet. Die Bergung des Leichnams ist kompliziert und dauert Tage.

Ab diesem Zeitpunkt wird er von der Mutter als Mörder beschimpft, bespuckt, verprügelt und als Versager verachtet. Die Mutter beginnt daraufhin mit dem Missbrauch von Alkohol und Benzodiazepinen. Als der Patient beim Militär ist, tritt sie dort auf und denunziert ihn als Lügner. Als er 23 Jahre alt ist, suizidiert sich die Mutter und erhängt sich an einem Baum im Friedhof. Der Patient muss sie identifizieren und kümmert sich in der Folgezeit allein um seine jüngere Schwester. Beim Medizinstudium versagt er, beruflich bleibt er lange orientierungslos. Halt findet er in der Partnerschaft, aus der auch ein Sohn hervorging. Die Partnerin trennt sich jedoch abrupt von ihm und das Sorgerecht wird dem Patienten aufgrund seiner psychischen Labilität aberkannt. Er darf seinen Sohn nicht mehr sehen. Eine nächste Partnerschaft scheitert dann ebenfalls. Lediglich beruflich kommt er auf die Beine. Der Zwang tritt erneut auf.

Seine Lebenslaufkurve stellt er wie in Abbildung 16 ersichtlich dar:

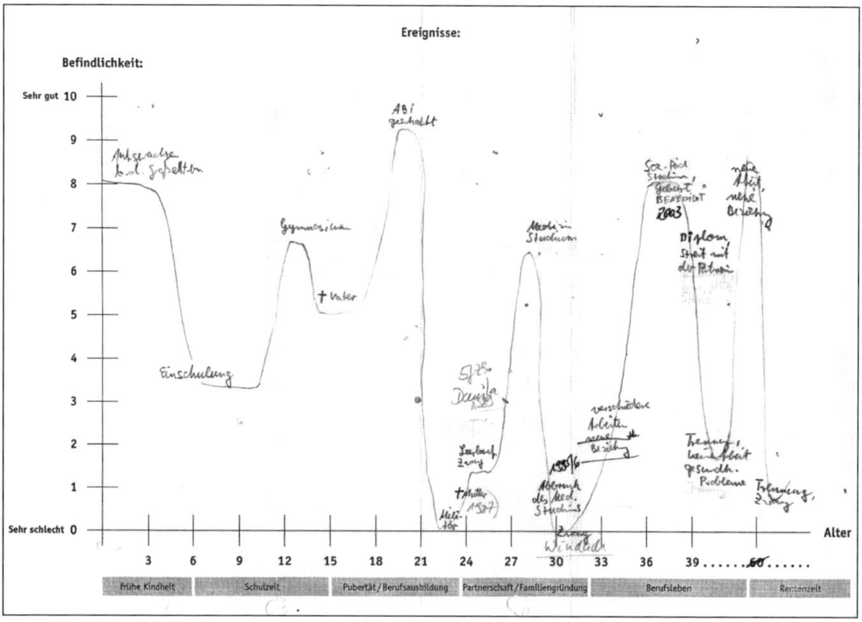


**Abbildung 16:** Lebenslaufkurve von Herr F.

Anhand der Kurve fällt ihm seine Beziehungslosigkeit ins Auge (wenig Trauer um den Vater, Partnerschaften „*oberflächlich*", Verlust des Sohnes). Symbolisch erscheint ihm der Zwang als Suche nach sich selbst. Massive Wut taucht bei ihm auf, er beginnt, endlich „Abschiede" vorzunehmen. Dies auch mit dem *Brief an die Mutter*, den er ihr in das Grab legt.

Er schreibt den Brief (vgl. Abbildung 17) anhand der vorgegebenen Standardfragen (vgl. Kapitel 3.4.10, S. 83).

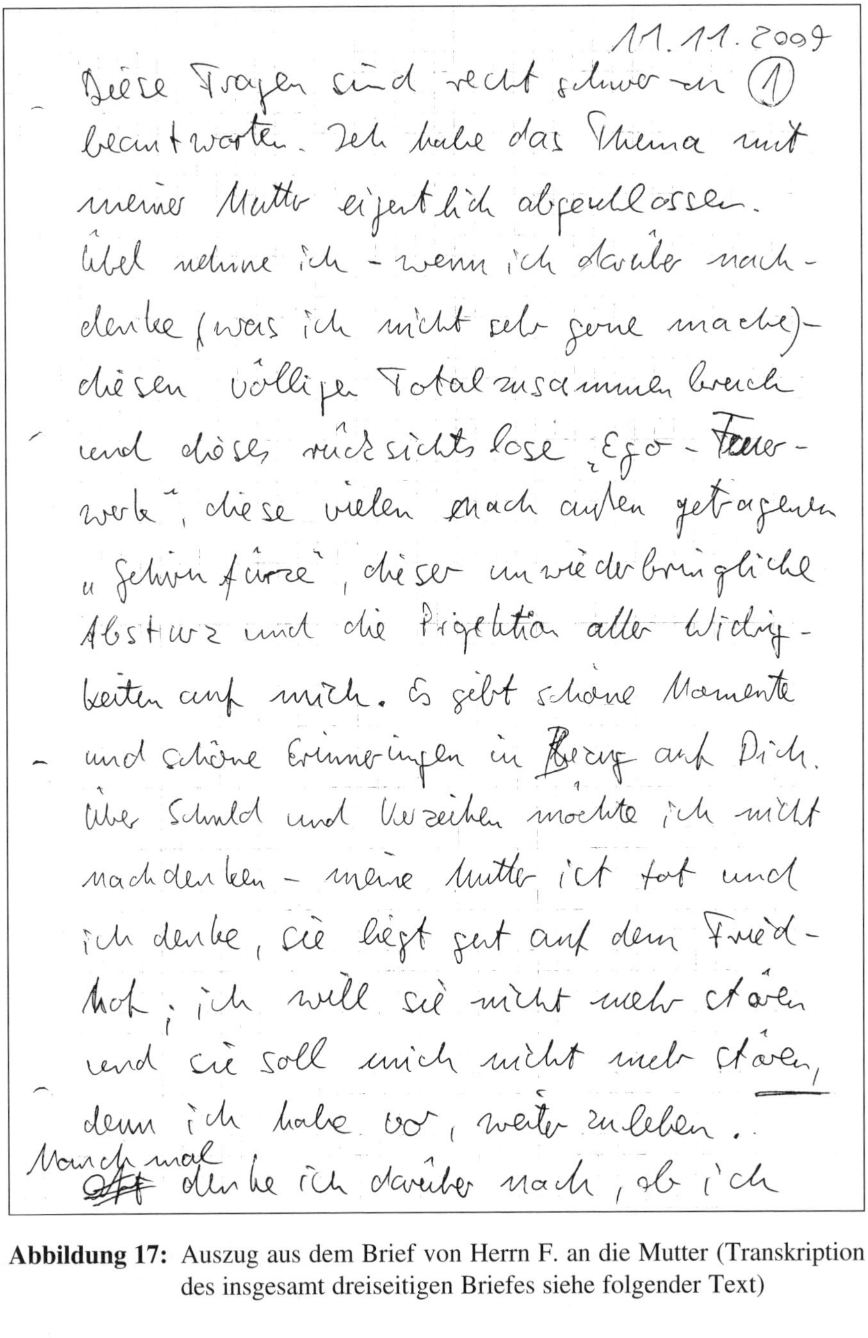
11.11.2009

Diese Fragen sind recht schwer zu (1)
beantworten. Ich habe das Thema mit
meiner Mutter eigentlich abgeschlossen.
Übel nehme ich – wenn ich darüber nach-
denke (was ich nicht sehr gerne mache) –
diesen völligen Totalzusammenbruch
und dieses rücksichtslose „Ego-Feuer-
werk", diese vielen nach außen getragenen
„Gehirnfürze", dieser unwiederbringliche
Absturz und die Projektion aller Wichtig-
keiten auf mich. Es gibt schöne Momente
und schöne Erinnerungen in Bezug auf Dich.
Über Schuld und Verzeihen möchte ich nicht
nachdenken – meine Mutter ist tot und
ich denke, sie liegt gut auf dem Fried-
hof; ich will sie nicht mehr stören
und sie soll mich nicht mehr stören,
denn ich habe vor, weiter zu leben.
Manchmal ~~Oft~~ denke ich darüber nach, ob ich

**Abbildung 17:** Auszug aus dem Brief von Herrn F. an die Mutter (Transkription des insgesamt dreiseitigen Briefes siehe folgender Text)

„11. 11. 2009.

Diese Fragen sind recht schwer zu beantworten. Ich habe das Thema mit meiner Mutter eigentlich abgeschlossen. Übel nehme ich – wenn ich darüber nachdenke (was ich nicht sehr gerne mache) – diesen völligen Zusammenbruch und dieses rücksichtslose ‚Ego-Feuerwerk', diese nach außen getragenen ‚Gehirnfürze', dieser unwiederbringliche Absturz und die Projektion aller Wichtigkeiten auf mich. Es gibt schöne Momente und schöne Erinnerungen im Bezug auf dich. Über Schuld und Verzeihen möchte ich nicht nachdenken – meine Mutter ist tot und ich denke, sie liegt gut auf dem Friedhof; ich will sie nicht mehr stören und sie soll mich nicht mehr stören, denn ich habe vor, weiter zu leben. Manchmal denke ich darüber nach, ob ich meine Mutter wirklich ständig geschlagen habe, wie sie es immer verbreitet hat. Selbst hierüber bin ich mir unsicher und möchte nicht darüber nachdenken – es gab freilich viele körperliche Auseinandersetzungen; ich kann mich nur einmal genau daran erinnern, dass ich sie geschlagen habe. Das Problem ist auch, dass ich diese Auseinandersetzungen verdrängt und teilweise oder fast ganz vergessen habe und will.

Ich möchte in der Zukunft leben und denke hier auch an meinen Sohn Berti. Es geht mir zurzeit nicht sehr gut und ich will gut weiterkommen. Dieser Kampf ist nicht einfach. Irgendwie glaube ich nicht an die Schuld meiner Mutter. Sie war zu schwach, um weiter zu leben – andererseits bewundere ich ihren Selbstmord. Es gehört viel Mut dazu, sich umzubringen und es kann sehr gut sein, dass sich meine Mutter auch deswegen umgebracht hat, und diese Dauerbelastung (zu sehen, dass es immer weiter bergab geht) uns nicht mehr zumuten wollte – konsequent! Wenn ich über gegenseitiges Verzeihen nachdenke, sehe ich immer nur die damalige aussichtslose Situation und gar nicht uns beide. Es war zu schwer. Lass mich in Ruhe – ich brauche Kraft. Ich lass Dich auch in Ruhe und grolle Dir nicht …

Tatsächlich ist dies wirklich mein Wunsch an Dich: Lass mich in Ruhe!"

Durch weitere, intensive *Eltern-Dialoge* und *Wut-Workouts* ermöglicht er sich weitere Abschiede und einen Blick auf den neuen Herrn F. Angelehnt an den Leitfaden zum Wiedererleben traumatischer Szenen (*„Imagery Rescripting and Reprocessing"*; Smucker et al., 1991; vgl. auch Anhang, S. 233) bearbeitet er etliche der traumatischen Schlüsselszenen, die er mit seiner Mutter erlebt hat (so z. B. die nächtlichen, stundenlangen Beschimpfungen, dass er schuld am Tod des Vaters sei). Sein Zurückschlagen (sich wehren) ab dem 18. Lebensjahr kritisiert er danach nicht mehr, sondern sieht darin ein erstes Zu-sich-selbst-kommen. Dabei spürt er weiterhin, dass das ständige durch die Mutter bespuckt werden demütigender war als die Schläge. Als Hausaufgabe macht er Übungen zur *Selbstbeobachtung* bezüglich seiner *Wut*.

Die viel zu hohe körperliche Grundanspannung legt sich deutlich, nachdem er den Brief der *Mutter ins Grab* gelegt hat. Außerdem entwickelt er nach den *Wutexpositionen* im Alltag ein sicheres Gefühl dafür, wann und wie das Zeigen von Ärger durchaus adäquat ist.

## 5.4 Behandlung von Persönlichkeitsstörungen

Im Unterschied zu anderen Störungsbildern sind Grundannahmen/Kognitionen und daraus resultierende, problematische Interaktionen bei Persönlichkeitsstörungen besonders tief verwurzelt. Deshalb ist es gut, mit emotional-aktivierenden Verfahren zu arbeiten. Die Patienten benötigen eine erneute Aktivierung der Affekte und der daraus resultierende Verhaltensweisen, um einen Veränderungsprozess einzuleiten zu können.

Um die verschiedenen Problemfelder beim jeweiligen Patienten bearbeiten zu können, eignen sich hier alle sowohl in der transaktionalen Verhaltenstherapie beschriebenen Verfahren zum Wiedererleben und emotionalen Umstrukturieren als auch die von Beck et al. (1995) beschriebenen Basistechniken (wie der Einsatz von Rollenspielen, das Wiedererleben von Ereignissen aus der Kindheit im Rollenspiel und Rollentausch/Elterndialog unter Verwendung von Schlüsselszenen aus der Kindheit).

Psychotherapien mit Patienten mit einer Persönlichkeitsstörung dauern in der Regel länger, da die Lerngeschichte wesentlich komplexer ist als bei einfachen Verhaltensproblemen. Viele dieser Patienten befinden sich außerdem aktuell häufig in schwierigen persönlichen und familiären Alltags- und Arbeitssituationen. Somit ist ein Arbeiten sowohl mit der Vergangenheit als auch parallel an den aktuellen Problemfeldern notwendig. Da das emotional-aktivierende Arbeiten und auf Fertigkeiten konzentrierte, aktive Arbeiten mit Rollenspielen und imaginativen Verfahren, die ein Wiedererleben problematischer Ereignisse ermöglichen, sehr kräfteraubend ist, ist es unerlässlich, dass die Therapeuten sich regelmäßig Rückmeldung bei den Patienten einholen, um diese nicht zu überfordern. Es ist ein Wechsel zwischen emotional-aktivierenden Verfahren und deren rein kognitiver Analyse notwendig. Dies ist besonders beim ambulanten Arbeiten unerlässlich, da die Patienten weiterhin in ihrem Alltag „funktionieren" sollen und durch die Psychotherapie nicht zu stark labilisiert werden dürfen. Des Weiteren sollte ständig auf sogenannte „Rückfälle" geachtet werden, da die früh gelernten, nicht adaptiven Schemata stabil verankert sind. Sie geben dem Patienten eine gewisse Pseudosicherheit und schützen ihn vor befürchteten, emotionalen Reaktionen. Dies insbesondere immer dann, wenn Patienten bereits in der Kinder- und Jugendzeit mehr oder weniger bewusst gelernt haben, dass sie Gefühle nicht aushalten können.

Besonders bei den Persönlichkeitsstörungen ist es interessant, den Verlauf der Störung und die Auswirkungen über die *gesamte Lebensspanne* hinweg zu beobachten. In einer Metaanalyse untersuchte Ferguson (2010) die Stabilität von Persönlichkeitszügen über die Lebensspanne und die Wirksamkeit von Psychotherapien. Er ist dabei skeptisch bezüglich der Ergebnisse der Therapiestudien. Ferguson betont, dass es durch eine Psychotherapie offensichtlich eher möglich ist, das jeweilige Problemverhalten, aufgrund dessen Patienten in Therapie kommen, zu verändern, als die Persönlichkeitszüge per se. Fiedler (persönliche Mitteilung) sieht dies hingegen anders und weist darauf hin, dass eine gute, psychotherapeutische Behandlung sehr wohl auch Einfluss auf die problematischen Persönlichkeitszüge haben könne. *Moderatorvariablen*, die in den bisherigen Studien zu wenig in Betracht gezogen wurden, sind *kulturspezifische und Gendereinflüsse*.

Im Folgenden werden nun Fallbeispiele zu verschiedenen Persönlichkeitsstörungen präsentiert, um die konkrete Arbeit nachvollziehbarer zu machen.

**Fallbeispiel 22: Paranoide Persönlichkeitsstörung**

Die 68-jährige, spanische Patientin wird vom behandelnden Hausarzt überwiesen. Sie berichtet als Anlass für die Psychotherapie Folgendes:

Während eines kurzen Aufenthalts in ihrer Heimatstadt Madrid sei ihr Mann (70 Jahre) an einem Herzinfarkt verstorben. Er habe unspezifische Symptome wie Übelkeit, Erbrechen, Zittern und Schweißausbrüche gehabt und diese seinem Hausarztes telefonisch mitgeteilt. Dieser habe daraufhin gemeint, der Mann der Patientin habe sicher eine Erkältung und solle abwarten. Nachdem der Patient sich jedoch erneut übergeben musste und noch stärkere Schwindelattacken spürte, habe er sich an eine Notfallpraxis gewandt. Auch dort erhielt er den Ratschlag, weiter abzuwarten und eventuell nachmittags zu ihnen zu kommen. Da die Symptomatik sich jedoch verstärkt habe, hätte er zuletzt den Notruf angerufen. Dieser habe in die Wohnung einbrechen müssen, da der Patient zu diesem Zeitpunkt schon bereits nicht mehr bei Bewusstsein gewesen sei und lieferte ihn mit einem schweren Herzinfarkt in die Klinik ein. Der Ehemann verstirbt dort auf der Intensivstation drei Tage später.

Der behandelnde Arzt der kardiologischen Klinik versucht, unsere Patientin zu erreichen, landet bei ihrem 90-jährigen Vater, welcher keinerlei Deutschkenntnisse hat und der Patientin erst am darauf folgenden Tag von dem Anruf erzählt. Die Patientin ruft daraufhin die Nachbarin an, von der sie erfährt, dass ein Rettungsdienst ihren Mann abgeholt habe. Über die Leitstelle erfährt sie, dass er in der Klinik liegt. Sie erreicht ihren Ehemann über dessen Handy nicht und findet erst viele Stunden später einen Rückflug nach Deutschland. Vom Flughafen aus fährt sie direkt in die Klinik. Ihr Mann ist jedoch nicht mehr ansprechbar und die Ärzte teilen ihr ihre Skepsis über die weitere Prognose mit. Am Abend des nächsten Tages ist ihr Mann noch einmal kurz ansprechbar und meint nur noch *„alles wird gut“*. In der Nacht verstirbt ihr Mann und die Patientin wird in die Klinik gerufen.

Sie erlebt ab diesem Zeitpunkt völlige Hilflosigkeit, da sie aufgrund ihrer kommunistisch geprägten Sozialisation (beide Eltern Mitglied der kommunistischen Partei) nicht gewusst habe, was sie nun machen solle. Verschiedene Rituale (Abschied nehmen, Trauer, ganz basale Trauerrituale) seien ihr fremd gewesen. Sie wird daraufhin von einer Ordensschwester im Krankenhaus unterstützt, sodass sie die nächsten Tage mühsam noch in einem Zustand der Schockstarre die notwendigen Formalitäten erfüllen kann.

Nach dem Zeitpunkt der Bestattung beginnt sie mit heftigem Grübeln und versucht zu erfahren, was denn alles passiert sei. Sie hegt starkes Misstrauen und stellt den ganzen Ablauf der Tage, in denen ihr Mann verstirbt, infrage. Sie beginnt die Recherchen bei allen Stellen, die ihr Mann kontaktiert hat und informiert sich bei ihrem Rechtsanwalt bezüglich einer Anzeige. Sie fühlt sich aufgrund ihrer Nationalität schlechter behandelt und erlebt auch die Begegnungen (sowohl mit den Ärzten als auch dem Pflegepersonal) ihr gegenüber stets als feindselig. Auch die Tatsache, dass ihr alle Daten von allen Stellen ausführlich und in schriftlichen Einsatzberichten zusätzlich zur Verfügung gestellt werden, kann sie nicht beruhigen. Sie verhärtet immer weiter und findet beim gesamten Prozedere (egal, um wen es sich handelt) Fehler. So ist sie beispielsweise davon überzeugt, dass die behandelnden Ärzte die Symptome von Schwindel und Übelkeit aufgrund von „Unfähigkeit und Unerfahrenheit“ nicht richtig gedeutet hätten. Desweiteren recherchiert sie, dass Herzinfarkte bei entsprechender Behandlung nicht mehr notwendigerweise tödlich verlaufen müssten. Sie zweifelt die Arbeit des Rettungsdienstes von Anfang bis zum Ende an (sowohl die Übernahme der Meldung durch die Leitstelle als auch die weiteren, eingeleiteten Schritte). Sie unterstellt der Nachbarin, dass diese in der Wohnung gewesen sei und die Rettung des Mannes behindert habe, obwohl diese ihr sowohl emotional als auch organisatorisch jegliche Hilfe anbietet (inklusive tatsächlicher Besuche bei Behörden, um die Patientin im Hinblick auf deren sprachlichen Probleme zu unterstützen). In der Gegenwart von Freunden des Mannes, mit denen sie bereits in der Vergangenheit nie warm geworden sei, fühlt sie sich ebenfalls unwohl: Diese seien alle unfähig und hätten nie wirkliche Freundschaft gepflegt. Die Familienangehörigen des Mannes seien nicht vertrauenswürdig. Sie gibt keinerlei Informationen über die letzten Tage des Mannes weiter.

In der Therapie zeigt sie anfangs starkes Misstrauen: Schriftliche Notizen, Befundberichte und Einsatzprotokolle will sie nicht übergeben. Sie hadert über fast den gesamten Therapieverlauf hinweg immer wieder mit der Tatsache, dass sie Hilfe brauche. Sie müsse doch alles selber regeln können. Mit ihren über 90 Jahre alten Eltern ist sie ab diesem Zeitpunkt völlig zerstritten. Auch hier äußert sie massive Vorwürfe, ebenso gegenüber ihrer älteren Schwester, welche in Madrid lebt. Sie lehnt ihre Herkunftsfamilie ab. Diese hätte ihre Bedürfnisse ohnehin nie ernst genommen und die Tatsache, dass ihr Vater den Anruf ihres Mannes nicht augenblicklich ausgerichtet hat, stelle einen aggressiven Akt des Vaters dar. Somit besteht nicht nur die Problematik, dass die Patientin sich selbst daran hindert, von ihrem Mann einen guten Abschied nehmen zu können. Sie fängt ab diesem Zeitpunkt vielmehr zusätzlich überall Streit an und baut Konflikte auf. Ein ihr fehlender Freundeskreises führt zu weiteren Problemen und Misstrauen *(„Ich konnte hier nie Freunde finden. Die früheren Arbeitskolleginnen haben mich immer schikaniert. Ich habe doch nie jemanden gefunden, der mir das Wasser reichen kann. Auf primitiven Smalltalk kann ich verzichten.“).*

*Biografische Entwicklung:* Die Patientin wächst als zweites von drei Kindern (eine fünf Jahre ältere Schwester und ein fünf Jahre jüngerer Bruder) in Spanien auf. Sie macht eine Ausbildung zur Logopädin, kann diesen Beruf jedoch in ihrem Heimatland nicht ausüben. Sie kommt aufgrund des Arbeitsangebotes nach Deutschland, wo sie ihren Mann (Mediendesigner) kennenlernt. Das Paar heiratet sehr bald, sie bleiben gewünscht kinderlos. Die Partnerschaft ist sehr eng. Die Patientin arbeitet dann viele Jahre halbtags in einem Spezialitätengeschäft und übernimmt zusätzlich die Rolle der Hausfrau. Ihr Mann arbeitet bis zuletzt in seinem Beruf bei einer großen Elektronikfirma, in der er die Werbeabteilung leitet. Nach dem gemeinsamen Eintritt in die Rente isoliert sich das Paar weiter. Die Patientin beschäftigt sich mit dem Sammeln historischer Zinnkrüge, ihr Mann interessiert sich für Politik und liest Tageszeitungen aus verschiedenen Ländern. Das Paar lebt an sich ohne größere Probleme miteinander. Kontakte zu Nachbarn werden vermieden. Lediglich ihr Ehemann pflegt in einem Schachclub lose Freundschaften. Die Patientin zeigt im Interaktionsverhalten auch narzisstische Züge, insbesondere bei der Schilderung anderer fällt eine starke Abwertung bis hin zu Verachtung auf.

Wesentliche, biografische Informationen, die in der Therapie Bedeutung erhalten und bearbeitet werden, sind insbesondere eine Ungleichbehandlung der Geschwister (nur die älteste Schwester wird beachtet, obwohl diese eine schlechtere Schullausbildung und sehr egoistisch alles für sich erkämpft habe). Die Verehrung durch die Eltern für die Schwester vertieft sich, nachdem diese einen wohlhabenden Weinbauern heiratet. Ab diesem Zeitpunkt sei die Patientin unwichtig gewesen. Der jüngere Bruder hatte eine leichte Gehbehinderung. Hier erlebt die Patientin, wie er von Mitschülern und auch von den Eltern als Problemfall verlacht, misshandelt und bei kleinsten Ungeschicklichkeiten körperlich gezüchtigt wird. Solch körperliche Züchtigung erlebt die Patientin auch selbst. Diese waren ihr nie nachvollziehbar, sondern erfolgten im Rahmen von Jähzornausbrüchen des Vaters. Die Mutter habe sich in der Ehe so untergeordnet, dass die Patientin diese verachtet. Sie schlussfolgert daraus, dass Vertrauen nicht einmal in einer Partnerschaft möglich ist. Sie kann auch keine Eigenschaften benennen, aufgrund derer sich ihre Eltern eventuell doch gemocht haben könnten.

Während ihrer Ausbildung zur Logopädin werden ihr ihre Prüfungsunterlagen zwei Tage vor der Prüfung von Mitschülern entwendet. Zumindest nimmt die Patientin dies an. Belegen kann sie diese Vermutung jedoch nicht. Sie hat dadurch eine schlechte Abschlussnote. Um endgültig aus jeglichen Abhängigkeiten herauszukommen, entscheidet sie sich deswegen danach, nach Deutschland zu kommen. Nachdem sie aufgrund ihrer jetzigen Verzweiflung erkennt, wie hilfsbedürftig sie ist, kann sie zögerlich therapeutische Hilfe annehmen und bearbeitet Folgendes:

- *Die Biografie ihrer 40-jährigen Ehe*, die ihr zeigt, dass doch Vertrauen zu einem Menschen möglich ist. Die Highlights dieser Ehe werden gezielt herausgestellt und gemeinsam bewältigte Schwierigkeiten werden betont. Dies ermöglicht ihr einen ersten Schritt in Richtung Vertrauen in andere.
- *Die Entwicklung in ihrem Beruf*, die aufgrund der guten Zusammenarbeit dazu führt, dass ihr die stellvertretende Leitung im Spezialitätengeschäft anvertraut wird. Hier ist ein weiterer Schritt Richtung Vertrauen in den Chef nachträglich möglich.
- *Briefe, die sie in der Therapie schreibt* (zuerst an ihren Vater, dann an ihre Mutter und Geschwister), die ihr ermöglichen, die Entwicklung ihres extremen Misstrauens und der Vorannahmen von *„ich werde missachtet, betrogen und benachteiligt"* nachvollziehbar, aber auch korrigierbar zu machen.
- Schlussendlich kann sie sehen, wie *offen ihr – alle Informationen zur Verfügung stellend –* sehr viele Menschen aktuell begegnet sind, die ihren Mann in den letzten Tagen begleitet haben. Sie kann somit eine andere Attribution dieses Verhaltens vornehmen (nicht mehr *„diese müssen sich rechtfertigen"*, sondern *„diese geben mir Offenheit und Vertrauen und haben nichts zu verbergen"*).

Die oben genannten, wesentlichen Schritte ermöglichen ihr, zum Trauerprozess zu gelangen. Sie nimmt zu einigen wenigen Bekannten aus dem Schachfreundeskreis ihres Mannes locker Kontakt auf. Als sie sich mit ihrer Trauer und Hilflosigkeit peripher öffnet, erlebt sie zum eigenen Erstaunen, wie behutsam diese mit ihr umgehen. Sie zieht dann aus der großen, ehelichen Wohnung aus und es gelingt ihr besser, den neuen Nachbarn im neuen Miethaus weniger misstrauisch zu begegnen. In der Skala zwischen völligem Vertrauen und völligem Misstrauen, die sie in der Therapie zu führen gelernt hat, kann sie etwas mehr Verhaltensflexibilität zeigen. Sie gewinnt dadurch auch mehr Vertrauen in ihre eigene Liebenswürdigkeit und kann positive Rückmeldungen anderer teilweise verinnerlichen. Den Kontakt zur Herkunftsfamilie kann sie hingegen kaum verbessern. Sie wünscht dies aber auch gar nicht. Da sie seit 40 Jahren nicht mehr dort gelebt habe, sieht sie eine Annäherung und Öffnung als zu schweren Weg. Sie entwickelt jedoch Verständnis für das Handeln sowohl ihrer Eltern als auch ihrer Geschwister, und eine etwas größere, innere Akzeptanz. Ihre Entscheidung, sich hier in der Stadt, in der sie zwei Drittel ihres Lebens verbracht hat, neu zurechtzufinden und zu versuchen, sich mehr zu öffnen, sowie eine Zukunftsperspektive für sich allein zu entwickeln, wird akzeptiert. Dies ist nötig, um die Autonomie der Patientin zu würdigen. Sie muss die Therapieziele selbst bestimmen dürfen. Die Patientin erlebt durch ihr jetzt freundlicheres und offeneres Verhalten weniger Scham und Selbstabwertung. Dies zeigt sich in ihren Verhaltensprotokollen zu sozialen Interaktionen. Zum anderen spürte sie erstmals tiefe Trauer und benötigte Zeit für den Abschied vom Mann. Diesen Prozess legt sie in einem Abschiedsbrief dar, der den Titel *„44 Jahre glückliche Partnerschaft“* trägt.

**Beachte:**

- Die Behandlung der *paranoiden* Persönlichkeitsstörung erfordert ein ständiges Neu-Gewinnen von Vertrauen des Patienten zum Therapeuten.
- Dieser „Kraftakt“ ist als der *wesentliche* Schritt zur Verhaltensänderung zu sehen.
- Beiderseitige Geduld wird benötigt.
- Die Konfrontation der Patienten mit schwierigen Interaktionen, eben auch in der Psychotherapie (in-vivo), muss dosiert und absolut transparent erfolgen.
- Die Patienten müssen gefragt werden, *was* der *Therapeut* übersieht. Dies unterstützt die nötige Sicherheit des Patienten.
- Ein häufigeres *Revue-passieren-Lassen* des Therapieprozesses verstärkt und belohnt die Schritte zum Selbst und das Fremdvertrauen des Patienten.
- Emotional-aktivierende Verfahren bedürfen einer *sehr genauen* Erklärung und *längerer* Nachbearbeitung.

### Fallbeispiel 23: Antisoziale Persönlichkeitsstörung

Der 24-jährige, aus Russland stammende Patient wird von seiner Freundin nach einem längeren Gefängnisaufenthalt zur Therapie geschickt. Seine Freundin (die einzige Person, die in seinem bisherigen Leben zu ihm gestanden habe und die er seit seinem 18. Lebensjahr kenne) habe gefordert, dass er an sich arbeiten müsse. Sie werde sich ansonsten bei weiteren Delikten und bei einer weiterhin instabilen Lebensführung von ihm trennen. Er mache diese Therapie gerne für sie, da er es nicht fassen könne, dass es doch noch einen Menschen gibt, der trotz Allem zu ihm steht. Zusätzlich habe ihn der

Gefängnisaufenthalt, im Zuge dessen er Monate isoliert in seiner Zelle gesessen habe, zum Nachdenken gebracht.

Der Patient, der im oberflächlichen Kontakt freundlich, etwas überangepasst und bemüht wirkt, hat zu Beginn der Therapie kleinere Rückfälle. Er hat Probleme bei der Erfüllung formaler Bedingungen wie dem Mitbringen der Chipkarte, dem Ausfüllen von Anamnesebögen und Ähnlichem. Die Schilderungen seiner Biografie und auch einzelner, aktuell berichteter Problemsituationen wirken teilweise verworren oder unglaubwürdig. Er lässt sich jedoch auf Kritik ein und er wird durch eine für ihn im Verlauf offensichtlich empathisch zugewandte, therapeutische Haltung zunehmend offener. Sein Health-Belief-Modell ist in der Therapie sehr fruchtbar, da er von sich aus die biografischen Ereignisse als ausschlaggebend für sein massives Verhaltensproblem sieht. Therapiemotivierend ist für ihn zusätzlich die Tatsache, dass er durch seine bisherige Lebensgeschichte viel Missachtung erlebt hat. Sein Gefängnisaufenthalt erfolgte aufgrund von Verrat von Freunden. Somit zeigt sich als Ressource für die Behandlung sein Zugang zu dem Konzept der Loyalität. In der stabilen Beziehung zur Freundin lebt er (wenn auch etwas dependent) einen Gegenentwurf.

Nachdem er über viele tragische Kindheitsgeschichten hektisch hinweggeht und anfangs versucht, diese als *„war halt so"* darzustellen, kann er mittels der Arbeit an Gefühlen und dem Modell von Petermann und Petermann (1984) für angstmotivierte Aggression, das mehrfach mit ihm besprochen wird, doch Zugang zu tieferen Gefühlen finden. Es wird ihm auch deutlich, dass die kurzfristige Macht, welche er bisher durch die Gewalttätigkeit, die Schlägereien und die körperliche Misshandlung anderer erreichte, kein Gefühl von Selbstwert verankern konnte.

Das von Petermann und Petermann erarbeitete Modell zur angstmotivierten Aggression (1984, S. 7) wird zur Veranschaulichung in Abbildung 18 dargestellt.

Mit dem Patienten wurde *chronologisch* an der Verarbeitung *schmerzhafter, biografischer Ereignisse* gearbeitet. Die Prognose schien aufgrund der guten Partnerschaft auch als ausreichend günstig. Es wurden *Therapieverträge* mit dem Patienten geschlossen. Ziel war es, dass der Patient lernt, dass er selbst Einfluss auf angenehme Kontakte haben kann *(Selbstmanagement)*. Zu diesen Therapieverträgen gehörten:

- Belohnung für pünktliches Erscheinen,
- Belohnung für das Ausarbeiten der Verhaltensbeobachtungsaufgaben,
- Belohnung für gute Mitarbeit bei den Verhaltensanalysen,
- Zuwendungsentzug bei Vermeidungsverhalten (wie etwa Verspätungen; Verweigerung von Reflexion; impulsiven und aggressiven Reaktionen).

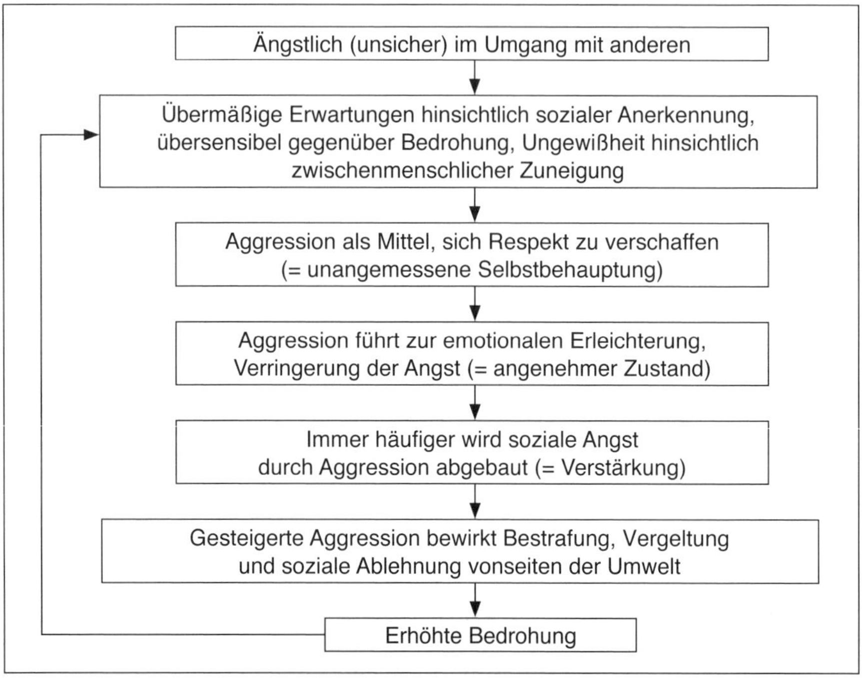


**Abbildung 18:** Modell zur angstmotivierten Aggression (Petermann & Petermann, 1984, S. 7)

Folgende *Lebensgeschichte* zu *herausragenden Ereignissen* ließ sich mit ihm gemeinsam erstellen:

Der Patient wächst bis zum Alter von sechs Jahren in einem dörflichen Umfeld in Russland auf. Beide Großeltern waren starke Trinker, sein Vater alkoholabhängig. Diese sozialen Bedingungen hatten zur Konsequenz, dass er die Schule kaum besuchte und auch im Dorf zur diskriminierten Gruppe gehörte. Die Eltern ziehen dann unter unklaren Prämissen nach Deutschland, wo seine sieben Jahre jüngere Schwester geboren wird. Er wächst in einem sozial prekären Stadtviertel auf, die Schulpflicht wird seitens der Eltern nicht beachtet. Als der Patient zehn Jahre alt ist, erlebt er die polizeiliche Festnahme seines Vaters zu Hause, welche sehr heftig verläuft, insbesondere, da sein Vater zu diesem Zeitpunkt stark angetrunken ist und es zu einem Gewaltexzess kommt. Bei diesem lässt er niemanden aus. Der Patient erinnert sich, wie er in dieser Nacht in das Bett gemacht, geschwitzt und eine tiefe Angst verspürt habe. Seine vor kurzem geborene Schwester wird von der Mutter nicht beachtet. Die Mutter zieht sich vielmehr in das elterliche Schlafzimmer zurück und lässt das Baby die ganze Nacht schreien. Der Patient steht deswegen immer wieder auf, weiß jedoch nicht, was er tun solle und erlebt eine tiefgründige innere Verunsicherung und Ausgeliefertsein. Da seine Mutter das Baby nicht mehr versorgt, beschweren sich die Nachbarn über das ständige Schreien und die Schwester wird in der Folgezeit vom Jugendamt zu einer Pflegefamilie verbracht. Seine Mutter konsumiert Tabletten und Alkohol. Der Patient schildert mehrere Szenen, in denen sie den Patienten körperlich und seelisch misshandelte. Der Vater verbleibt vier Jahre im Gefängnis. In dieser Zeit hat die Mutter verschiedene Liebhaber. Von einem dieser Liebhaber wird der Patient nachts sexuell angegangen. Diese Szene führt zu einer erneuten Erfahrung von Hilflosigkeit.

Da nie Geld vorhanden ist, beginnt der Patient damit, insbesondere Lebensmittel und Geldbörsen in öffentlichen Verkehrsmitteln zu stehlen. Er wird dabei nie erwischt und freundet sich in der Schule mit anderen Kindern an, welche er mit dem gestohlenen Geld für sich gewinnen kann. Er geht nur unregelmäßig zur Schule, fälscht die Unterschrift seiner Mutter und ist ab dem 12. Lebensjahr dann in einer Jugendgang, die sich zusätzlich zu anderen räuberischen Delikten auf Autoeinbrüche spezialisiert. Die Anwendung körperlicher Gewalt ist ab diesem Zeitpunkt die Regel, insbesondere werden Mitschüler anderer Nationen zum Opfer. Er führt diese Gruppe eine Zeit lang an, bis ihn ein sogenannter Rivale *(Schlüsselszene)* in einen Hinterhalt lockt und er mit massiver Bedrohung und körperlicher Gewalt seine Anführerposition abgeben muss. Ab dem 14. Lebensjahr ist er dann oft nachts unterwegs und in seiner Gang wird es zum Ritual, türkische Mitschüler und Jugendliche in seinem Stadtviertel zu quälen und körperlich zu misshandeln (auch hier einzelne Schlüsselszenen, bei deren Verarbeitung er langsam beginnt, ein Gefühl von Scham, Schuld und Mitgefühl zu empfinden).

Seine Gruppe wird dann im Viertel von Dealern angesprochen und als Drogenhändler angeworben. Er ist sehr erfolgreich und geschickt und beginnt, selbst verschiedene Drogen auszuprobieren. Diese hätten ihm jedoch nichts gebracht, sodass er damit aufhört und lediglich am Wochenende exzessiv Alkohol trinkt. Nach der Rückkehr des Vaters aus dem Gefängnis verliert er die Macht über seine Mutter. Diese habe er immer verteidigt, wenn vom Jugendamt Kontrolle erfolgten, da er wusste, dass er dann leben könne, wie er will. Als der Vater zurückkommt, ist er durch dessen Alkoholexzesse genervt und er verschwindet nach einer Schlägerei mit dem Vater im Untergrund. Er schlägt sich in verschiedenen Städten obdachlos durch, ist jedoch im Bezug auf seine Diebstähle weiterhin sehr erfolgreich. Dann wird er jedoch in einer Großstadt aufgegriffen und kommt in ein Jugendfürsorgeprogramm, im Zuge dessen er einen Sonderschulabschluss schafft und eine Lehre als Elektriker beginnt. Dort ist er von den Betreuungspersonen genervt und geht zurück nach Hause, um wieder bei den Eltern zu wohnen. Diesmal fühlt er sich nicht mehr so sehr bedroht, da sein Vater ihn durch den Alkoholmissbrauch geschwächt nicht mehr attackieren konnte. Er verbringt seine Tage mit dem Ansehen von Horrorvideos und nächtlichen Schlägereien, um der Langeweile zu entfliehen. Durch einen Freund findet er eine Stelle als Türsteher in einer Diskothek. Dort wird er erstmals akzeptiert, beginnt jedoch, mit Kokain zu handeln. Er merkt, dass ihm diese Droge Zugang zu einer höheren Schicht verschafft, was für ihn wiederum selbstwertverstärkend ist. Als er jedoch erwischt wird und es zur Gerichtsverhandlung kommt, erlebt er, wie er seitens der Organisation fallen gelassen, gedemütigt und bedroht wird. Aufgrund dieser Bedrohung erlebt er die Vorfälle mit der Verhaftung seines Vaters nachts immer wieder. Diese Szene wird imaginativ mehrfach bearbeitet.

Anschließend muss er die Jugendstrafe antreten. Später lernt er seine Freundin kennen, die als Auffüllerin in einem Supermarkt arbeitet. Diese Beziehung ist für ihn entscheidend, da er hier den Unterschied von kurzfristigen, sexuellen Abenteuern hin zu einem Gefühl von andauernder Geborgenheit erlebt. Nach seiner Jugendstrafe kann er wieder weiter als Türsteher arbeiten. Weil er jedoch einen Gast, der ihn *„komisch angesehen“* habe, vor der Tür fast tot schlägt, wird er zu einer erneuten Gefängnisstrafe verurteilt. Auch dieses Mal wird er von den anderen verraten und schließlich als Einzeltäter bestraft. Er ist in der Minderheit, kann sich nicht wehren und sitzt seine Gefängnisstrafe ab. Danach stellt seine Freundin ihn endgültig vor die Entscheidung zwischen der Beziehung oder Weiterführung seines antisozialen Verhaltens.

Die Geschichte des Patienten lässt annehmen, dass eventuell auch die Kriterien einer posttraumatischen Belastungsstörung erfüllt sein müssten. Bei der biografischen Arbeit ist ein eindeutig traumatischer und affektiv hoch belasteter Patient während der *Verarbeitung* der *Kindheitsszenen* zu sehen. Durch die Unterstützung des Sozialarbeiters im Gefängnis wird er zu einer Arbeit bei einem Autohändler vermittelt. Dieser habe positive, väterliche Züge, unterstütze ihn und stelle klare Forderungen und Regeln auf. Bereits im Gefängnis habe er erlebt, das *klare Regeln* ihm irgendwie helfen würden und er könne diese (wenn auch mit Rückschlägen) einigermaßen gut befolgen. Er findet Spaß an der Arbeit im Autohandel, was als weitere *Ressource* anzusehen ist. Da seine Freundin das Gefühl von *männlichem Stolz* bei ihm weckt, kann er sich an so etwas wie *Verantwortungsgefühl* annähern. Die Schwiegereltern (diese Familie stammt aus Serbien, sodass eine sprachliche Verständigung recht gut möglich ist) sieht er als Ersatzeltern an. In der Familie herrschen harte Regeln und Strenge, besonders seitens des zukünftigen Schwiegervaters. Parallel zur Bearbeitung schädlicher Szenen in der Psychotherapie kann somit die Figur des Schwiegervaters mit klaren Regeln als weitere Ressource eingeführt werden. Der Patient kann lernen, Selbstwert über das Befolgen von Regeln zu gewinnen und darauf stolz sein.

Die Arbeit mit den *Elterndialogen* ist ein grundlegendes Element der Psychotherapie des Patienten. Er kann dadurch Schritte von Verachtung über Wut bis hin zu Trauer gehen. Von seinem während der Behandlung verstorbenen Vater kann er zunächst kaum Abschied nehmen, er verwickelt sich dagegen in eine Art Abrechnung. Erst recht spät (vor allem beim *Rollenwechsel* in die Rolle des Vaters) erkennt er eigene Schwäche und seine eigene „Nachahmung“, die ihn beschämt. *Scham* kann er als wichtigen Hinweis auf eigene *problematische Anteile* erkennen. Der *Elterndialog* mit der Mutter macht ihm, als er ihre Rolle übernimmt, wiederum deutlich, dass er ihr nur mit Abwertung begegnet ist. Er löst sich von einem durchgängig negativen Bild und es gelingt eine differenziertere Wahrnehmung. Als seine Mutter jedoch nicht zu seiner Hochzeitsfeier erscheint, entschließt er sich zum Kontaktabbruch. Dies wird von der Therapeutin erst einmal akzeptiert. Den *Umgang mit Autoritäten* (Polizei, Chef) verbessert er auf ein *Normalmaß*. Mit dem Patienten wird aufgrund seiner schlechten Beherrschung der Kulturtechniken überwiegend mit *Rollenspielen* gearbeitet. Die Darstellung zur *angstmotivierten Aggression* versteht er gut, integriert sie in Episoden seiner Lebensgeschichte und nimmt sie als *Hilfe vor Rückfällen* als Foto mit nach Hause.

**Fallbeispiel 24: Histrionische Persönlichkeitsstörung**

Die 35-jährige Patientin kommt in Therapie, nachdem ihr Mann sie mit einer *„Schlampe, welche außerdem hässlich sei“*, verlassen habe. Sie berichtet schlecht lenkbar von ihrer Partnerschaft mit wechselnden Affekten von Verzweiflung, Wut, Hass und Abwertung. Sie kann sich kaum an äußere Regeln halten (wie Therapiezeiten, Therapietermine und andere äußere Bedingungen). Da ihre Verzweiflung anfangs überwiegt, lässt sie sich mühsam auf diese Regeln ein. Zusätzlich wird sie durch eine Panikstörung behindert. Sie könne kaum noch ihre Arbeit durchführen, was sie auch finanziell bedrohe. Sie sieht, dass sie ihr Geld selbst verdienen muss, sodass sie sich auf eine bessere Strukturierung des Alltags einlässt. Anfangs profitiert sie von Angstexpositionsübungen, die ihre Therapiemotivation erhöhen.

Die Gestaltung der therapeutischen Beziehung musste stark darauf fokussiert werden, nicht in die Rolle der Retterin zu gelangen, sondern immer auch die Eigeninitiative der Patientin zu bestärken. Eine stark *durchstrukturierte Gesprächsführung* ermöglichte der Patientin, zu erkennen, wie sie sich selbst durcheinanderbringt, verwirrt wird und dadurch leidet. Sie kann mittels *Psychoedukation* weiterhin erfassen, dass sie immer wieder daran scheitern wird, stabile Beziehungen aufzubauen, wenn sie lediglich auf den äußeren Eindruck und anfänglich verführerische Interaktionsweisen setzt. Bei der *Analyse dieser Verhaltensweisen* kann sie erkennen, dass sie für andere zu anstrengend ist und deswegen immer wieder fallen gelassen wird. Dies ist der Weg, der auch zur biografischen Arbeit führt.

*Biografisch relevante Kernszenen* sind bei ihr eine instabile Ehe der Eltern mit dramatischen Streitszenen. Die Ehe der Eltern wird geschieden, als sie sechs Jahre alt ist. Sie geht mit ihrem Vater nach Mailand, ihre zwei jüngeren Brüder bleiben hingegen bei der Mutter. Ihr Vater arbeitet in der Modebranche und sie lernt dort, wie Selbstdarstellung zu Applaus führt. Zusätzlich wird sie von ihrem Vater vorgeführt, indem er sie mit ihrem attraktiven Äußeren und insbesondere ihrer Sprachgewandtheit immer wieder bei Kunden und in der Öffentlichkeit (z. B. Restaurants) herausstellt. Tatsächliche Betreuung erfährt sie allerdings nicht, so ist sie z. B. oft allein zu Hause. Sie wird jedoch mit Geschenken besonderer Art, welche bei Mitschülerinnen zu Neid führen, überhäuft. Sich wiederholende Szenen, in denen sie den Vater um tatsächliche Zuwendung bittet, insbesondere nachts nicht so oft allein sein zu müssen, sind ihr prägnant in Erinnerung.

Bei der Bearbeitung des *Elternbriefs* (den sie ziemlich „schlampig" anfertigt), erlebt sie ein Innehalten in der Therapie und wird von Trauer überrollt. Als weitere *Schlüsselszene* fällt ihr ein, wie sie im Alter von 12 Jahren abends in einem Lokal von ihrem Vater aufgefordert wird, für das Publikum zu singen und zu tanzen. Es entsteht bei der *Reinszenierung* dieser Szene bei ihr ein für sie irritierendes Gefühl: einerseits ein Genießen der Bewunderung und des Beifalls, andererseits aber eine Irritation darüber, wie sie vorgeführt wurde. Sie schämt sich. Zum ersten Mal wird ihr deutlich, wie sexualisiert sie von den lediglich männlichen Gästen betrachtet wurde. Als Erwachsene erkennt sie, dass sie benutzt wurde, damit der Vater sein narzisstisches Ich füttern kann. Sie habe damals gelernt, dass sie andere durch Auftritte beeindrucken und manipulieren, nicht jedoch wirkliche Liebe erhalten kann.

Bereits mit 16 lernt sie ihren späteren Ehemann in Mailand kennen, welcher ebenfalls im Handel arbeitet und ihr einen wohlhabenden Hintergrund liefert. Aufgrund dessen kann sie sich alles leisten, worauf sie gerade eben Lust hat. Sie erwirbt einen Realschulabschluss und arbeitet dann in der Firma des Vaters mit. Mit 18 zieht sie mit ihrem Freund zusammen, im Alter von 22 Jahren heiraten sie. Die Patientin hat jedoch immer wieder Affären und Nebenbeziehungen, insbesondere bei den Reisen zu Messen. Das Ehepaar zieht später nach Deutschland, ein Kontakt zur Mutter entsteht jedoch nicht mehr. Die Patientin lebt weiterhin mit ihrem Mann in finanziell guten Verhältnissen. Er möchte keine Kinder und vermittelt ihr, dass diese nur *„ihr schönes Leben behindern"* würden. Sie hat eine Fülle an Kontakten, jedoch keine wirklichen Freundschaften, was ihr im Anbetracht der Krisensituation auch deutlich wird. Sie wird nicht mehr eingeladen, ist allein und ein Beklagen und Bejammern ihres Zustandes wird belächelt und abgelehnt. Immer wieder wird ihr gesagt, sie *„habe ja dieses ganze Leben noch vor sich"*.

Ihr Mann bricht jeden Kontakt zu ihr ab. Die Kontaktaufnahme wird ihr anwaltlich verboten und die Scheidung wird nach dem gesetzlich vorgeschriebenen Trennungsjahr durchgeführt. Die einzig zuverlässige Person ist die Besitzerin der Boutique, in der sie gelegentlich arbeitet.

Nachdem sie durch das Wiedererleben über den *Elternbrief*, sowie die *Elterndialoge* immer häufiger auch *in die Rolle der erwachsenen, fürsorglichen Person* gelangt, eine geregeltere Lebensführung mithilfe der Wochenplanung hat und vor allem emotional zur Veränderung automatischer Gedanken wie *„ich werde nur geliebt, wenn ich brilliere"* kommt, wird sie ruhiger. Sie kann dann auf eine erwachsene Art Kontakte, Kontaktpersonen und ihr eigenes Verhalten kritischer sehen und im *Rollenspiel* auch insbesondere durch die *Videorückmeldung* erleben, dass sie selbst entscheidet, wie tief Kontakte werden, aufgrund welcher Eigenschaften sie geliebt werden will und dass sie selbst mitentscheidet, wen sie liebt. Die Patientin lernt in ihrer Hausgemeinschaft einen alleinlebenden, wesentlich älteren Informatiker kennen. Anfangs scheint es, dass sie hier erstmals die vermisste, väterlich-fürsorgliche Zuwendung erlebt und sie vertieft diese Beziehung. Die Patientin bricht die Therapie dann leider ab, nachdem dieser Mann sie heiratet. Dieser Entschluss scheint verfrüht, weil die Gefahr besteht, dass die Patientin sich jetzt wieder in die Rolle derjenigen begibt, die geführt wird. Eine eventuell erreichte Autonomie, Selbstwirksamkeit und Eigenständigkeit bezüglich einer eigenen Lebensführung droht sie wieder zu verlieren. Für eine Katamnese ist die Patientin nicht mehr zu erreichen, sodass der weitere Verlauf unklar bleibt. Abbildung 19 zeigt die Lebenslaufkurve der Patientin.

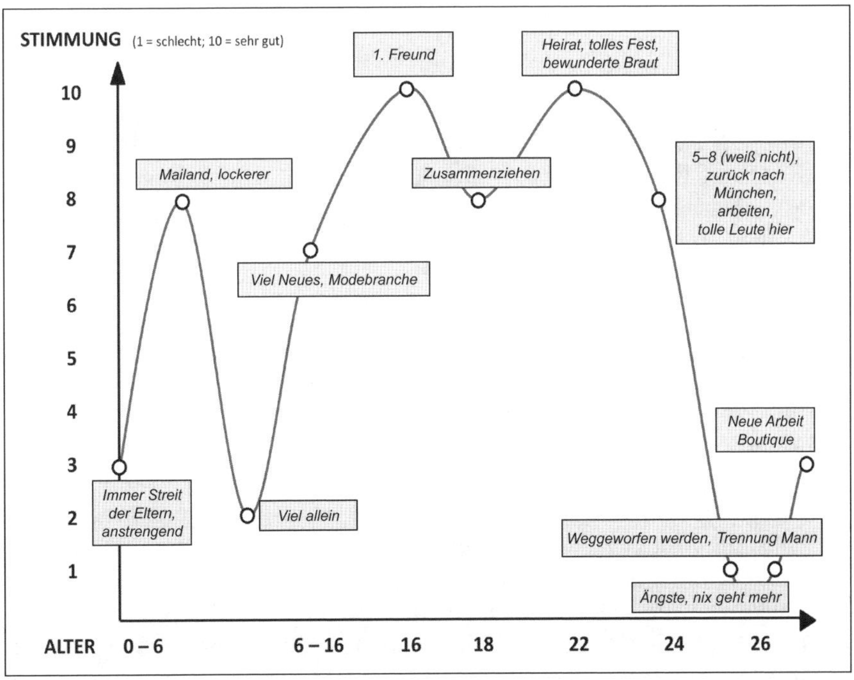


**Abbildung 19:** Lebenslaufkurve der 35-jährigen Patientin

Die Behandlung verdeutlich, wie schwierig es ist, eine Psychotherapie in geeigneter Form abzuschließen, wenn besser verstärkende Bedingungen – hier das Kennenlernen des Nachbarn – vorhanden sind. Die neue Partnerschaft kann für die Patientin einen guten Weg oder einen erneuten Verlust der Autonomie bedeuten. Wir wissen das nicht.

### Fallbeispiel 25: Selbstunsichere Persönlichkeitsstörung

Die 38-jährige Patientin, Frau E., wird von ihrer Arbeitskollegin auf die Möglichkeit einer Psychotherapie aufmerksam gemacht. Diese habe sie aufgrund ihrer Zurückhaltung und den damit verbundenen Nachteilen, die diese mit sich bringt, wenn sie sich in der Firma und insbesondere auch bei Firmenfesten immer wieder zurückhält, angesprochen. Die Kollegin meint, sie habe im Internet gelesen, dass es *„so etwas wie eine soziale Phobie gebe"* und dies sei wohl das, worunter die Patientin leide.

Die Patientin lässt sich zögerlich auf eine Therapie ein und zeigt bereits im Rahmen der Anamneseerhebung starke Ängste vor Kritik. Sie berichtet schleppend, zögerlich und kann sich nur schlecht ausdrücken. Sie kann jedoch von Anfang an gut auf biografisches Arbeiten eingehen, da sie diesbezüglich sofort emotional berührt ist und auch einen Zusammenhang zu ihren Ängsten vor Kritik, Ablehnung und Zurückweisung herstellen kann. Zu aktiver Veränderung ihres eigenen Verhaltens muss sie jedoch stets überredet werden, selbst wenn sie bereits in ersten Übungen kleine Erfolge erzielt.

*Biografische Anamnese:* Die 38-jährige Buchhalterin wächst als einziges Kind mit ihrer Mutter auf, die sie unehelich geboren hat und die sie als Schichtarbeiterin in der Geräteherstellung eines großen Hauselektrohandels wenig betreuen kann. Die Patientin ist viel allein, die Mutter hat zu ihrer Herkunftsfamilie kaum Kontakt, da diese ihr die Tatsache, dass sie ungewollt schwanger wurde und dieses Kind auch bekommen hat, vorwerfen und sie deswegen den Kontakt abbrechen. Die Patientin ist ein Schreikind und isst schlecht, sodass die Mutter auch körperlich lange Zeit am Rande der Erschöpfung gewesen sei. Dies wird ihr auch Zeit ihres Lebens vorgeworfen. Die Mutter stellt sehr früh hohe Anforderungen an die Patientin bezüglich der Mitarbeit im Haushalt und der Selbstversorgung. Die Patientin erlebt ständige Kritik für alles und jedes und habe trotz ihres unermüdlichen Bemühens, die Mutter zu unterstützen und zu Hause alles richtig zu machen, die Mutter immer nur enttäuscht. Sie hört sehr früh von der Mutter, dass es ein Fehler war, sie zu bekommen und dass sie *„nur eine Belastung"* sei. Die Patientin kann dies als Kind und Jugendliche nicht verstehen, da sie sich extrem bemüht, zu Hause eine ruhige Atmosphäre zu erhalten und die Mutter mit allem zu entlasten (Hausarbeit, Einkäufe, Wäsche, usw.).

Als markant schädigend hat die Patientin in Erinnerung, dass ihre Mutter sie immer wieder nachts, wenn sie von der Arbeit kam, weckte. Sie kritisierte sie dann für die Haushaltsführung und erbat sich von der Patientin, ihr ein Essen zuzubereiten. Dies führt dazu, dass die Patientin häufig übermüdet in die Schule kam und dort erneut für ihre Schlappheit als langweilig und uninteressant abgetan wurde. Da sie sich schämte, zu berichten, weshalb sie „schlapp" sei, verfestigte sich ein Selbstbild von genau dieser Eigenschaft (nämlich uninteressant, langweilig, nicht leistungsfähig und unfähig zu sein). Die Patientin hält sich auch deswegen zurück, da sie fürchtete, noch mehr Missachtung zu erleben, wenn sie erzählt, wie es zu Hause zugeht. In der Schule wird sie von den Lehrern ebenfalls schlecht behandelt. Dies sei von ihr als selbstverständlich erlebt worden, da sie ja Tochter einer alleinerziehenden Mutter sei, was ja per se schlecht angesehen werden müsse.

Ihr Vater bleibt unbekannt, die Mutter weiß, wie sich später herausstellt, tatsächlich nicht, von wem sie schwanger geworden ist. Es handelte sich um eine Partybekanntschaft. Auch dies verstärkte ein Selbstbild, unwichtig und uninteressant zu sein, da es keine männliche Bezugsperson gibt, die sich für das Mädchen interessiert. Sehr früh entscheidet sie sich bewusst dafür, unauffällig zu bleiben und nie im Zentrum der Beachtung zu stehen, um Kritik und weitergehende Verletzung zu verhindern. Dies wirkt sich natürlich in einem circulus vitiosus interaktionell so aus, dass sie immer wieder Situationen erzeugt, in denen sie beispielsweise in Meetings oder von Kollegen explizit darauf angesprochen wird, ob sie nicht auch eine Meinung habe und dass sie sich einbringen müsse. Da solche Situationen für die Patientin angsterhöhend sind, zieht sich die Patientin dann noch weiter zurück.

Bis zu Beginn der Therapie hat sie nur flüchtige Partnerschaften erlebt. Bei der Schilderung dieser Partnerschaften, die getrennt in einem Ablaufschema dargestellt werden, wird der Patientin jedoch bewusst, wie wenig sie sich selbst eingebracht hat, um andere Menschen an sich zu binden, Sympathien zu erhalten und Bindungen und Kontakte überhaupt aufrechtzuerhalten.

In der *Bearbeitung der Geschichte ihrer Partnerschaften* wird erneut die Angst vor Kritik immer wieder aktiviert (z. B. durch Kommentare wie *„es war ja zu erwarten, dass ich nicht beeindrucken kann. Wahrscheinlich ist meine Darstellung auch für Sie langweilig"*), sodass diese unmittelbar im Therapiegeschehen bearbeitet werden kann. Für die Patientin wird durch eine *fürsorglich-korrigierende Gesprächsführung* in der Therapie klar, dass es doch wirklich jemanden geben kann, der sich für sie interessiert. Sie kann in einem *vertieften Durchleben dieser karthatischen Emotion*, auf Interesse zu stoßen, wenn sie selbst etwas einbringt, auch Entlastung und so etwas wie Freude an dieser Empfindung erleben.

Bei der weiteren Behandlung erweisen sich insbesondere *Rollenspiele* und auch die *Zwei-Stuhl-Arbeit* (*Konfrontation der langweiligen* Frau E. sowie *Konfrontation mit dem Bild* der sich bemühenden, erfolgreichen und *facettenreichen* Frau E.) als sehr hilfreich.

Aufgrund einer zeitlichen Fehlplanung der Patientin kommt es zufällig zu einer Expositionssituation: Eine Kollegin feiert ihren 50. Geburtstag. Die Patientin hat diesen Termin falsch eingetragen und gerät plötzlich aktiv mitten in das Geschehen. Nach anfänglichen Schweißausbrüchen, Zittern und Verstummen trifft sie die *in der Therapie bereits gefällte Neuentscheidung „dann mache ich halt mit, dann misch ich mich halt erneut drunter"* und wird von Kolleginnen auf ihre Anwesenheit direkt angesprochen. Sie melden erstaunt zurück, was sie doch für eine nette Person sei und wie gut es sei, dass sie *„jetzt endlich auch mal dabei sei"*. Der anfangs noch innerlich erlebte Annäherungs-Vermeidungskonflikt wird von der Patientin zunehmend im Sinne von Annäherung und Aktivität bewältigt. Sie spürt dabei, dass es nicht so anstrengend ist, mit anderen Kontakt aufzunehmen, sondern Spaß macht. Des Weiteren kann sie ihre zwei Teile der permanent selbstkritischen und sich selbst verunsichernden Person erkennen und alternativ eine sich *selbst motivierende, fürsorglich-begleitende, aktive Person* in der *Zwei-Stuhl-Arbeit* aufbauen (*Kind-Ich-Rolle* und *Eltern-Ich-Rolle*).

Als ihre *Mutter* während der Therapie schwer erkrankt und später verstirbt, wird es ihr im Lauf der Therapie möglich, ein distanziertes Verständnis für die Mutter zu entwickeln und eine akzeptierende Form des Kontaktes zur Mutter in der Therapie zu üben. Dies geschieht im *Elterndialog,* über einen *Abschiedsbrief* und dem *Üben des Abschiedsgesprächs* am Sterbebett vorab in der Therapie. Sie kann somit Abschied von ihrer Mutter in einer Art und Weise nehmen, dass es ihr möglich wird, ihre eigene Selbstwahrnehmung zu bestärken und von früheren Mustern Abschied zu nehmen.

Der Patientin ist in der Folge ein Zugang zu einer Gruppentherapie möglich. In dieser vertieft sie ihre Fertigkeiten im Bereich der sozialen Kompetenzen und übt gemeinsam mit anderen Gruppenteilnehmern, die Kontaktaufnahme zu anderen Menschen.

**Beachte:**

Die Verhaltensmuster von *selbstunsicheren* Patienten erleichtern in der Regel den Aufbau einer stabilen Therapiebeziehung. Die Patienten benötigen häufig Übungen, die den *emotionalen* Zugang zu ihrem *inneren Kind* ermöglichen, damit sie diesem dann in der fürsorglichen Eltern-Ich-Rolle Stärke und Stabilität vermitteln können.

Empfehlenswert ist, bereits geringe Anteile von selbstsicherem Verhalten in der Therapie positiv zu verstärken.

**Fallbeispiel 26: Narzisstische Persönlichkeitsstörung**

Der 48-jährige Physiker (verheiratet mit einer Unternehmensberaterin, Vater zweier vier und sechs Jahre alter Töchter) wird von seiner Frau in Therapie geschickt. Zusätzlich erfolgt eine Therapieempfehlung seitens eines Coaches, den er in der Firma zur Seite gestellt bekam. Ihm wird eine Depression attestiert, die er selbst so jedoch nicht sehen kann. Er sei depressiv und aggressiv. Eine klassische depressive Symptomatik ist tatsächlich nicht eruierbar.

Der Patient berichtet, dass er in der Firma, in der er unmittelbar im Anschluss an einen hervorragenden Studienabschluss eine Stelle erhielt, nicht die gewünschte Wertschätzung bei einer Umstrukturierung im Hinblick auf seine Beförderung erhalten habe. Dies habe ihn sehr gekränkt, weswegen er sich in eine andere Abteilung beworben habe. Dort habe er jetzt auch die Leitung eines Projektes inne. Im Rahmen eines Trainings für Führungskräfte sei er jedoch schlecht bewertet worden (Kritik: er gehe zu wenig auf die Bedürfnisse der Mitarbeiter ein) und er habe einen Coach an die Seite gestellt bekommen. Dieser könne ihm jedoch nicht so recht vermitteln, um was es eigentlich ginge. Der Patient meint, er leide eventuell an einer Burnout-Erkrankung, da er sich mehr als alle anderen engagiere. Dies mache ihn häufig wütend. Bei seinen Kindern sei er wohl oft zu streng. Ihn würde es sehr nerven, wenn diese nicht funktionieren und er hasse deren Ungeschicklichkeiten. Er sei sich sicher, dass seine beiden Töchter hochbegabt seien. Besonders die Ältere habe bereits im Alter von vier Jahren lesen und schreiben können. Beide Kinder hätten eine unglaubliche Auffassungsgabe.

Mit der Eheschließung habe er sehr lange gewartet, bis er die Richtige gefunden habe. Seine zehn Jahre jüngere Frau zeichne sich durch hohes Organisationstalent, berufliche Zielgerichtetheit und äußere Attraktivität aus. Sie komme somit seinem Ideal nahe, weshalb er es auch wirklich ernst genommen habe, dass sie ihn gebeten hat, sich therapeutische Unterstützung zu suchen.

Der Patient wächst als zweiter Sohn eines Chefarztes für Chirurgie und einer Gymnasiallehrerin auf. In der Kleinstadt, in der er aufwuchs, hätte die Familie zur Oberschicht gehört und sein Vater sei immer besonders auf ihn stolz gewesen, da er sein Abitur und auch sein Physikstudium ohne Probleme und mit ausgezeichneten Ergebnissen bestanden habe. Er habe den Vater wenig gesehen, er erinnert sich jedoch an fantastische Urlaube an besonderen Orten. Der diesbezügliche Neid von Mitschülern (später auch Kommilitonen) habe ihn nicht berührt. Seine Mutter empfand er als *„etwas kalt"*, es sei wenig über Gefühle und Befindlichkeiten gesprochen worden. Er müsse jedoch beiden Eltern zugestehen, dass sie ihn optimal gefördert hätten. Bezüglich der Wahl einer Partnerin hätten ihn beide Eltern darin unterstützt, dass er sich eine Frau wählen solle, mit der er auf Augenhöhe kommunizieren könne. Seine Mutter habe ihm vermittelt, dass er ein Traummann sei.

In der Schule habe er kaum Kontakte gepflegt, auch im Studium konnte er keine Freunde finden. Manchmal seien ihm Gruppenarbeiten sehr schwer gefallen, da ihn die *„langsame Auffassungsgabe"* der anderen gebremst habe. Auch hier habe ihn die Mutter, die für ihn noch heute eine wesentliche Bezugsperson darstellt, darin unterstützt, sich durch andere nicht zurückwerfen zu lassen. Sie habe ihm auch erklärt, dass Sonderbegabungen eben selten seien und er deshalb auch nur wenige Menschen seines Niveaus treffen könne. Gestört habe ihn lediglich, dass er in der Promotion nicht wie erwartet das *„summa cum laude"* erreicht hat und die Ergebnisse der mündlichen Prüfung durch einen *„uneinsichtigen Sonderling"* im Nebenfach Mathematik beeinträchtigt wurde.

Er findet sofort eine Arbeit in der Entwicklungsabteilung für medizinische Geräte. Die Arbeit befriedigt ihn sehr und er macht einen raschen Aufstieg, bis er zuletzt bei der Umstrukturierung für ihn völlig unverständlich übergangen wird. Nachdem er die Abteilung gewechselt hat und nun 60 Kollegen in seiner Abteilung mitarbeiten, kommt erneut wieder die ihm bekannte Problematik zum Tragen, dass man *„alles fünfmal erklären"* müsse und dass Leute seiner Meinung nach trotz mangelnder Kompetenz zu Unrecht gute Positionen inne hätten. Er könne die schlechten Rückmeldungen in seiner Bewertung als Chef seitens seiner Mitarbeiter nicht nachvollziehen. Er sei der einzige, der sage, *„was Sache ist"*.

Sein Hobby ist Fechten. Dies hat er in seiner Studentenverbindung begonnen und führt es noch heute fort. Er genießt diesen eleganten Sport, welcher nicht nur körperliche Fitness, sondern auch taktisches Geschick verlange. Ihn ärgere besonders, dass er seit den Problemen in der Firma auch beim Fechten schlechter geworden sei. Er könne dies kaum ertragen. Um seine vielfältige und kraftraubende Berufstätigkeit zu kompensieren, sei es für ihn enorm wichtig, dass er für das Fechttraining noch genügend Raum habe.

Die Beschwerden seiner Frau über seinen Egoismus könne er zwar nicht nachvollziehen, er nehme sie jedoch ernst, da ihm viel an der Ehe liege. Er wolle als Ehemann und Vater nicht versagen.

Als *Therapieziele* und *Problemverhalten* benennt der Patient seine *übermäßigen, aggressiven* Reaktionen gegenüber den Töchtern, seine *Ungeduld*, wenn zu Hause nicht alles funktioniert und die *Unzufriedenheit,* die er mit der Welt habe. Bedenklich stimme ihn zusätzlich, dass er sich seit einiger

Zeit abends immer häufiger noch einen Whiskey gönne. Er werde diesbezüglich von seiner Frau wohl zurecht kritisiert. Mit Beginn des therapeutischen Arbeitens erhält er von einem mit ihm befreundeten Psychiater ein Antidepressivum. Der Patient unterlässt danach auch jeglichen Alkoholkonsum, da er auf die Wechselwirkung mit Medikamenten aufmerksam gemacht wird. Nachteil sei, dass er jetzt noch häufiger körperliche Anspannung fühle und nicht mehr wisse, wie er abschalten solle.

Der Patient bringt eine *perfekt gestaltete Lebenslaufkurve* zur Therapie mit und macht sehr gute Analysen zu *interaktionellen Problemen im Sozialkontakt*. Er stellt auch das in der Firma erstellte Führungsprofil zur Verfügung. In diesem sind deutlich Situationen negativ markiert, in denen es um Empathie, Förderung von, Bewertung von, Verständnis für und Verantwortlichkeit für Mitarbeiter geht. Nach einem *Paargespräch*, in dem die Ehefrau die Situation zu Hause als bedrohlich schildert (in einer Intensität dergestalt, dass sie auch an Trennung denkt), ist der Patient massiv emotional betroffen und akzeptiert als Therapieziel *„Erhöhung seiner Kritiktoleranz und Wahrnehmung eigener, kritischer Verhaltensweisen"*.

Als ihm im Therapiegespräch klar gemacht wird, welche *Vorteile* er dadurch haben kann, dass er sich selbst kritisch sieht und einzelne *kleine Verhaltensanalysen* mit ihm erstellt werden, durch die er in die Lage kommt, eigenes Verhalten als *„überspannt"* (Begriff des Patienten) zu sehen, kann ihm das *Konzept narzisstischer Persönlichkeitszüge* nahe gelegt werden. Ihm wird bewusst gemacht, dass es nicht um eine Kritik an seiner Persönlichkeitsstruktur und Sozialisation geht, sondern um die persönliche Weiterentwicklung durch die Therapie. Dazu willigt der Patient etwas zögerlich ein.

Daraufhin wird mit ihm an Sozialisationsbedingungen, die zu interaktionellen Problemen geführt haben, gearbeitet (z. B. die Probleme in der Partnerschaft) sowie parallel an aktueller Kränkbarkeit und Verletzbarkeit in sozialen Interaktionen. Hierzu werden speziell *Übungen zur Erhöhung von Empathie* und *Übungen zur Rollenübernahme* von anderen (besonders *Perspektivwechsel* in der Zwei-Stuhl-Arbeit) durchgeführt. Wichtig ist beim Patienten die *Dosierung* der Übungen zur Empathie, da er teilweise etwas verärgert und erneut gekränkt reagiert, wenn er sich überhaupt nicht in die anderen Rollen hineinversetzen kann. Deswegen wird er aufgefordert, zu üben, wie es jemandem gehen mag, der einer Person gegenübersitzt, welche sich überhaupt nicht in den anderen hineinversetzen kann. Hier kann die Brücke zum *Kontakt mit seiner Mutter* geschlagen werden und in einem *Elterndialog* gelingt es ihm, zu erfassen, wie wenig emotionale Unterstützung er erhalten hat (im Sinne von Geborgenheit und liebevollem, unbefangenen Umgang). Er kann dadurch bisher erfolgreich abgewehrte *Trauerreaktionen* erstmals spüren. In der *Rolle des Kindes* taucht die *Trauer* auf.

In einer weiteren Übung des Hineinversetzens in seine zwei Töchter und der parallelen Interaktionen seiner Eltern mit ihm kann er erfassen, dass er problematische Verhaltensmuster, die ihn zu seiner jetzigen Antriebslosigkeit und Erschöpfung (bzw. Burnout) geführt haben, gegen sich selbst richtet. Er merkt, dass Perfektionismus als *Antreiber* zu *Erschöpfung*, statt zu *Erfolg* führt. Den *Antreiber-Test* (vgl. Kapitel 3.4) nimmt er als Anregung dafür, Fallen im Alltag zu entdecken. Der Patient wird mehr als stutzig und beschreibt seine eigene Kälte als kümmerlich. Er kann jedoch dann von Bewertungsbegriffen Abstand nehmen. Es ist ihm möglich, schrittweise das *Alter Ego* zu erfassen und dadurch tiefere Beziehungen zu erleben. Er selbst nennt die Tatsache, dass er keinerlei eigene Freunde hat (es gibt nur einen Freundeskreis der Ehefrau) plötzlich als *„schade"*. Da er sich mithilfe der *Videorückmeldung* und der *Rollenspiele* (sowohl in der Rolle der Mutter, als auch des Vaters und seiner Frau) selbst als *„glatt"* (Terminologie des Patienten) erlebt, ist ihm das Therapieziel der Aufarbeitung seiner Entwicklung mit all ihren Nachteilen und der jetzt aktuellen Problematik auch ein eigenes Anliegen.

Er verfasst die *Elternbriefe* nach dem üblichen Schema und ihm kommen über die *Beobachtungsbögen zu Gedanken in problematischen Situationen* (vgl. Anhang) zentrale Kindheitsszenen in Erinnerung, in welchen er im Grunde traurig, enttäuscht und gekränkt war, ohne diesbezüglich Unterstützung erhalten zu haben. Die Szenen werden *imaginativ* wiedererlebt. Er kann unangenehme Gefühle wie Kränkung und Verletzung aushalten. In weiteren *Paargesprächen* kann er sich auch ruhiger auf seine Frau einlassen und deren Kritik an seinem Umgang mit den Töchtern bewusst nachvollziehen. Wesentlich im weiteren Therapieverlauf ist, den oft eingeschränkten Blick auf die Problematik zu erweitern.

Gemeinsam werden *Beobachtungsbögen* erarbeitet, anhand derer er erfassen kann, worauf bei anderen Personen zu achten ist, um deren Empfindungen und entsprechende Reaktionen auf ihn besser verstehen zu können. Er kauft sich sogar ein Buch zur Entwicklungspsychologie und einen Erziehungsratgeber, um die erreichten Ziele zu vertiefen. Die *Pyramide von Maslow* hängt er sich in seinem Büro auf. Kleine Rückfälle erleidet er immer wieder dann, wenn er in der Firma erfolgreich auftritt. *Übungen, Anerkennung und Lob* zurückzugeben helfen hierbei. Die Atmosphäre in seiner Arbeitsgruppe kann er dadurch deutlich verbessern und er möchte schließlich die Therapie beenden.

Er erhält daraufhin noch einmal *Beobachtungsaufgaben*, um zu prüfen, ob er sich durchgängig mit sich selbst, mit den Eltern und in der Arbeit wohlfühlen kann und wird im Anschluss daran noch einmal zu einem Therapiegespräch gebeten, um die erreichten Erfolge zu überprüfen. Genau in dieser Zeit führt er ein Gespräch mit seinen Eltern, in denen er über seine Therapie berichtet. Nachdem diese ihn eiskalt abblitzen lassen und ihm vermitteln, dass *„das wohl jetzt nicht sein Ernst sei, was er alles erzähle"*, empfindet er eine furchtbare *Wut*. Er verlässt das Haus und fährt nach Hause, muss allerdings die Fahrt unterbrechen, da er so anfängt zu zittern, dass er das Auto nicht weiterfahren kann. An einem Parkplatz muss er weinen. Er zieht sich zurück und schreibt mehrere Seiten nieder, die er mit *„Verpasster Kindheit"* übertitelt. In diesem Schreiben legt er seine ganzen Gefühle (Angst zu versagen, Abwertung, Beschämt werden, nicht zu genügen und dadurch ständig bedroht zu sein) nieder, die ihm im Zusammenhang mit noch weiteren Kindheitsszenen bewusst werden.

Der Patient bittet danach um einen vorgezogenen Termin und schickt die Aufzeichnungen vorab zu, sodass er in den abschließenden *Zwei-Stuhl-Arbeit*-Sitzungen Abschied von Großartigkeit zu Mittelmaß nehmen kann. Der Patient wünscht explizit den Begriff Mittelmaß und begründet dies nachvollziehbar damit, dass er dann weniger bedroht und normaler sei. Er kann alternative Beobachtungen über andere Menschen und sich selbst in einer viel größeren Entspanntheit formulieren. Diese gehen insbesondere in Richtung von Autonomie (*„Ich muss nicht um die Bewunderung anderer kämpfen, I can't be everybodys darling"* umgewandelt in *„I won't be everybodys darling, ich möchte mit meiner Frau und den Kindern zusammen entscheiden, was uns Freude macht, denn Unbefangenes, Tapsiges und Fehlerhaftes hat auch seine belebenden und lustigen Seiten."*).

Die Therapie dauert insgesamt sehr lange und der Patient ist am Ende sehr stolz auf sich, dass er diese durchgehalten hat. Im *abschließenden Paargespräch* berichtet die Ehefrau, dass sie ihn zwar noch immer als zuwendungsheischend erlebe, dies aber mit einer *anderen Mimik und Gestik*.

Der Patient kann zum Abschluss der Therapie auch damit leben, dass er in der Firma einen Kollegen zur Personalführung an die Seite gestellt bekommt und er sich dadurch mehr um inhaltliche Aufgaben im Projekt kümmern muss. Es ist für ihn nachvollziehbar, dass ihn die Führung von 60 Mitarbeitern in der Rolle des verantwortlichen Chefs in Bezug auf seine nicht ausgeprägte Verhaltensflexibilität überfordert.

**Beachte:**

Die Behandlung *narzisstischer* Persönlichkeitsstörungen ist häufig ein „Drahtseilakt". Besonderes Augenmerk muss bei diesen Patienten auch auf *Suizidalität* geworfen werden. Das Zeigen von Anerkennung seitens des Therapeuten soll ehrlich sein. Sobald die Patienten Zugang zu den überforderten, emotional allein gelassenen Anteilen des Kindes finden, ist ein großer Teil der Arbeit geleistet. Sie können Mitgefühl für sich und andere entwickeln.

> Rückmeldungen bei Rollenspielen sollten in zurückhaltender Form gegeben werden, da diese Feedbacks ja wiederum kränken können!

**Fallbeispiel 27: Dependente Persönlichkeitsstörung**

Der 55-jährige, italienische Maurer wird aufgrund extrem starker Rückenschmerzen nach einer Schulteroperation von seinem Schmerztherapeuten zur Einzeltherapie an uns überwiesen. Der Patient berichtet, dass seine Familie ihn gebeten habe, sich zurückzunehmen. Er könne dies jedoch nicht, er brauche aufgrund seiner starken Schmerzen besonders die Unterstützung seiner beiden Töchter. Der Patient bringt alle Befundberichte zur Operation und zur Schmerzdiagnostik in die Therapie mit. Er habe seine Frau veranlasst, dies alles für ihn vorzubereiten. Seine Tochter bringt ihn zur Behandlung, obwohl er nicht gehbehindert ist. Bevor sie den Warteraum verlässt, erwähnt die Tochter, sie wolle einmal ein anderes Leben haben, als lediglich die Eltern zu unterstützen. Diesem pflichtet der Patient sofort bei, wobei er ihr anschließend sofort den Auftrag gibt, wann genau sie ihn abholen solle. Des Weiteren solle sie auch etwas früher da sein, damit er nicht alleine warten müsse.

Die Gestaltung der Therapiebeziehung ist stark von einer ständigen Zustimmung zu allen Therapieschritten geprägt. Zweifel hegt der Patient lediglich dahingehend, ob er jemals Entspannungsverfahren lernen könne. Wirklich entspannt sei er zu Hause bei seiner Familie. Er sei sehr froh, dass seine Frau und seine Töchter mit ihm zusammen leben und dass es allen miteinander so gut gehe. Darauf angesprochen, dass er sich stark unterstützen lässt und inwieweit er dies selbst als kritisch sieht, versteht er die Frage zunächst nicht. Er wird allerdings kurz nachdenklich und kann zögerlich darauf hin fokussieren, dass wohl gemeint sei, dass er die anderen zu viel beschäftigt und es für alle etwas anstrengend sei, dass er nicht mehr arbeiten gehen könne.

*Biografische Analyse:* Der Patient wächst als fünftes von sieben Kindern in sehr armen, bäuerlichen Verhältnissen in Süditalien auf. Die Großeltern (sowohl seitens des Vaters als auch seitens der Mutter) leben mit auf dem Bauernhof und betreuen die Kinder sehr intensiv und fürsorglich. Die Mutter sei das Herz der Familie gewesen und habe ständig befürchtet, dass den Kindern etwas passieren könne. Er kennt nichts anderes in seinen Leben als das Schema *„Vorgabe erhalten – diese Vorgaben erfüllen – dann ist alles gut und es gibt wenig Stress“*. Der Patient berichtet des Weiteren, dass sein Vater die Familie verlassen habe, nachdem dessen Eltern gestorben waren, was zu einer extremen Verarmung geführt habe. Daraufhin war es noch wichtiger, zu funktionieren und der Mutter keine Sorgen mehr zu machen. Der älteste Bruder entscheidet sich aus diesem Grund nach Deutschland zu gehen und nimmt den Patienten mit. Anders hätte er es nicht geschafft, hierher zu kommen. Er lernt während seiner Arbeit auf dem Bau die Sekretärin des leitenden Bauherren kennen, das Paar verliebt sich und sie heiraten. Seine Frau ist Deutsche und übernimmt für ihn alle lästigen Dinge. Er selbst sagt, er sei nicht sprachbegabt. Beide Töchter sind Wunschkinder, sie entwickeln sich gut und heiraten und wohnen mit den jeweiligen Kleinfamilien in dem selbsterwirtschafteten kleinen Eigenheim des Patienten.

Im Gespräch mit dem Patienten und auch mit seiner Frau wird eine *Entwicklung* hin zu einer minimalen *Autonomie* vereinbart. Er willigt sehr schnell in dieses Therapieziel ein, da er Angst hat, dass ansonsten die harmonische Stimmung in der Familie getrübt werden könnte. Der Therapieauftrag wird von ihm jedoch widerwillig angenommen. Seine Frau fühlt sich auf Dauer durch die Problematik des Patienten und der Tatsache überfordert, dass sie noch berufstätig sei und für die Töchter und die Enkelkinder nach wie vor alle Wäsche erledige und deren Versorgung gewährleiste, damit auch die Töchter arbeiten gehen können. Der Patient schafft es bei der Besprechung der Biografie zunehmend, die Situation seiner Frau zu sehen *(Rollenwechsel)*. Dabei wird ihm deutlich, wie gering sein Selbstwert und sein Selbstvertrauen sind. Deswegen werden ihm im Rahmen der biografischen Arbeit seine vorhandenen *Ressourcen* und die *bisher bewältigten Herausforderungen* verdeutlicht. Dies, um ihm zu zeigen, was er in seinem Leben bereits alles geschafft hat und ihn dies auch spüren zu lassen.

Folgende Ereignisse, Lebenspassagen und bewältigte Herausforderungen werden ihm dabei bewusst und unterstützen im Weiteren seine Entwicklung hin zur Autonomie:
- Überleben in ärmsten Verhältnissen,
- seit dem 15. Lebensjahr gearbeitet,
- schwere körperliche Arbeit geleistet,
- Übersiedlung nach Deutschland mit einem kleinen Koffer – mein ganzer Besitz,
- immer gearbeitet, nie arbeitslos,
- eine Familie gegründet,
- ein eigenes Haus gebaut,
- nach meinen Werten gelebt,
- Bescheidenheit.

Bei der Besprechung des *Lebensrückblicks zu den bewältigten Herausforderungen* wird das Setting der *Zwei-Stuhl-Arbeit* gewählt. Der Patient übernimmt die Rolle eines *fürsorglichen Vaters* gegenüber dem *hilflosen Kind*. Dadurch kann er nach und nach eine innere, väterliche Selbstfürsorge in sich aufbauen. Die weiteren Therapieschritte bestehen dann in der konkreten Übernahme von Alltagsaufgaben. Dazu gehört auch, dass er die Familie von unnötigen Arbeiten entlastet. Der Patient nimmt darüber hinaus auch an einem

Gruppentraining *Schmerzbewältigung und Entspannung* teil, welches von der Krankenkasse angeboten wird, und überwindet seine anfängliche Angst vor einem solch befremdenden Setting. Dazu gehört auch, alleine in öffentlichen Verkehrsmitteln in einem Stadtviertel unterwegs zu sein, welches er noch nicht kennt. Der Vorschlag, Autonomie auch dadurch zu entwickeln, indem er teilweise Aufgaben in der Betreuung der Enkelkinder übernimmt, erschreckt ihn. Durch den Bezug zu seiner eigenen Biografie (der Vater, der alle im Stich gelassen hat) kann der Patient jedoch *Entwicklungsaufgaben* in der *Rolle des Großvaters* sehen und schafft dies zeitweise etwas widerwillig.

Er beendet die Behandlung, als ihm eine Rente zugestanden wird, nachdem er in seinem Beruf als Maurer mit der kaputten und operierten Schulterprothese nicht mehr arbeiten kann.

**Beachte:**

Bei *dependenten* Patienten ist es wichtig, nicht zu früh, aber auch nicht zu spät in Richtung mehr Autonomie zu arbeiten. Es besteht die Gefahr, dass die Dependenz auch in der Therapiebeziehung gelebt oder die Behandlung abgebrochen wird.

*Elterndialoge*, in denen Patienten ihre Entwicklung verstehen können und die Nachteile des *dependenten Beziehungsmodus* erfassen lernen, ist primäres Therapieziel. Begleitend sollten konkrete Hausaufgaben erledigt werden, die die Selbstständigkeit fördern.

Bei dependenten Patienten besteht die Gefahr, dass sie im Sinne sozialer Erwünschtheit handeln. Um dies evtl. zu verhindern, hilft es *Angehörige* in die Behandlung mit einzubeziehen.

Patienten sollen weiterhin darin unterstützt werden, den Unterschied zwischen Ablehnung ihrer Person und Ablehnung ihres störenden Verhaltens zu erkennen.

Der *Lebensrückblick zu bewältigten Herausforderungen* bestärkt die gesamte Behandlung in Richtung Autonomie.

### Fallbeispiel 28: Zwanghafte Persönlichkeitsstörung

Der 45-jährige Patient kommt aufgrund von Erschöpfung und Misserfolg im Beruf in Behandlung. Er habe zusätzlich starke Ängste, seine Arbeit zu verlieren, was ihn existenziell bedroht, da er als selbstständiger Schriftsetzer arbeitet.

Vor zehn Jahren war der Patient bereits einmal aufgrund einer Partnerschaftsproblematik in therapeutischer Behandlung. Dieses Problem sei jedoch gelöst. Auch seine Frau arbeitet selbstständig. Sie sehen sich wenig und jeder habe seine eigenen Aufgaben zu erfüllen. Diese distanzierte Beziehungsgestaltung sei dem Patienten recht, da er viel Zeit für seine Arbeit brauche. Sie haben aufgrund des Umstandes, dass sich die Partnerin bei ihm nicht wohl fühle, weil er extrem ordentlich sei, getrennte Wohnbereiche. Er könne es nicht aushalten, wenn in seinen Räumen Unordnung herrsche und er könne auch nicht zu Bett gehen, bevor er nicht bestimmte Rituale und Kontrollen (insbesondere auch im Bereich des Arbeitsplatzes) durchgeführt habe. Des Weiteren sei eine distanzierte Beziehungsgestaltung mit getrennten Kassen günstig, da ihn die *„Großzügigkeit“*, mit der seine Frau Geld ausgebe, massiv störe. Jahrelange Diskussionen darüber, was richtig und falsch sei, hätten ihn nur verärgert, jedoch keine Verbesserung der Situation hervorgebracht, sodass ihm der Vorschlag seiner Partnerin, jedem den eigenen Bereich zu lassen, sehr willkommen gewesen sei. Kinder wünscht sich das Paar nicht, der Patient befürchtet, damit würde *„zu viel Durcheinander“* einhergehen.

Lebensgeschichtlich lässt sich die Entwicklung folgendermaßen aufzeigen: Der Patient wächst als einziges Kind eines Steuerbeamten und einer Kindergärtnerin auf. Beide Eltern sind massiv bemüht, ihn zu führen und ihm strenge Regeln zu vermitteln. Er lernt, dass man nichts dem Zufall überlassen solle, dass es wichtig sei, sich selbst und andere zu kontrollieren und dass man sich immer weiter entwickeln müsse. Sein Leben als Kind ist durch Gleichförmigkeit geprägt (d. h. es gelten stets die gleichen Essenszeiten, zu bestimmten Festen wird immer das gleiche Gericht serviert, der Vater ist immer zur gleichen Uhrzeit zu Hause und die Wochenendplanung fällt stets gleich aus). Am Samstag findet immer das gemeinsame Aufräumen und Putzen statt, sonntags nach dem Kirchenbesuch findet jeweils ein Treffen mit der Schwester des Vaters und deren Familie zum gemeinsamen Mittagessen statt. Danach verlangt der Vater eine Ruhezeit für sich und die Mutter. Im Anschluss werden gemeinsam Spiele gespielt, zu Abend gegessen und es findet mit der Mutter eine genaue Vorbesprechung über die kommende Woche statt (Aufgaben in der Schule, Kleidung und andere Utensilien, die vorbereitet werden müssen). Der Tag endet mit dem immer gleichen Abendritual. Die Sparsamkeit der Eltern übernimmt auch der Patient mit der Vorstellung, dass es sinnvoll sei, Rücklagen zu bilden, da die Wirtschaftssituation immer sehr gefährlich ist.

Der Anamnesebogen, der dem Patienten mit anhängender Lebenslaufkurve mitgegeben wurde, kann von diesem über Wochen nicht ausgefüllt werden. Er fühlt sich überfordert, da er unbedingt *„das Richtige“* eintragen möchte. Letztendlich bittet er darum, den Anamnesebogen in der Therapie auszufüllen. Er kann durch diese Interaktion darauf aufmerksam gemacht werden, wie er sich selbst durch seinen Perfektionismus in der Therapie blockiert. Daraufhin berichtet er, dass es ihm sehr schwerfalle, sich auf etwas Neues einzulassen, was insbesondere auch für die Therapiesituation gelte. Mithilfe der *Beobachtungsbögen* (vgl. auch Anhang) kann der Patient seine Gedanken in Alltagssituation beobachten und so seine fruchtlosen Bemühungen um Perfektion, Kontrolle, Überblick und klare Regeln erkennen: Zum Beispiel massive, teilweise panikartige Angstanfälle, die dadurch auftreten, weil er befürchtet, seine Arbeit zu verlieren, wenn er nicht alles perfekt macht.

Der Überblick über sein bisheriges Leben führt zur Wahrnehmung einer gewissen Traurigkeit darüber, dass einerseits die Gleichförmigkeit, Klarheit, Kontrolle und die Rituale ihm Sicherheit gegeben haben, dass er jedoch andererseits dadurch bisher wenig Spaß, Freude und unbefangenes Glück erlebt hat. Zudem behindert er auch seine Partnerin darin, Spaß und Freude etc. zu erleben. Die Ursachen zu diesen Empfindungen erlebt er in den *imaginativen Übungen zur Kindheitssituation*. Mit dem Patienten wird insbesondere am Anfang mit imaginativen Verfahren gearbeitet, damit er die Bearbeitung glückloser Erfahrungen im *entspannten Zustand* erfährt. Entspannungsübungen lösen beim Patienten zwar anfangs Irritationen aus (im Sinne von Kontrollverlust), auf Dauer ist er aber dadurch in der Lage, seine hinter der Angst liegenden Gefühle von Trauer zu spüren. Im Rahmen eines *Fertigkeitentrainings* wird mit ihm insbesondere geübt, bei seinen Auftraggebern ein direktes Feedback zu seinen Arbeiten einzuholen. Er erschrickt darüber, wie stark und häufig dabei die Rückmeldung erfolgt, dass es für die Auftraggeber ärgerlich sei, dass er beim Vorstellen seiner verschiedenen Modelle keine Prioritäten setze und die Auftraggeber viel zu wenig berate. Daraufhin werden *Rollenspiele* mit ihm geübt, bei denen es zu massiven Unruhezustände kommt, vor allem, wenn der Patient *Expositionsübungen* durchführen soll, die beinhalten, weniger vorbereitet zu Meetings zu gehen.

Die Aufforderung, die Partnerin zu einem *Paargespräch* mitzubringen, lehnt er zunächst als unnötig ab. Er willigt ein, nachdem ihm erklärt wird, dass es lediglich darum gehe, zu erkennen, inwieweit auch hier Verbesserungen möglich sind. Die Partnerin ist ihm gegenüber sehr wertschätzend und tolerant. Der Patient erfasst zum ersten Mal, dass er bei fröhlichen, unbefangenen und freudigen Freizeitunternehmungen, die seine Partnerin mit Freundinnen und Freunden unternimmt, gar nicht mehr mit eingeladen wird. Sie handhabt dies so, weil sie ihm und sich selbst diesbezüglichen Stress ersparen möchte. Der Patient sieht solche Unternehmungen ohnehin lediglich als unnötiges und überflüssiges Geldausgeben an. Er erkennt, dass er sich durch diese *Grundhaltung* selbst einer Lebensfreude beraubt. Er kann sich auf die *Diskussion unterschiedlicher Wertvorstellungen* bezüglich des Umgangs mit Menschen einlassen, und das Paar entscheidet sich schließlich für eine *Paarberatung*, in der beide versuchen, eine Annäherung in der Beziehung zu erreichen, mit dem Ziel einer verbesserten Lebensqualität.

In den Elterndialogen, in denen der Patient sowohl die *Rolle des Vaters, der Mutter* als auch die des *Kindes* in verschiedenen Altersstufen übernimmt, wird ihm deutlich, dass seine Eltern als Kriegs- und Nachkriegsgeneration von den damalig harten, politischen Bedingungen geprägt waren. Er erkennt, dass auch die Eltern nicht gelebt haben, wie sie leben wollten, sondern aufgrund der massiven politischen Unruhen und den schwierigen Bedingungen in der Nachkriegszeit keine andere Möglichkeit hatten, als die Sicherheit in ihrem Leben zu suchen. Dadurch wird für ihn eher zugänglich, dass die Intention der Eltern nicht darin bestand, ihn zu einem Leben mit Zwängen, Strenge und Kargheit zu führen. Der Vorteil der *Elterndialoge* war bei diesem Patienten insbesondere darin zu sehen, dass er auch im nonverbalen Verhalten und somit im Sinne der interozeptiven Wahrnehmung einiges mehr an Ausdrucksfähigkeit gewinnen konnte. Er wurde gezielt dazu angeleitet, „Lächeln" zu üben.

**Beachte:**

Bei der Behandlung der *zwanghaften* Persönlichkeitsstörung darf das Sicherheitsgebende des Verhaltens – nämlich Kontrolle zu haben – nicht unterschätzt werden. Übungen, Rollenspiele und Fertigkeitstraining müssen transparent eingeführt werden. Imaginative Verfahren zur Bearbeitung lebensgeschichtlich schmerzhafter Erlebnisse können dabei unterstützen.

Die Patienten brauchen dafür viel Zeit. Hausaufgaben, die zwanghaftes Verhalten bestärken, sollten vermieden werden. Förderlicher ist das Erlernen von sogenanntem Risikoverhalten (z. B. ohne Handy oder Uhr unterwegs zu sein u. Ä.).

**Fallbeispiel 29: Passiv-aggressive Persönlichkeitsstörung**

Die 58-jährige Krankenschwester kommt aufgrund einer für sie traumatisch erlebten Situation im Krankenhaus in Therapie. Eine Patientin sei sehr plötzlich kollabiert und sie habe deren mühsamen Todeskampf allein begleiten müssen, da von den Kolleginnen angeblich alle beschäftigt gewesen seien. Sie könne das nicht überwinden. Sie habe die Situation zwar ihrer Meinung nach sehr gut gemeistert, ihr sei jedoch von den Angehörigen der Verstorbenen viel zu wenig Dank entgegengebracht worden. Sie finde auch, dass sie langsam ausgepumpt sei von dieser Arbeit, in der sie sich immer nur in der Rolle der Gebenden befinde.

Zusätzlich erschwerend komme hinzu, dass ihr Mann vor zehn Jahren bei einem Autounfall tödlich verunglückt sei und sie jahrelange Kämpfe mit Versicherungen hinter sich habe bringen müssen, bis der entsprechende Schuldausgleich letztlich erfolgt sei. Seitdem sei sie auch nicht mehr viel unter Leute gegangen, da sie sich durch diese Erfahrung immer mehr verschlossen habe. Im Kollegialen klappe es nicht so gut. Sie werde häufig kritisiert, dass sie Eintragungen in der Krankenkurve und Anordnungen vergesse. Außerdem komme sie häufig zum Schichtwechsel zu spät. Sie verstehe nicht, dass ihre

Kolleginnen und Kollegen so wenig Verständnis für sie aufbrächten, insbesondere ob des Umstandes, dass sie diejenige mit den meisten Erfahrungen sei und man von ihr viel lernen könne. Mit dem leitenden Oberarzt habe sie auch oft Ärger. Sie drücke dies jedoch nicht offen aus. Sie sehe, dass dieser ihre Kompetenzen ausnutze, denn auch er lasse oft zu, dass sie bei der Pflege viel zu viel allein mit den Patienten sei.

Die *biografische Arbeit* bei der Patientin war sehr schwierig, da sie sich nur wenig darauf einlassen konnte, dass auch der Sozialistationshintergrund einen Einfluss auf ihre Probleme haben könnte. Folgende Themen konnten bearbeitet werden: Die Patientin wächst in einer kommunistischen Diktatur auf. Beide Eltern sind wenig zu Hause und insgesamt erlebt sie nur wenig Familienzeit für sich und ihre zwei Jahre jüngere Schwester. Ab ihrem ersten Lebensjahr wird sie von den Eltern der Mutter, danach in einer Kinderkrippe und ab der Schulzeit nachmittags in der Kinderbetreuungsgruppe im Kombinat betreut. Als mit ursächlich für ihre Problematik kann deshalb mit der Patientin eruiert werden, dass sie immer nur ein *„Mitglied in einer Gruppe"* war. Individualität und Eigenständigkeit wurde interpretiert als *„Handeln gegen die Gemeinschaft"*. Fertigkeiten, wie z.B. diskutieren, andere Meinungen anhören, reflektieren und eigene Standpunkte geltend machen, wurden überhaupt nicht erlernt. Auch zu Hause war dies nicht möglich, da beide Eltern aufgrund der harten Arbeit in der Fabrik abends todmüde und nicht mehr ansprechbar waren. Soziale Vergleiche auch im Sinne von Konkurrenz und fruchtbarem Wettbewerb erfolgten stets nur unter der Prämisse des gemeinsamen Zieles, sich als Gruppe mit einer Person, die Besonderes leistet, hervorzuheben. In diesen Wettbewerben erreichte die Patienten Erfolge. Sie erkennt jedoch hierbei selbstkritisch, dass sie diese lediglich auf Kosten anderer durch Manipulationen und Boykott erreicht habe. *Elterliche Fürsorge* kennt sie nicht. Sie erkennt dies im Rahmen von *Rollenspielen*, in denen sie eine *fürsorgliche Mutter und Vater* ist.

Nach der Ausbildung zur Krankenschwester zieht die Patientin mit ihrem Mann zusammen, den sie bei einer Parteifreizeit kennengelernt hat, in den Westen. Sie erwartet sich hier bessere Bedingungen für alle beide, die sie in finanzieller Hinsicht tatsächlich vorfindet. Nicht jedoch im Bezug auf einen respektvollen Umgang mit ihrer Person. So leidet sie ständig unter einer für sie von früher her ungewohnten Hierarchie im ärztlichen Arbeitsbereich. Sie gewöhnt sich nur sehr mühsam daran, dass eine Krankenschwester im Krankenhaus *„nichts wert ist"*, dass deren Meinung nichts gelte und dass sie die von früher gewohnte Teamarbeit hier nicht mehr durchführen könne. Da sie nie erlernt hat, sich zu wehren und eigene Meinungen, Bedürfnisse und Emotionen wahrzunehmen und zu vermitteln, erhält sie ihren Selbstwert eher dadurch aufrecht, indem sie passiv-aggressiv agiert und indirekt durch Problemverhaltensweisen auffällt (wie beispielsweise zu spät zur Arbeitzu kommen, Eintragungen zu vergessen und Arbeitsregeln zu missachten). Andere können sich gegen sie nicht wehren und sie behält die Macht, tut was sie will und erreicht somit indirekt ihre Ziele. Diese Verhaltensweisen werden dadurch bestärkt und sind selbsterhaltend.

Die Patientin lässt sich wider Erwarten auf ein Fertigkeiten- und Verhaltenstraining ein, welches erfolgreich mit ihr durchgeführt werden kann. Der *emotional* bisher nicht bewältigte *Abschied von ihrem Mann* durch die Kämpfe mit den Versicherungen labilisiert die Patientin weiterhin. Sie schreibt einen *Abschiedsbrief.* Dieser wird weitergeführt unter dem Thema *„Verlorengegangene Träume“*. Durch die *Emotionsarbeit* wird sie auch äußerlich deutlich sichtbar lockerer. Sie erkennt dies auch im Videofeedback.

Die *Biografie positiver Ereignisse* und ihrer *Erfolge* hilft der Patientin, ihre pessimistische Grundhaltung *(„es klappt sowieso nicht“)* zu revidieren und dies auch emotional durch das Hineinversetzen bzw. die Imagination von Szenen mit Erfolgen und bewältigten Herausforderungen zu spüren. In der *Zwei-Stuhl-Arbeit* entwickelt sie Empathiefähigkeit für beide Seiten – Freunde, Kollegen und sich selbst.

**Beachte:**

Bei der Behandlung von Patienten mit einer passiv-aggressiven Persönlichkeitsstörung kann das Problemverhalten häufig direkt in der Therapie beobachtet werden. Solche Interaktionssequenzen können sofort aufgegriffen und im Therapieprozess genutzt werden. Einem eventuellen Abbruch der Therapie durch den Patienten muss durch eine eindeutige und offene Konfrontation seitens des Therapeuten begegnet werden. Patienten erhalten so auch gleich die Möglichkeit zum Modelllernen bzgl. Konflikte lösen.

**Fallbeispiel 30: Borderline-Persönlichkeitsstörung**

Die an uns überwiesene, 34-jährige Fitnesstrainerin berichtet von massiven Gefühlen der Verlassenheit, Einsamkeit, Unausgeglichenheit und von ständig schwierigen Partnerschaften. Sie erklärt sich diese Probleme damit, dass sie wohl zu viel Geduld mit Männern habe und immer die Falschen auswähle.

Die biografische Arbeit der Patientin bezieht sich auf folgende lebensgeschichtliche Entwicklung: Die Patientin wird im Alter von sieben Jahren von ihren kroatischen Eltern nach Deutschland geholt. Sie wurde während der Kriegsgeschehnisse bei ihrer Großmutter in Kroatien gelassen. Dort erlebt sie zusammen mit dieser schwachen und hilflosen Großmutter völlig unvorbereitet das Kriegsgeschehen. Die Entscheidung der Eltern, sie in Kroatien zu lassen, kann sie bis heute nicht nachvollziehen. Da die Großmutter erkrankt, wird die Tochter schließlich widerwillig nach Berlin geholt. Der Vater ist für sie nie ein Vater. Er hat ein massives Alkoholproblem, geht offensichtlich ständig fremd und schlägt sowohl die Mutter als auch die Patientin. Sie ist schließlich froh, dass die Mutter sich von ihm trennt und in eine andere Stadt zieht, um dort erneut in einer Fabrik zu arbeiten. Da die Mutter für sie beide den Unterhalt erarbeiten muss, ist sie immer gestresst und am Wochenende begierig auf Abwechslung. Dies bedeutet für die Patientin, dass sie auch am Wochenende nachts allein gelassen wird. Sie fühlt sich in dieser Situation im Arbeiterwohnheim mit nur einer gemeinsamen Toilette und Dusche für 20 Personen auf dem Flur überfordert. Die Mutter freundet sich näher mit einem Arbeitskollegen an, der auch viel bei ihnen übernachtet. Die Patientin bekommt sexuelle Handlungen und den Geschlechtsverkehr oft ungewollt mit und entwickelt einen massiven Ekel vor Geschlechtlichkeit. Als der Freund der Mutter, der ebenfalls Alkoholprobleme hat, einmal abends vorbeikommt, um diese zu besuchen, ist die Mutter nicht anwesend. Die Patienten wird von dem Mann übergriffig berührt, was ihren Ekel vor Intimität noch mehr verstärkt. Die Patientin berichtet ihrer Mutter von diesem Übergriff, woraufhin sich diese von ihrem Freund trennt. Trotzdem äußert diese immer wieder Wut über die Lebenssituation und vor allem die Aussichtslosigkeit, die diese Situation mit sich bringt. Die Patientin empfindet sich deswegen manchmal als störend und versucht, über Wut- und Weinanfälle das Interesse der Mutter und deren Zuwendung zu erreichen, was bisweilen auch gelingt.

Aufgrund ihrer sportlichen Begabung wird sie nach der Realschule darin gefördert, eine Ausbildung zur Physiotherapeutin zu machen. Sie schafft diese jedoch nicht, da sie weder pünktlich erscheint, noch dazu in der Lage ist, den Stoff zu erlernen und die erforderliche Trainingsdisziplin aufzubringen. Schließlich beginnt sie in einem Fitnessstudio zu arbeiten, in dem sie ohne jegliche Ausbildung tätig werden kann. Um mehr Abstand von ihrer Mutter, die sie irgendwann verachtet, zu erreichen, zieht sie um und findet in einem anderen Fitnessstudio wieder Arbeit als Fitnesstrainerin und Personal Coach. Dies kann als Ressource angesehen werden. Für die Arbeit als Fitnesstrainerin und Personal Coach gibt es keine Ausbildungsrichtlinien und die Patientin fühlt sich bei ihrer Tätigkeit selbstsicher. Bewunderung erhält sie für ihre Strenge, mit der sie die Besucher des Fitnessstudios reglementiert. Weil sie jedoch immer wieder vergisst, zu vereinbarten Terminen zu erscheinen und zu Betriebsversammlungen zu spät kommt, muss sie sich immer wieder neue Arbeit in anderen Fitnessstudios suchen, was sie sehr stört.

Sie hat sehr häufig wechselnde Partnerschaften und ist nie allein, was sie auf ihre äußere Attraktivität zurückführt. Zuletzt lebt sie seit zwei Jahren mit einem Aufzugstechniker erstmals in einer beständigen Partnerschaft. Sie sei jedoch sehr ambivalent und habe ihn schon mehrfach vor die Tür gesetzt, da auch er Probleme mit Drogen und Alkohol habe. Andererseits sei er aber für sie der erste Mann, bei dem sie Stärke, Kraft und Bewunderung erlebt. Die Streitigkeiten seien sehr heftig. Manchmal wisse sie selbst nicht, weshalb sie so unwirsch reagiere. Der Kontakt zur Mutter ist aktuell sehr reduziert. Diese sei schwer krank, frühzeitig berentet worden und wohne jetzt in Untermiete in einem sehr ungepflegten Haus. Die Patientin empfindet wieder Ekel und Verachtung gegenüber der Mutter. Der Vater verunglückt schließlich tödlich und selbst verschuldet bei einem Autounfall, bei dem auch ein Halbbruder der Mutter stirbt. Die Patientin empfindet *„nix"* dazu.

Das *biografische Bearbeiten* der Symptomatik erfolgt parallel zur Behandlung *aktueller Verhaltensprobleme*. So benötigt sie vonseiten der Therapeutin die Erfahrung, dass sie nicht abgelehnt wird, auch wenn sie krisenhaft Zusatztermine zwischendurch benötigt oder wenn sie ihre *Notizen* zur Beobachtung *problematisch-interaktioneller Situationen* wenig exakt und fehlerhaft macht. Selbiges gilt auch für Situationen, in denen sie impulsiv mit Wut reagiert. Hier kann sie modellhaft lernen, wie Konflikte klärbar sind, sodass sie zunehmend ihr Misstrauen abbauen kann. Neben therapeutischen Standardverfahren (Emotionsregulations- und Fertigkeitentraining, radikale Akzeptanz) werden in der Therapie *Tagebücher* genutzt, die sie *als Kind* geführt hat. Zusätzlich wird an den problematischen *Schlüsselszenen* gearbeitet, wobei sie insbesondere ihr *starkes, inneres Kind* und ihr *unbändiges, rebellisches Kind* wieder aufleben lässt. Sie lernt dadurch, dessen Kräfte in einen *Erwachsenenmodus* zu trans-

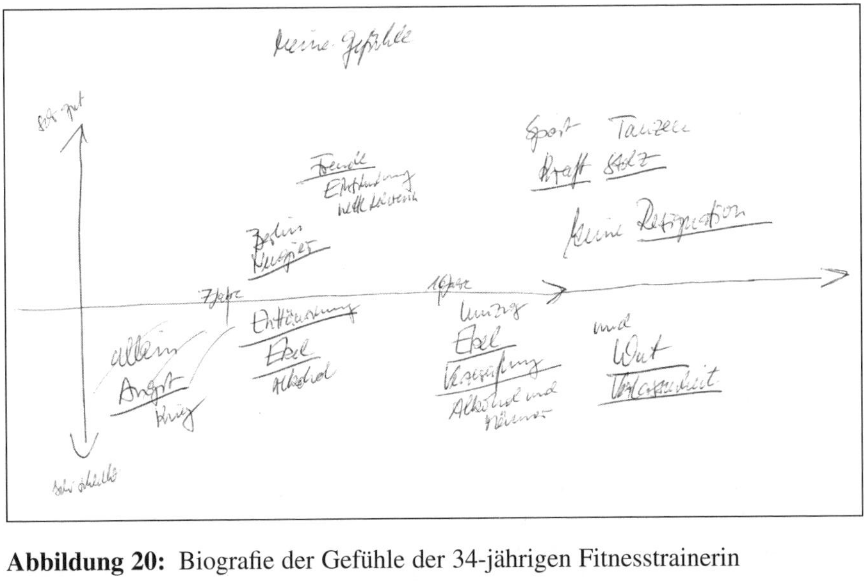


**Abbildung 20:** Biografie der Gefühle der 34-jährigen Fitnesstrainerin

ferieren und sich aus der Rolle des *Opfers und der Hilflosen* zu entfernen. Für die Patientin ist insbesondere die *Reimagination* der Szenen mit alkoholisierten Männern (Vater, Freund der Mutter, betrunkene, männliche Mitbewohner im Arbeiterwohnheim) selbstwertstärkend. Dadurch entwickelt sich auch ein adäquaterer Umgang mit ihrem Freund und sie kann ihm auf eine klare, strukturierte und deutliche Weise ihre Ablehnung seines überhöhten Alkoholkonsums mitteilen. Nachdem sie erlebt, dass ihr Freund einen normalen Umgang mit Alkoholkonsum nicht einhalten kann, entschließt sie sich zu einer Trennung. Sie führt sowohl eine *Biografie der Gefühle* (vgl. Abbildung 20 und auch Kapitel 4.2.13) als auch eine *Freudenbiografie* (vgl. auch Kapitel 3.4.9) durch.

Für die Patientin selbst war erstaunlich zu sehen, wie viel Kraft sie aus diesen biografischen Darstellungen gewinnen konnte, nicht nur im Sinne einer *Ressourcenaktivierung*, sondern besonders auch im Sinne einer *emotionaler Stabilisierung* sowie dem Gefühl der Sicherheit und Geborgenheit in sich selbst.

**Beachte:**

Die Arbeit mit bzw. an Gefühlen, deren tatsächliche Quellen in der Biografie der Patienten liegen, und das gleichzeitige Entwickeln eines emotionalen Gleichgewichts sind Kernaufgaben in der Behandlung. Therapieabbrüche können als Lernmöglichkeiten der Patienten gesehen und so auch konfrontiert werden. Die Ängste vor dem Verlassenwerden, denen dabei kontraphobisch begegnet wird, können aufgearbeitet werden.

## 5.5 Bipolare Störungen und Lebensrückblick (Life-Chart)

Die Anwendung des Life-Chart-Verfahrens bei der Behandlung von bipolaren Störungen hat sich als sehr hilfreich erwiesen. Die Darstellung des Lebenslaufes (Life-Chart) ermöglicht Patienten mit einer manisch-depressiven Störung:

- zu erfassen, welche Stressoren und Belastungen die Erkrankung triggern können;
- zu erfassen, welche Frühwarnsymptome zum Erkennen der Störung und zur Verhinderung neuer Schübe nützlich sind;
- ein klares Bild darüber zu erhalten, welche Phasen ihrer Sozialisation und ihrer Entwicklung ihr Selbstbild positiv und negativ beeinflusst haben;
- eventuell schambesetzte Ereignisse zu identifizieren;
- diese Ereignisse in der Therapie entsprechend zu bearbeiten;

- hierzu entsprechende innere und äußere Schutzmechanismen zu eruieren und aufzubauen;
- eine neue Perspektive zum besseren Bewältigen (Coping) des bisherigen Verlaufs der Erkrankung zu erhalten;
- neue Hoffnung für den weiteren Verlauf der Erkrankung zu erhalten;
- zu sehen, dass sie mit psychotherapeutischen Verfahren sinnvoll und hilfreich begleitet werden können;
- eine fundierte Begründung für psychotherapeutische Behandlungsschritte während des Erstellens der Life-Chart- bzw. der Lebenslaufkurve für die Veränderung des Lebensstils zu erhalten. So verstehen Patienten, weshalb ein geregeltes Leben mit sicherheitsgebenden Verhaltensweisen zur Verhinderung weiterer Episoden (Manie oder Depression) wichtig sein kann (z. B.: keine Schichtarbeit; gut gestaltete, regelmäßige Kontakte; ein stabiles, soziales Netz; wenn möglich ein Arbeitsplatz mit sicherer Struktur und nicht allzu stark wechselnden Arbeitsanforderungen; ein geregelter Schlaf-Wach-Rhythmus);
- in beruhigender und analytischer Art und Weise zu erfahren, dass es zwischen den einzelnen Phasen von Depression oder Manie auch Zeiten des normalen Lebens gegeben hat, die unproblematisch verlaufen sind und aus denen sie Kraft schöpfen können und dass solche Zeiten weiterhin möglich sind. Die Durchführung der Life-Chart ermöglicht es zu erkennen, dass verschiedene Gefühle unser Leben begleiten, ohne dass diese pathologisch sind, und macht sichtbar, dass es möglich ist, wieder Sicherheit zu erlangen, wenn die Gefühle *„zu viel"* sind.

Darüber hinaus gibt die Erstellung eines Lebensrückblickes dem Therapeuten auch wichtige Hinweise für die Planung und Durchführung der einzelnen Therapieschritte zur evidenzbasierten Behandlung der manisch-depressiven Erkrankung.

**Fallbeispiel 31: Bipolare Störung**

Bei der 38-jährigen Patientin wird erstmals im Alter von 35 Jahren die richtige Diagnose (bipolare Störung) gestellt. Als „normale" Befindlichkeit markiert sie für sich den Stimmungsbereich zwischen 4 und 6. Das Life-Chart in Abbildung 21 macht die Phasen deutlich, in denen ihre Stimmung erheblich von diesem definierten Normalbereich abwich. Das Life-Chart hilft ihr jedoch auch zu erkennen, dass es viele gute Zeiten gab. Gravierend ist für sie zu sehen, wie viele Semester sie im Studium durch ihre Krankheit verloren hat. Bedingt durch ihr bereits hohes Alter beim Studienabschluss in Informatik findet sie daher auch zunächst keine Arbeit. Als Tochter koreanischer Eltern ist sie perfekt dreisprachig und kann dadurch einen Arbeitsplatz in London annehmen, den sie dann jedoch wieder aufgeben muss, weil sie sich vom Verdienst die nötigen Medikamente nicht leisten kann und deshalb nach Deutschland zurückziehen muss. Durch ein Berufsförderungsprogramm in Deutschland ist es ihr nach einiger Zeit möglich, sich beruflich zu integrieren.

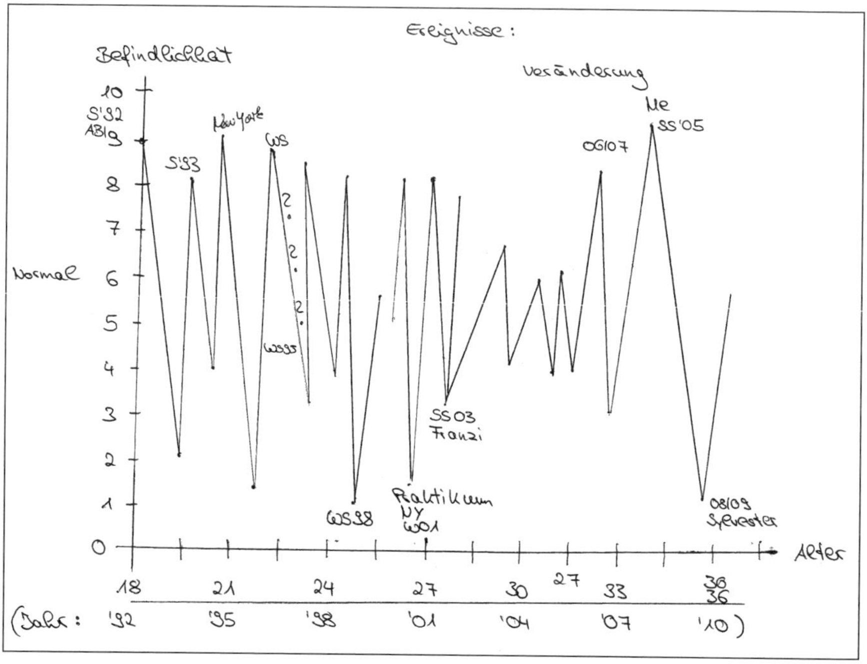


**Abbildung 21:** Life-Chart einer Patientin mit einer bipolaren Störung

## 5.6 Behandlung von Abhängigkeiten

Gerade im Bereich der Behandlung einer Alkoholabhängigkeit ist die Erhebung der Suchtgeschichte schon lange Tradition. Die Suchtgeschichte kann entweder in schriftlicher Form notiert werden, indem ein Lebenslauffragebogen ausgefüllt wird, oder es kann eine Lebenslaufkurve für die wesentlichen Lebensabschnitte erstellt werden, die besonders gut Auslösesituationen für Rückfälle sichtbar macht. Dabei wird eruiert, welche Sozialisationsbedingungen, Lebensereignisse, kritische Phasen und Schwellensituationen die Abhängigkeitsentwicklung mit beeinflusst haben. Dadurch wird häufig eine Entlastung von oft massiv vorhandenen Schuldgefühlen ermöglicht, die im Sinne eines circulus vitosus wiederum zu Rückfällen führen. Die Förderung der Selbstbeobachtung und Selbstwirksamkeit im Sinne eines Wissens um kritische Lebensereignisse, Stressoren und rückfallprovozierende Ereignisse ist wichtig. Zudem ist es notwendig, dass die Patienten Stressbewältigungsstrategien erlernen, um leichter ein rückfallfreies Leben führen zu können.

Die beiden folgenden Fallbeispiele verdeutlichen, wie emotional-aktivierende Verfahren und Lebensrückblickinterventionen zur Bearbeitung kritischer Lebensereignisse eingesetzt werden können.

**Fallbeispiel 32: Alkoholabhängigkeit**

Der 45-jährige Gabelstaplerfahrer kommt nach einer stationären Behandlung und einem Alkoholentzug aus eigenem Antrieb in Therapie. Primäre Motivation für die Therapie ist der drohende Verlust der Arbeitsstelle. Zudem besteht der Wunsch, wieder einen Kontakt zu der bei der leiblichen Mutter lebenden, unehelichen Tochter aufzubauen. Letztere habe den Kontakt zum Vater abgebrochen. Er schreibt (hier verkürzt dargestellt) folgende Geschichte bzw. Brief an seine Alkoholerkrankung:

„Hallo Alkohol,

jetzt bin ich dich los. Es muss ein Abschied für immer sein. Ich kenne dich seit meinem 5. Lebensjahr. Da hast du Papa begleitet, jeden Abend Suff, Geschrei. Das war grausam. Gott sei Dank habe ich den Schritt geschafft, dich zu verlassen. Weg aus dem Elend in Lecce. Und dann kamst du zurück. Ich habe dich nicht verstoßen. Jeden Abend nach der Arbeit mit Giorgio und anderen Kollegen dich wieder begrüßt, und dann kein Geld wegen dir gehabt. Die verschiss… Bude. Keine Frau. Und dann doch, Mariella und die Tochter habe ich wegen dir vernachlässigt. Wie fad. Sie hat Ekel vor mir. Das kenne ich doch selbst, mein Vater … Ich mag dich nicht mehr. Ich mag mich im Spiegel anschauen. Die Traurigkeit von 30 verlorenen Jahren.

Ich stelle mich dem und du Alkohol, nie mehr, hau ab!“

Der Patient bleibt bei dieser Neuentscheidung und geht Schritt für Schritt seine Lebensgeschichte durch. Er bevorzugt eine Darstellung am Seil entlang und markiert die einzelnen Lebensereignisse. Für Belastungen wählt er Steine als Symbole. In der 1-Jahreskatamnese zeigt sich, dass er weiterhin trocken ist. Er hat Fotos von seiner Darstellung gemacht und das letzte Bild als Erinnerung an Erfolge auf seinem Handy-Display platziert. Stabilisierend sind für ihn die Treffen bei den Anonymen Alkoholikern, insbesondere weil es eine italienische Gruppe gibt, die ihn innerlich auch eine Versöhnung mit seiner Herkunft ermöglicht. Die Durchführung von *Rollenspielen* zu Gesprächen mit der Tochter führen zu einem vertieften Verständnis für deren Kontaktabbruch. Er schreibt ihr einen Brief und sie ist mit einem Treffen einverstanden. Er kann akzeptieren, dass sie keine enge Beziehung mehr wünscht. Im *Elterndialog mit dem eigenen Vater* und durch den *Elternbrief an den Vater* kann er erkennen, dass er diesen „kopiert“ hat. Es wird ihm dadurch auch klar, weshalb sein Vater sich nie fürsorglich verhalten hat. Dadurch kann auch er Abschied vom Vater nehmen und läuft keiner verpassten Chance mehr nach. Er erarbeitet in der Therapie ein Abschiedsritual, das er bei einem späteren Heimatbesuch dann am Grab des Vaters vollzieht.

### Fallbeispiel 33: Abhängigkeit von illegalen Drogen

Der 38-jährige Kellner ist im Methadon-Substitutionsprogramm und sucht von sich aus eine begleitende ambulante Therapie. Seine Hauptmotivation zur Psychotherapie sind seine Erfahrung der Obdachlosigkeit in Rom und ein lebensbedrohliche Krankenhausaufenthalt in Verona aufgrund einer Drogenüberdosis. Seine ältere Schwester holt ihn nach dem Krankenhausaufenthalt zur Restfamilie nach Deutschland. Er erstellt die in Abbildung 22 dargestellte Lebenslaufkurve.

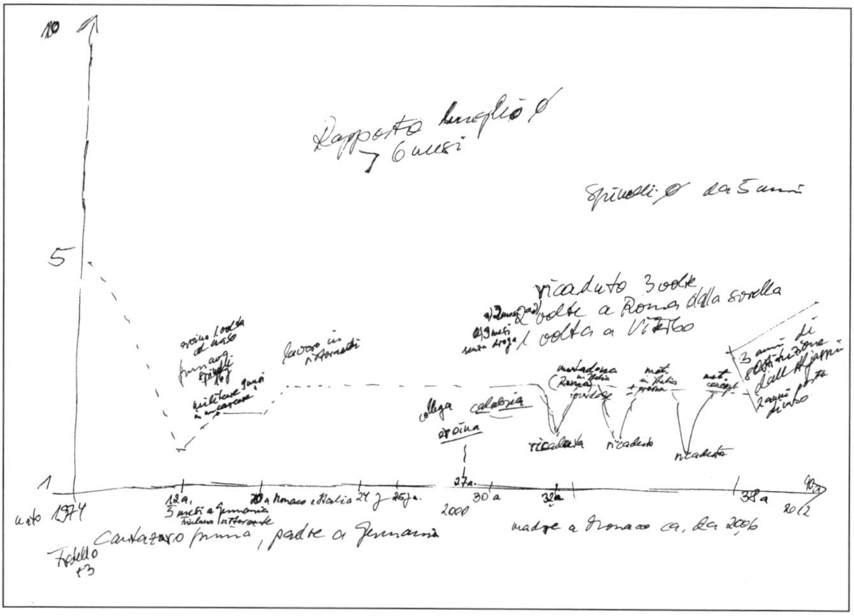


**Abbildung 22:** Lebenslaufkurve eines 38-jährigen Kellners

Bei der Betrachtung der Kurve fällt sofort ins Auge, dass der Patient seine Befindlichkeit in seinem bisherigen Leben *nie* über dem Skalenwert 5 ansiedelt. Dieses Fazit ist für ihn erschütternd und macht die Dringlichkeit des Aufbaus von *Ressourcen* deutlich. Es zeigt sich, dass insbesondere ein *emotionales Durcharbeiten* der *ersten zehn Kindheitsjahre* notwendig ist. Diese verlaufen weitgehend ohne Vater, der nur in den Ferien zu Besuch kommt. Der Vater verändert durch sein strenges Regiment in dieser Zeit dann immer die Familienatmosphäre für die fünf Kinder und die Mutter.

Noch aktuell fühlt sich der Patient ihm gegenüber fremd und nicht gesehen. Die *Bearbeitung der Beziehung* zum Vater dauert lange. Der Patient kann anfangs kaum Verständnis für den Vater aufbringen. Es bedarf vieler *Eltern-dialoge*. Dabei werden ihm die finanzielle Not der Eltern und deren Angst um die Kinder klar. Um tatsächlich Kontakt zum Vater aufnehmen zu können, benötigt er ebenfalls viele *Rollenspiele*. Dies auch deshalb, weil der Vater inzwischen ein alter Mann geworden ist – abgearbeitet, schwach und wortkarg –, der sich vom Sohn zurückzieht. Der Patient lernt, dies zu *akzeptieren* und ihm trotzdem freundlich zu begegnen. Dies erleichtert ihm auch, sich auf die Bereich zu konzentrieren, die in seiner *eigenen Verantwortung* liegen. Dazu gehört u. a. auch, sich eine Arbeit außerhalb der Gastronomie zu suchen, da dort Drogen zu leicht zugänglich sind. Dies gelingt ihm erst, nachdem er durch die *Zwei-Stuhl-Arbeit* für sich erarbeiten kann, dass es auch möglich ist, die Arbeit eines „Putzmannes" zu würdigen.

Sein erster *Eltern-Dialog mit dem Vater* verlief folgendermaßen ab (gekürzte Fassung):

*Pat.:* „Ja mit dem Vater soll ich jetzt reden? Ja ich weiß nicht, was ich dir sagen soll."

*Th.:* „Sprechen Sie ihn direkt an."

*Pat.:* „Du warst ja nie da, ich hab gar keine Beziehung zu dir. Und wenn du da warst, hast du rumgebrüllt und getrunken. Also ich muss dir das direkt sagen, das tut mir richtig weh, wenn ich dich jetzt als alten Mann sehe hier in Deutschland. Ich weiß gar nicht, was jetzt passiert. Das tut mir jetzt ganz furchtbar weh, wenn ich dich als alten Mann sehe, hier mit mir als Sohn, der auf Drogen kam. Ja du hast mir halt so furchtbar gefehlt. Ich hätte dich so gebraucht. Wir alle hätten dich so gebraucht. Mutter war zu Hause allein, launisch. Wir hatten oft nicht mal genug zu essen. Die Armut …"

*Th.:* „Nehmen Sie sich Zeit. Was ist Ihnen jetzt gerade durch den Kopf gegangen? Sagen Sie das Ihrem Vater."

*Pat.:* „Ja mein Gott, du hast hier in Deutschland gearbeitet wie ein Sklave, damit du uns durchbringst. Du hast in einer Baracke gewohnt. Es gab eine Dusche, eine Toilette für alle. Mein Gott, was du da geleistet hast, aber ich habe es eben nicht verstanden."

*Th.:* „Versuchen Sie ihm zu sagen, was Sie von ihm gebraucht hätten."

*Pat.:* „Also ich kann kaum mit dir sprechen, ich bin so bewegt, irgendwie völlig durcheinander. Also was ich gebraucht hätte: Also, dass mal *einer* erklärt, was da gerade passiert. Also wir wussten gar nicht … Also, nicht Mutter, nicht du … es war wohl eine Schande, dass ihr kein Geld hattet. Ja das weiß ich, ihr habt euch geschämt mit der Armut. Also, du hast dich geschämt mit der Armut."

*Th.:* „Sagen Sie ihm nochmal, was Sie sich jetzt wünschen."

*Pat.:* „Ja jetzt, wo ich sehe, ich habe die gleichen Fragen wie vor 30 Jahren. Ich habe die immer gleichen Fragen. Vielleicht stelle ich dir einfach diese Fragen. Irgendwie geht es ja doch. Ich muss es einfach probieren. Ich will, dass du siehst, wie sehr wir dich vermisst haben und ich bin ganz furchtbar traurig darüber. Ich kann nicht mehr im Moment ... ich kann jetzt nicht weiter machen ... ich brauche jetzt erst Zeit."

In dem kurzen Ausschnitt wird dem Patienten das Elend der Situation für beide – sowohl für sich selbst als auch für den Vater – voll bewusst. Allein die Tatsache, dass er diese Wünsche ausgesprochen hat, bedeutet für ihn eine emotionale Katharsis und er sieht seine eigene Unbeholfenheit. Er kann schon im ersten Elterngespräch langsam von der Vorwurfshaltung abrücken und dadurch auch zu seinen eigenen Gefühlen finden. Dies lässt ihn an eine positivere Entwicklung in Bezug auf das Zusammensein mit dem Vater und in Bezug auf sein eigenes Lebe glauben.

**Beachte:**

Vor einer weiterführenden ambulanten Psychotherapie ist bei Abhängigkeitserkrankungen stets eine suchtspezifische Behandlung durchzuführen.

Die Biografien von Patienten mit einer Abhängigkeit von illegalen Drogen legen häufig die Notwendigkeit einer emotionalen Verarbeitung der Kindheit nahe. Ebenso die Anwendung stabilisierender Techniken (z. B. sicherer Ort, Ort der Ruhe) und den verstärkten Ressourcenaufbau.

Ist eine Lebenslaufkurve *nur durch Negativität* gekennzeichnet, ist es unbedingt erforderlich, dass verstärkt am Aufbau einer positiven Zukunftsperspektive gearbeitet wird.

## 5.7 Psychotherapie alter Menschen und Lebensrückblick

Seit der Veröffentlichung von Butler (1974) ist biografisches Arbeiten und insbesondere der *Lebensrückblick* eine zentrale Behandlungsmethode bei der Psychotherapie alter Menschen. Diese Interventionen zielen darauf ab,

- eine Stimmungsverbesserung und einen positiven Blick in die Zukunft zu erreichen;
- zu ermöglichen, zu einer Selbstwertschöpfung zu gelangen;

- dadurch neue Energie für das Alter zu erlangen;
- sich von kritischen und belastenden Lebensereignissen zu verabschieden;
- eine Sinnstiftung für den Lauf des Lebens zu erhalten;
- die Erfahrungen und erworbenen Fertigkeiten zu sehen und kommunizieren zu können;
- sich von Hadern und eventuell Unzufriedenheit mit sich zu verabschieden;
- ein gutes Sterben zu ermöglichen.

Die Anwendung der biografischen Arbeit, insbesondere im Sinne des Lebensrückblicks, lässt sich auch gut mit dem SOK-Modell von Baltes und Baltes (1989) verbinden. Nach diesem allgemeinen Modell erfolgreicher Entwicklung sind die drei Prozesse *Selektion*, *Optimierung* und *Kompensation* zentral für die Entwicklungsregulation über die gesamte Lebensspanne hinweg. Bei der Betrachtung des Lebensrückblicks lässt sich nachvollziehen, inwieweit ein alter Mensch im Lebenslauf seine Ziele geändert hat (Selektion) und welche Optimierungsmöglichkeiten einem alten Mensch im Verlauf seines Lebens zur Verfügung standen bzw. welche aktuell zur Verfügung stehen. Im Konzept der Kompensation geht es schließlich darum, welche zusätzlichen oder neuen Mittel eingesetzt werden müssen, um zu einem erfolgreichen, guten Altern zu gelangen. Es ist daher einleuchtend, dass die Lebensrückblickverfahren insbesondere in der Arbeit mit alten Menschen ihren besonderen Sinn erfüllen. Die Betrachtung des Lebensrückblicks unter Einbezug der Kriterien für ein gesundes Altern von Baltes und Baltes (1989) schafft das Bewusstsein für bestehende Ressourcen.

Empfehlenswert ist, die Auswahl der jeweiligen Darstellungsform und der gewählten Inhalte bei der Erstellung des Lebensrückblicks zusammen mit dem Patienten zu erarbeiten und sie entscheiden zu lassen, welche Darstellungsmethode angewandt werden soll.

Hilfreich ist auch die Anwendung der *Future Time Perspective Scale* von Carstensen (1995). Sie ermöglicht zu erfassen, inwieweit der Blick eines Patienten auf die noch kommende Zeit positiv oder negativ gefärbt ist. Dementsprechend kann die therapeutische Arbeit moduliert werden. Eine deutsche Version der Skala ist unter http://psych.stanford.edu/~lifespan/publications.htm erhältlich.

Zu beachten ist, dass Erinnerungen biografischer Ereignisse im Alter hochgradig *selektiv* sind, wobei sie im Alter tendenziell in eine positive Richtung verzerrt werden (Schmidt-Traub, 2011).

**Fallbeispiel 34: Lebensrückblick mit alten Menschen**

Eine 83-jährige Patientin, die Freude an der Arbeit am PC hatte, hat eine eigene Variante zur Darstellung einer Lebenslaufkurve entwickelt und, wie in Abbildung 23 und Abbildung 24 dargestellt, ausgefüllt.

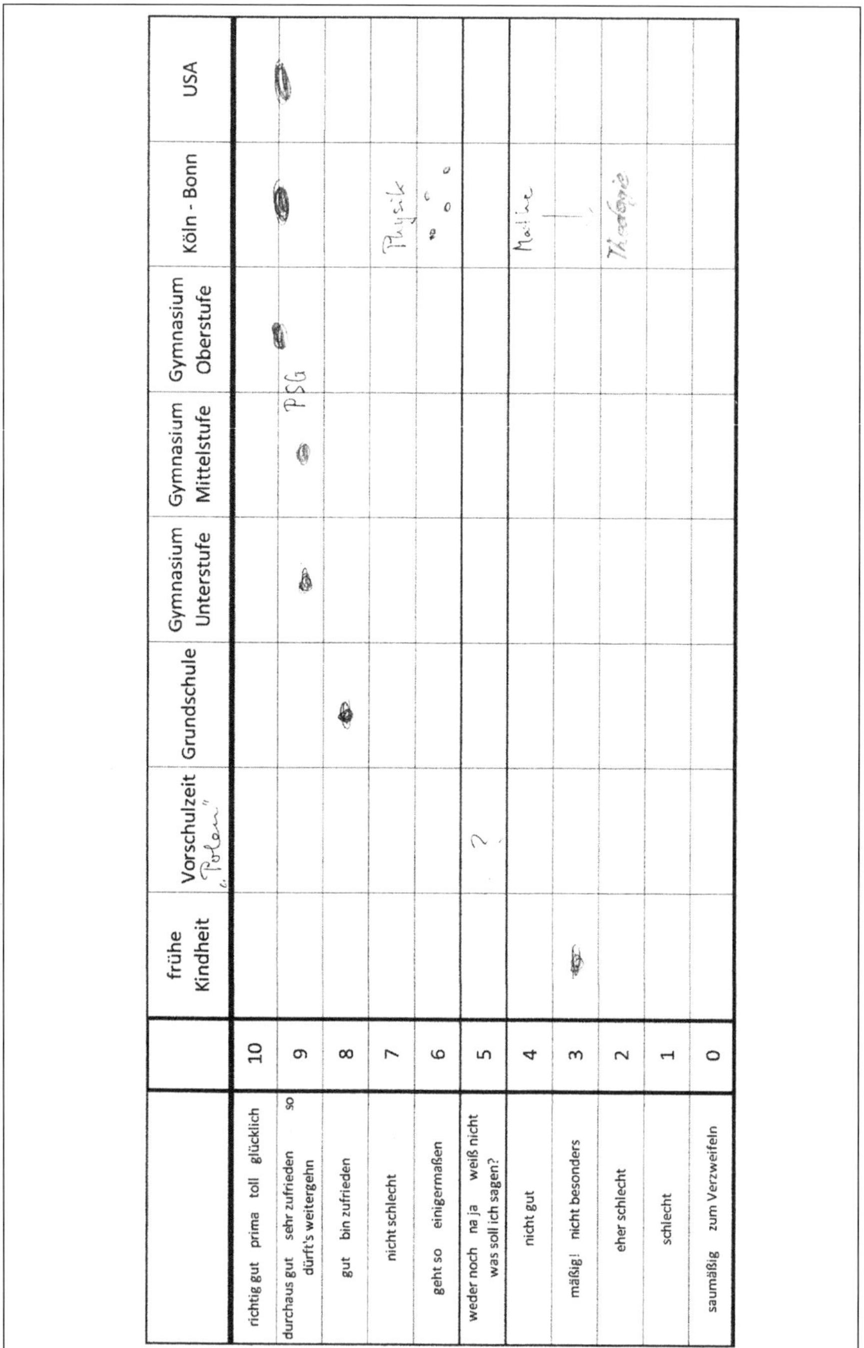


**Abbildung 23:** Selbstentwickelte Lebenslaufkurve einer 83-jährigen Patientin – Teil 1

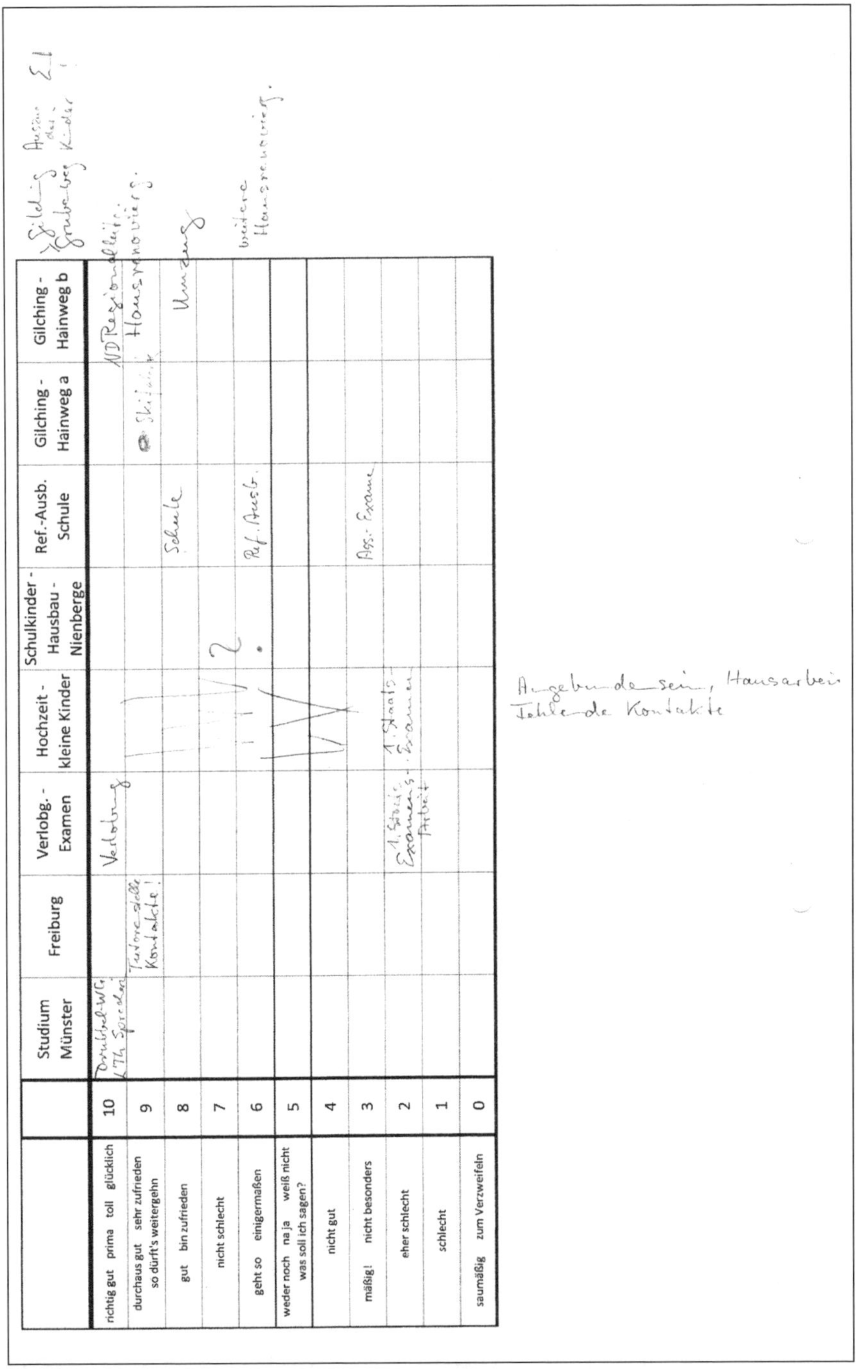


**Abbildung 24:** Selbstentwickelte Lebenslaufkurve einer 83-jährigen Patientin – Teil 2

Die schwierigen Jahre als Hausfrau kommentierte die Patientin wie folgt: *„Frauen sind nur für das Unwesentliche zuständig. Das Wesentliche wird ihnen vorenthalten. Ich habe was von mir aufgegeben für den Mann."* Aus dem Bekanntenkreis wurde ihr bei der Hochzeit gesagt: *„Jetzt hast du Ja gesagt, dann brauchst du nur noch Amen zu sagen."*

Zur Aktivierung positiver, innerer Energien wird mir der Patientin eine Freudenbiografie erstellt, was sich als sehr wirksam erweist. Die Freudenbiografie bezieht sich auf folgende Inhalte:
- Urlaube,
- besondere Bücher,
- Musik,
- Theaterstücke,
- familiäre Ereignisse (wie Geburtstagsfeste, Hochzeitsfeste, Familienfeste oder durchaus auch Abschiede, Beerdigungen und Trauerfeiern),
- prägende Bilder und
- positive Schlüsselszenen (auch gekoppelt an Reiseerlebnisse).

Bei der Psychotherapie alter Menschen bietet es sich auch an, das Lebensrückblickinterview anzuwenden, so wie es Haight und Haight (2007) dargestellt haben. Patienten können einen unmittelbaren Bezug zu ihrer Person und ihrem Leben herstellen (vgl. hierzu auch das Kapitel 4.2.2 und das Kapitel 4.2.3). Beim Interview kommt Folgendes zum Tragen:
- das Gefühl, unmittelbar wichtig zu sein und vom Interviewer ernst genommen zu werden;
- die Erfahrung der gegenseitigen Anregung, die im Interview geschieht;
- die Erfahrung, diese ganz eigene Geschichte mitteilen zu können;
- durch die Mitteilung das Erlebte bearbeiten, verarbeiten und gewichten zu können;
- die Erfahrung, neue Prioritäten setzen zu können;
- die Erfahrung, besondere Vorkommnisse im Erzählen und in ihrer unmittelbaren Wertung zu spüren und vielleicht alte Wertungspriorisierungen im Sinne einer konstruktiveren inhalts- und sinnvolleren Gewichtung zu verändern;
- im gemeinsamen Arbeiten den Blick von der Vergangenheit immer mehr hin zum Hier und Jetzt zu wenden;
- die erfassten Erfahrungsschätze zu würdigen und den Blick für Fertigkeiten, Neues, Neugier zu öffnen.

**Fallbeispiel 35: Lebensrückblickinterview einer 87-jährigen Patientin**

Am Beispiel einer 87-jährigen Frau werden Ausschnitte aus den Gesprächen mit der Patientin dargestellt. Nach der ersten Sitzung, in der eine Vorbereitung, Erklärung und Einführung in die Arbeit mit dem Lebensrückblickinterview erfolgte, beginnt das Interview in der zweiten Sitzung mit der frühen Kindheit.

*Zweites Gespräch – Frühe Kindheit*

*Th.:* Was ist die früheste Erinnerung in Ihrem Leben? Gehen Sie soweit zurück wie Sie können.

*Pat.:* Meine früheste Erinnerung ist der Holzgeruch, der überall war, das Geräusch von Maschinen zur Holzverarbeitung, das Spielen mit Sägemehl und dass es immer viele, viele Menschen um mich rum im Holzverkaufs- und Holzbearbeitungsbetrieb meiner Eltern gab.

*Th.:* Fühlten Sie sich als Kind gut versorgt?

*Pat.:* Ja, das war schon der Fall, auch wenn sich jeder in der großen Gruppe zurücknehmen musste. Die Tatsache, dass wir zwölf Geschwister waren, bedingte, dass immer jemand da war, an den man sich wenden konnte. Oder auch umgedreht, dass es immer jemanden gab, um den man sich sorgen musste. Gut betreut haben uns vor allen Dingen die Großeltern, die immer da waren und somit alles überwachten. Die Eltern mussten ja im Wald und auf dem Feld arbeiten und waren nicht so verfügbar.

*Th.:* Welche Verantwortlichkeiten trugen Sie? Waren Sie eher führend oder jemand, der als Kind zu folgen hatte?

*Pat.:* Dadurch, dass wir so viele Geschwister waren (sieben Jungen, fünf Mädchen) wechselten die Rollen ständig. Es war klar, dass auf die jüngeren Geschwister aufgepasst werden musste, insbesondere für mich als Viertälteste. Ich genoss jedoch auch die Tatsache, dass der Älteste, ein Bruder, Verantwortung und Führung übernahm.

*Th.:* Hatten Sie Spielkameraden? Einen besten Freund/Freundin?

*Pat.:* Die Familie stand im Vordergrund. Andererseits gab es von den anderen Bauernhöfen im Dorf ein Mädchen, das ich besonders mochte. Sie war im Gegensatz zu uns ein heller Typ und irgendwie unbeschwerter. Leider verstarb sie im Alter von acht Jahren.

*Th.:* Hatten Sie die Möglichkeit, eigene Entscheidungen zu treffen? Welche eigenen Dinge konnten Sie für sich selbst tun?

*Pat.:* Eigene Entscheidungen gab es selten, ich erinnere mich nicht. Was ich für mich allein getan habe, war Hackbrettspielen. Wir hatten ein altes Instrument in der Vorküche stehen. Ein Raum, der auch für den Empfang von Besuch da war. Daran hatte nur ich Interesse. Ich habe damit viel experimentiert und auch gesungen.

*Drittes Gespräch – Familie und zu Hause*

*Th.:* Wie war das Leben für Sie als älteres Kind?

*Pat.:* Das Leben wurde dann schon beschwerlich und anstrengend. Es gab viel Arbeit, auch körperlich anstrengende Arbeit, allerdings fühlte sich dadurch jeder wichtig. Wir Mädchen mussten uns insbesondere mit der vielen Wäsche beschäftigen (Flicken, Bügeln, Waschen, Schleudern, Ziehen), in der Küche mithelfen und das Essen vorbereiten. Das war ja fast wie in einem Gasthof, weil wir so viele Leute waren. Da gab es immer ordentlich zu tun. Oft fiel ich todmüde ins Bett. Trotzdem war die Atmosphäre zu Hause sehr lebendig. Zu essen gab es nicht immer genug, das war klar, besonders in den Wintermonaten. Die Eltern führten eine gute Ehe, eigentlich wie zwei Chefs, die sich miteinander abgesprochen haben. Es wurde nicht viel diskutiert. Es war einfach klar, dass alles funktionieren musste. Nur einer der jüngeren Brüder, der im Alter von zwölf Jahren verstarb, war ein bisschen ein „Wirrkopf", der anstrengend war. Dieser wurde oft vom Großvater reglementiert.

*Th.:* Erzählen Sie mir von Ihren Projekten, die Sie als Kind begannen.

*Pat.:* Eigene Projekte hatte ich nicht. Ich habe mir nur manchmal gewünscht, mehr Ruhe zu haben, vielleicht manchmal auch allein sein zu können. Nicht immer auf andere zu schauen, aber das weiß ich nicht mehr, wie wichtig es mir gewesen wäre.

*Th.:* Fühlten Sie jemals Zweifel, Scham- oder Schuldgefühle als junger Mensch?

*Pat.:* Ja, das war schon immer wieder da, vor allem Scham und Schuld, wenn ich Dinge nicht ganz gut gemacht habe. Auch die starke religiöse Prägung und Verankerung der Familie im religiösen Umfeld gab uns schon immer wieder Ideen, für was wir uns schuldig fühlen mussten. Die Zehn Gebote waren uns durchaus im Kopf. Vielleicht auch eine gute Möglichkeit, um Kindern Klarheit zu geben.

*Viertes Gespräch – Spätere Kindheit/Adoleszenz*

*Th.:* Fühlten Sie sich gut begleitet beim Aufwachsen?

*Pat.:* Ja schon, es gab einfach die Prämisse der Verantwortlichkeit, aber auch eine Identität in dieser Familie, die irgendwie auch eine besondere war. Denn durch den Betrieb waren wir ortsbekannt.

*Th.:* Fühlten Sie sich gut als Teenager?

*Pat.:* Ja, nur dieses Wort gab es damals gar nicht. Man wuchs halt auf, wurde älter. Mit zwölf Jahren waren schon vier meiner Geschwister verstorben, an Keuchhusten und anderen Infektionserkrankungen. Vielleicht an erster Stelle, dass es trotzdem immer weiter geht und dass man niemanden allein lässt. Ich glaube, das kennt heutzutage kaum noch jemand, dass man am Bett eines Geschwisters sitzt und sein Sterben begleitet. Der Glaube ist für mich heute noch wichtig. Schon in einem guten Sinn, denn es wurde vermittelt, dass wir verantwortlich sind, wie wir christliche Werte leben und dazu gehörte eben auch die Begleitung in den Tod, Zeiten von Trauer, sowie durch die christlichen Festtage auch die freudigen Tage. Wir haben diese Rituale anders gelebt als heute, mehr mit den Inhalten. Das finde ich noch heute gut. Ich fühle mich von Gott getragen.

*Th.:* Gab es Cliquen oder spezielle Gruppen zu dieser Zeit?

*Pat.:* Wie ich bereits sagte, war das Leben stark durch die kirchlichen Festtage geprägt. Natürlich gab es da auch Gruppen in der Kirchengemeinde, aber durch die Größe unserer Familie waren wir dort nicht.

*Th.:* Fühlten Sie sich zugehörig, speziell in der Schule oder in anderen Gruppen?

*Pat.:* Die Schule war grausam, mit körperlichen Strafen und angstmachend. Ich war froh, wenn ich wieder zu Hause war in meiner Familie.

*Th.:* Nahmen Sie an Sport- oder anderen Schulaktivitäten teil?

*Pat.:* Nein.

*Th.:* Hatten Sie Probleme in der Schule/Ausbildung? Arbeiteten Sie hart für die Schule? Wenn ja, weshalb?

*Pat.:* Die Schule bereitete mir keine Probleme. Das ist vielleicht der Vorteil einer großen Familie, denn die Älteren wussten ja, was wir schreiben müssten bei den Hausaufgaben. Es war selbstredend, sich zu bemühen und gute Schulresultate zu erzielen. Beide Eltern sahen dies als zentral an, dass jeder Alles aus seinen Fähigkeiten herausholt.

*Th.:* Erinnern Sie sich an die erste Hingezogenheit/Liebe zu einer anderen Person?

*Pat.:* Oh Gott, das war damals wirklich nicht Thema. Klar gab es attraktive Jungs im Dorf, aber das war nicht meine Entscheidung.

*Fünftes Gespräch – Junges Erwachsenenalter*

*Th.:* Als junge Erwachsene taten Sie das, was Sie in Ihrem Leben tun sollten?

*Pat.:* Wenn Sie so fragen, bewundere ich meine Eltern. Sie hatten für jeden von uns einen speziellen Blick und auch Ideen, was Seines sein könnte. Bei mir zum Beispiel die besondere Begabung für Nähen, Sticken, Klöppeln, Häkeln. All die Dinge, die heute keiner mehr macht.

*Th.:* Fühlten Sie sich für sich selbst verantwortlich?

*Pat.:* Ja, in gewissem Sinn schon. Es war mir schon klar, dass ich mich anstrengen musste, um für mich auch das Beste zu erreichen. Damit ich gut ausgebildet das Haus verlassen kann.

*Th.:* Waren Sie glücklich mit Ihren Wahlen?

*Pat.:* Ja, viel zu wählen gab es nicht. Es konnten ja nur Berufe sein, die auch Geld einbrachten. Ich ging schließlich in eine Schneiderei ins Nachbardorf. Dort lernte ich auch meinen Mann kennen, der einen Hutmacherbetrieb dort hatte und ich konnte meine Ausbildung zur Modistin dort machen.

*Th.:* Hatten Sie Kinder? Erzählen Sie mir von ihnen.

*Pat.:* Ich habe sechs Töchter, die sind alle sehr gut geworden, sehr verschiedene Charaktere. Ich kann Ihnen mit meinem Familienbuch von den entsprechenden Persönlichkeiten erzählen. Zwei meiner Kinder sind bereits verstorben. Das war für mich das Schlimmste in meinem Leben. Es gibt nichts schlimmeres, als als Mutter am Grab von den eigenen Kindern zu stehen.

*Th.:* Welche wichtigen Entscheidungen haben Sie in dieser Zeit gefällt?

*Pat.:* Eine gute Ehefrau, zusammen mit meinem Mann zu sein. Die Familie so gut zu führen, wie ich es bei meinen Eltern erlebt habe. Dass wir zusammenhalten und zusammen die Dinge vorwärts bringen.

*Sechstes Gespräch – Spätere Erwachsenenzeit*

*Th.:* In Ihrem ganzen Leben, welche Beziehungen waren die Wichtigsten?

*Pat.:* Schon die zu meinem Mann und zur ältesten Tochter, die uns immer unterstützt hat. Sie hat uns in Kriegszeiten Mut gegeben. Außerdem unterstützte sie uns finanziell und materiell und pflegte meine Geschwister und Eltern, solange diese lebten.

*Th.:* Waren Sie gerne Mutter?

*Pat.:* Ja, ich weiß nicht, was sie da genau meinen. Man war Mutter, es gab viele Pflichten und unglaublich viel Arbeit, allein die tägliche Versorgung zu organisieren. Ich war eine sehr strenge Mutter. Manchmal denke ich, dass ich viel zu streng war, aber anders ging es halt nicht, so habe ich es ja selbst auch erlebt.

*Th.:* Denken Sie, dass Sie der nächsten Generation geholfen haben?

*Pat.:* Ja, ich glaube auf alle Fälle. Wir haben einen ordentlichen Betrieb hinterlassen, der auch von einer Tochter mit ihrem Mann zusammen übernommen werden konnte. Dieser ergab einen guten, sozialen Status für alle. Wir haben alle so erzogen, dass sie eine gute Berufsausbildung hatten, nur die

Jüngste hat sich dagegen verweigert. Dies ist auch jetzt eher das Unglück, dass sie die Einzige ist, die enge materielle Verhältnisse hat. Außerdem haben wir die gleichen, christlichen Wertvorstellungen gelebt, die uns vermittelt wurden. Ich denke, da ist alles drin, was ein Mensch für sein weiteres Leben braucht. Durch diese christlichen Wertvorstellungen waren wir auch nicht in der Partei. Darauf bin ich besonders stolz, dass diese Wertvorstellungen über den anderen standen, auch wenn wir dadurch manchmal Nachteile hatten. Aber sie haben uns und unseren Betrieb im Dorf ja gebraucht und somit gab es auch keine Sanktionen. Wir lebten in der Nähe des Elsass, sodass die Menschen das im Kopf hatten, dass eine politische Führung immer wechseln kann, sogar die Nationalität.

*Th.:* Welche Weisheit möchten Sie der nächsten Generation übergeben?

*Pat.:* Ja, was ist schon Weisheit? Vielleicht den kategorischen Imperativ von Kant, so wie ich es versucht habe, es vorzuleben. Die Aufmerksamkeit für jeden einzelnen in der Familie und lernen, lernen, lernen. Alles, was man lernen kann, bringt einen weiter.

*Siebtes Gespräch – Zusammenfassung und Evaluation*

*Th.:* Insgesamt gesehen, was denken Sie, was Sie für ein Leben hatten?

*Pat.:* Sicher ein bewegtes Leben mit viel Auf und Ab. Es war einfach alles da an Gefühlen und Erlebnissen. Keine großen Reisen, aber große Feste. Ich denke, ich habe viel gelernt für vieles in diesem reichen Leben. Eines habe ich nicht – Angst. Das kenne ich nicht mehr und ich habe große Freude, noch immer so viel erleben zu können. Mich faszinieren immer wieder die politischen Veränderungen. Manchmal denke ich aber, dass der Mensch per se nichts lernt. Wenn ich sehe, wie sich immer noch verhalten wird, wie viel Feindschaft noch da ist. Aber mein Leben hat mir ermöglicht, damit umzugehen.

*Th.:* Wir haben eine ganze Zeit über Ihr Leben gesprochen. Lassen Sie uns nun Ihre hauptsächlichen Gefühle und Ideen über Ihr Leben diskutieren. Was denken Sie, waren die hauptsächlich erfreulichen, befriedigenden Ereignisse in Ihrem Leben. Wenn Sie mir vielleicht drei nennen können. Warum waren sie befriedigend?

*Pat.:* Schön war, eben so viel in Gruppen gewesen zu sein, dass es zusammen nur gelingen kann, wenn es einen Codex gemeinsamer Regeln gibt, die verbindlich sind für das Zusammenleben, dass alles aufhört auch das, was schlimm ist. In diesem Gesamten sind diese Menschen, die mir begegnet sind, auch bösartige Menschen, für mich wichtig gewesen, um immer wieder zu überlegen, was ich will. Die Begegnung mit meinem Mann war entscheidend, dass ich mich wichtig fühlen konnte als Geschäftsfrau, an der

Seite eines sehr selbstsicheren Menschen mit einem klaren Kopf, einer großen Demut und Bescheidenheit. Wichtig ist mir natürlich auch, dass die Töchter gut untergekommen sind und dass ich die Verluste überwinden konnte, sodass ich jetzt die letzten Monate/Tage – vielleicht durch meine Krankheit nicht mehr so viele – als „Zugabe" sehen darf.

*Th.:* Was war der stolzeste Moment in Ihrem Leben?

*Pat.:* Sicher wie ich über die Kriegszeit den Betrieb gut allein geführt habe, mit so vielen Kindern und Nöten.

*Achtes Gespräch – Evaluation und Integration*

*Th.:* Haben Sie ihr Leben so gelebt, wie Sie hofften, es zu leben?

*Pat.:* Bedingt durch meine spezifische Geschichte hatte ich nicht so viele Entscheidungen zu treffen, ich konnte gar nicht so viel wählen. Aber diese Bewusstheit hat mich andere Dinge zu schätzen gelernt, nämlich, dass die Dinge so sind, wie sie sind und nicht so viel zu hadern. Vielleicht auch ein bisschen so etwas wie ein Vertrauen, dass Dinge von selbst geschehen und ich sie nur innerlich beeinflussen kann, durch mein Fühlen, Denken und Handeln. So wie Sie es so schön dargelegt haben in unserem ersten Gespräch in der Therapie.

*Th.:* Sind Sie glücklich mit den Wahlen Ihres Lebens und Ihren Entscheidungen?

*Pat.:* Wie ich schon sagte, gab es nicht viel zu wählen und zu entscheiden. Wir waren viel fremdbestimmt. Die Entscheidung für meinen Mann, die von den Eltern ja genehmigt wurde, war ganz besonders schön, die war richtig gut. Ebenfalls gut war die Entscheidung, die Töchter zur Autonomie und zur Selbstbestimmung zu erziehen, etwas, was mir selbst nicht möglich war und, dass sie damit verantwortungsvoll umgegangen sind – bis auf die Jüngste. Alles kann man nicht haben, alles kann man nicht erreichen. Ganz sicher gut ist die Entscheidung, autonom zu leben und nicht irgendeiner Tochter zur Last zu fallen. Hier spüre ich auch, dass ich leben kann, wie ich will, frühstücken kann, wann ich will, essen kann, wann ich will, auch wenn ich nichts essen will. Das ist jetzt eine ganz neue, für mich gute Erfahrung, die manchmal nicht verstanden wird, man aber sicher verstehen kann, wenn man mein Leben sieht. Deshalb bin ich wirklich sehr gerne allein.

*Neuntes Gespräch – Abschluss und Ergebnisse*

Dargestellt werden sollen die Hauptresultate aus der Abschlusssitzung: Die Patientin kam in Therapie, weil für sie unklar war, ob sie weiterhin allein leben kann und weil sie befürchtete, in einem Pflegeheim und in einem Ambiente leben zu müssen, welches ihr gar nicht entsprechen würde. Insbesondere fürchtete sie den Umgang mit alten Menschen, den sie bei Besuchen von Freundinnen, die in einem Pflegeheim wohnten, erlebt hat. Ihrer Meinung nach werden die Menschen in einem Pflegeheim als unselbstständig und dumm angesehen und entsprechend behandelt. Ein würdiges Menschsein mit der Gewordenheit und Individualität sei dort daher nicht mehr möglich. Im abschließenden Gespräch wurde ihr deutlich, dass der Wunsch, als Mensch würdig und in seiner Individualität akzeptiert behandelt zu werden, bei ihr so deutlich verankert ist, da sie als Kind in einer Großfamilie unter strengen Bedingungen und klaren Regeln aufgewachsen ist. Diese waren notwendig, weil nur so die Existenz für die Familie gesichert werden konnte. Sie lebte ein Leben mit der historischen Erfahrung von Diktatur und Bedrohung und ein Leben, welches durch Zurücknahme, Disziplin und Verantwortungsübernahme gekennzeichnet war. Umso wichtiger war es für sie, gerade deswegen die letzten Jahre ihrs Lebens selbstbestimmt zu leben.

Der Gesamtblick auf das Leben und die damit verbundene nochmalige Stärkung des Bedürfnisses, im Alter selbstbestimmt leben zu können, führten zu einer Gesamtzufriedenheit und einem völligen Rückgang von Unsicherheit in Anbetracht dessen, *„so viel schon überlebt zu haben"*. Der Lebensrückblick führt auch dazu, alle inneren und äußeren Kräfte zu bündeln, um weiterhin selbstständig in ihrer Wohnung leben zu können. Auch von ihrer Befürchtung, das Leben alleine in der eigenen Wohnung nicht zu schaffen, konnte sie sich distanzieren.

Im Hinblick auf das SOK-Konzept von Baltes und Baltes (1989) gilt für den Bereich *Selektion*, dass die Patientin sich dazu entschied, ihre Ziele bezüglich von Aktivitäten nicht zu hoch zu stecken (z. B. war sie früher sehr interessiert an Kunst, Musik und anderem; dadurch war sie auch viel unterwegs). *Optimierungsmöglichkeiten* sah sie darin, verstärkt auf die Unterstützung durch einen ambulanten Pflegedienst zurückzugreifen und sich ausreichend Zeit für eine gute Organisation des Alltags zu nehmen und u. a. Kurse zur Nutzung von PC/Internet zu besuchen. Zudem soll die Wohnung mithilfe des allgemeinen Sozialdienstes und einer Innenarchitektin, die auf Wohnbedürfnisse alter Menschen spezialisiert ist, absolut behindertengerecht gestaltet werden *(Kompensation)*. Auch wenn sie momentan nur wenig behindert ist, möchte sie sich eine Putzhilfe nehmen und Vereinbarungen zu täglichen Kurzkontakten mit zwei noch lebenden Freundinnen treffen. Außerdem ist die Patientin dazu bereit, Maßnahmen zur Notfallhilfe bereits jetzt zu installieren, damit sie nicht durch einen Unfall überrascht wird und entsprechende Hilfemaßnahmen zu spät angegangen werden. Zudem sollen einer im Haus wohnenden jungen Familie klare Absprachen getroffen werden, damit diese Familie regelmäßig Kontakt mit ihr hält und ihren gesundheitliches Wohlbefinden „überwacht", die Patientin aber trotzdem autonom in ihrer Wohnung leben kann.

Die Patientin konnte durch die biografische Arbeit sehen, dass sie ein besonderes Leben leben konnte. Sei es durch die vielen politischen Ereignisse, mit denen sie konfrontiert war, sei es durch das Aufwachsen mit anfangs zwölf Geschwistern und mit einer Fülle von Personen und Eindrücken. Weiterhin konnte sie aber auch Sicherheit für das weitere Leben und all das, was eventuelle noch passieren kann, gewinnen und so zu einer Grundzufriedenheit und einer Zuversicht gelangen, die sie am Anfang der Therapie plötzlich verloren hatte.

## 5.8 Verhaltensmedizinische Behandlungen

In der verhaltensmedizinischen Arbeit mit körperlich-chronisch erkrankten Patienten geht es bei der zusätzlichen, psychotherapeutischen Unterstützung darum,

- Coping-Strategien zur Krankheitsbewältigung aufzubauen,
- bei der Bewältigung der aktuellen Lebenssituation, wie sie durch die Konsequenzen der Erkrankung in allen Bereichen (Beruf, Familie, Wohnsituation, finanzielle Situation und Einschränkungen in der Lebensqualität durch eventuelle körperliche Behinderungen) gegeben ist, eine Unterstützung zu bieten.

Die Belastungen, die chronisch Kranke erleben, sollten nicht bagatellisiert werden. Hierzu äußert sich auch Kuhlmann (2011), wenn er aus der Sicht des selbst Betroffenen schreibt:

> Das Vertrauen in die Zuverlässigkeit unserer Körperfunktionen ist Voraussetzung dafür, dass wir uns als handlungsfähige Individuen erfahren. Das Selbstgefühl kann durch die Krankheit gestört werden. Die qualvolle Anpassung an eine neue Situation wird oft als geglückte Selbstverwirklichung deklariert. Diese Idealisierung macht uns misstrauisch! (S. 129)

**Beachte:**

Lebensrückblickinterventionen und biografisches Arbeiten sollten stets zugunsten der klassischen verhaltensmedizinischen Behandlung zurückgestellt werden. Biografisches Arbeiten und Lebensrückblickinterventionen können sogar *kontraindiziert* sein, wenn körperlich chronisch Kranke hierbei von negativen Konnotationen bedroht sind und der Blick zurück labilisieren würde. Bei diesen Patienten ist es wichtiger, die wenige Zeit für die Bearbeitung aktueller Themen zu nutzen.

Es sollte daher immer mit dem Patienten geklärt werden, ob dieser biografisches Arbeiten bzw. Lebensrückblickinterventionen überhaupt wünscht. Ziel dabei muss immer sein, die *aktuelle* emotionale Situation zu verbessern.

### 5.8.1 Biografisches Arbeiten bei beginnender Demenz

Bei den biografisch orientierten Programmen zur Behandlung beginnender Demenzen geht es um eine dezidierte Ressourcenaktivierung durch Biografiearbeit. Im Folgenden wird exemplarisch auf das derzeit am besten überprüfte KORDIAL-Konzept von Kurz et al. (2008) und hier speziell auf die Übung „Reise zu den Inseln der Freude" eingegangen (vgl. Werheid & Thöne-Otto, 2010).

Das Programm von Kurz et al. (2008) besteht aus sechs Modulen (vgl. Kasten). In den Modulen geht es primär darum, die Patienten bei der Bewältigung der Krankheit und des Alltags zu unterstützen. Biografiearbeit und Lebensrückblicke sind nur als *begleitende* Interventionen gedacht und werden vor allem im Rahmen des Moduls 4 behandelt.

**Kognitiv-verhaltenstherapeutische, ressourcenorientierte Therapie früher Demenzen im Alltag (Kurz et al., 2008, Werheid & Thöne-Otto, 2010):**

- *Modul 1: Einführung:* Kennenlernen; Beziehungsaufbau; Vermittlung des Rahmenkonzepts der Therapie; Informationsgewinnung; Festlegung individueller Therapieziele.
- *Modul 2: Der „Haushaltskalender" und andere Gedächtnishilfen:* Analyse bereits genutzter Gedächtnishilfen; Etablierung eines Hauskalenders; Aufbau von Motivation; Vermittlung von Grundregeln der Kommunikation zwischen Patient und Angehörigen.
- *Modul 3: Gedächtnisprobleme im Alltag:* Reduktion von Gedächtnisanforderungen im Alltag durch Etablierung von Gewohnheiten; Vertiefung: Kommunikation zwischen Patient und Angehörigen.
- *Modul 4: Kraftquellen in der Lebensgeschichte:* Ressourcenorientierte Biografiearbeit; Einführung einer Schatzkiste mit Erinnerungsstücken; Erinnern als angenehme, gemeinsame Aktivität.
- *Modul 5: „Der Wochenrhythmus": Aktivitätsaufbau und Alltagsstrukturierung:* Zusammenhang zwischen Aktivität und Stimmung; Etablierung regelmäßiger angenehmer Aktivitäten; Etablierung eigenständiger Aktivitäten des Patienten zur Entlastung der Angehörigen.
- *Modul 6: Abschluss: Rückblick, Zielevaluation und Zukunftsplanung:* Bilanz und Ausblick; Transfer in den Alltag nach der Therapie; Förderung eines aktiven Bewältigungsstils; Hilfsmaßnahmen für die Zukunft.

Werheid und Thöne-Otto (2010) beschreiben in ihrem neuropsychologisch-verhaltenstherapeutischen Manual in Form von 12 Sitzungen die Durchführung der sechs Module. Im Rahmen des biografischen Arbeitens mit demenzkranken Patienten wird u. a. die Übung „Reise zu den Inseln der Freude" durchgeführt. Vor der Durchführung der Übung ist es wichtig, dass für den Patienten eine bequeme und entspannte Atmosphäre geschaffen wird. Der Patient soll sich z. B. zurücklegen und die Augen schließen etc. Der Therapeut gibt dem Patienten dann ein Stichwort, zu dem dieser etwas aus seinem Leben erzählen soll. Der Patient soll dabei seiner Erinnerung freien Lauf lassen.

Die im Kasten dargestellten Anregungen bzw. Fragen können als Hinweise den nötigen „Anstoß" geben, um positive Erinnerungen und Gefühle auszulösen. Die Erlebnisse bzw. Berichte des Patienten sollten notiert werden.

**Reise zu den Inseln der Freude (vgl. Werheid & Thöne-Otto, 2010, S. 163):**

- Wobei konnten Sie als Kind so richtig ausgelassen sein?
- Haben Sie als Kind oder Jugendlicher etwas getan, worauf Sie richtig stolz sein konnten? Vielleicht haben sie sich lange auf einen bestimmten Tag vorbereitet und Sie haben einen großen Tag erfolgreich gemeistert. Erinnern Sie sich daran, wie stolz Sie damals waren. Wie gut hat Ihnen der Applaus oder das Lob getan?
- Erinnern Sie sich an Ihre schönste Erfahrung bezüglich Liebe und Zärtlichkeit?
- Haben Sie einem anderen einmal eine Freude gemacht oder jemanden überrascht und womit?
- Wofür konnte man Sie so richtig begeistern?
- Waren Sie einmal auf einem tollen Konzert?
- Wissen Sie noch ein Erlebnis, an dem Sie richtig gesellig mit anderen beisammen waren?
- Können Sie sich an ein Essen erinnern, dessen Geruch das Gefühl von „Daheim sein" auslöst?
- Können Sie sich an ein beeindruckendes Erlebnis in der Natur erinnern?

## 5.8.2 Biografisches Arbeiten in der Psychoonkologie

Bei Patienten mit einer onkologischen Erkrankung besteht der erste Schritt der Therapie in einer individuellen Problem- und Zielanalyse. Wenn Patienten im Verlauf der Therapie Interesse an einer biografischen Arbeit im Sinne eines Lebensrückblicks äußern, ist zunächst abzuklären, was *Sinn* dieser Arbeit sein könnte und inwieweit sie die *Bewältigung* der Krankheit unterstützen könnte. Häufige Fragen der Patienten sind:

- „Warum erwischt es gerade mich?"
- „Was habe ich falsch gemacht?"
- „Was erwartet mich noch?"
- „Was will ich in meinem noch vor mir liegenden Leben erreichen?"
- „Welche Kräfte und Ressourcen habe ich durch meine Biografie erworben, um mit der onkologischen Erkrankung zurechtkommen zu können?"

Bei den Patienten geht es darum, mit einer Erkrankung zurechtkommen zu müssen, die zum Tode führen kann. Wann bleibt unvorhersehbar. Die meisten Patienten benennen diesen Aspekt, nichts mehr wirklich planen zu können, als große Belastung. Denn es ist ein Grundbedürfnis von Menschen, Ideen für die nächsten Tage zu haben, Pläne für die nächste Woche zu schmieden und Vorstellungen, was in den nächsten Jahren sein wird, zu entwickeln. Biografische Arbeit bzw. die Lebensrückblickarbeit kann hier Unterstützung bieten, wenn dabei der Blick für das gut gelebte Leben geschärft wird. Die folgende Beschreibung gibt hierfür ein konkretes Beispiel.

**Fallbeispiel 36: Verhaltensmedizinische Behandlung in der Psychoonkologie**

Die 45-jährige, verheiratete Patientin (Mutter zweier Kinder) wendet sich nach der stationären Diagnose und Erstbehandlung einer Krebserkrankung (Ovarialkarzinom) an uns. Es belaste sie, dass sie nicht wisse, ob und wie lange sie ihre Kinder noch begleiten kann. Die beiden Söhne sind bei der Ersterkrankung der Patientin 12 und 14 Jahre alt. Die von ihr gewünschte, grafische Darstellung des Lebensrückblicks ergibt den in Abbildung 25 dargestellten Ablauf.

Die Patientin kann durch die biografische Arbeit mit den Schwierigkeiten abschließen, die sie mit dem noch lebenden Vater hat, der sie wenig ihr eigenes Leben hat leben lassen, zu keiner Diskussion bereit war und sich extrem autoritär gegenüber allen Kindern verhielt. Die Patientin sieht, dass sie sich letztendlich immer (manchmal auch indirekt) dazu entschieden hat, ihre eigenen Vorstellungen doch zu verwirklichen. Sie habe ihrem Vater durch ihre Hochzeit *„eins ausgewischt“* und sich sozusagen gerächt. Jetzt formuliert sie dies mit anderen Worten, sie habe bei der Heirat mit einem Japaner *„ihren Kopf durchgesetzt“*. Durch diesen Mann sei es ihr gelungen, die Beschränktheit ihres Vaters und seine geringe Toleranz gegenüber Ausländern etwas aufzuweichen. Immerhin habe er jetzt ein einigermaßen gutes Verhältnis zu ihrem Mann.

Ein zweiter, endgültiger Abschied von der bereits mit 62 Jahren verstorbenen Mutter geschieht ebenfalls über den Lebensrückblick. Hier kann sie in Ruhe noch einmal betrachten, was diese alles mitgegeben hat: Die weiche und unterstützende Art und vor allem einen reichen Humor, den alle, auch ihre Geschwister und sie selbst, übernommen hatten.

Ihre Ausbildung zur Informatikerin, die sie ebenfalls entgegen der Zweifel beider Eltern machte, gibt ihr jetzt eine gute materielle, finanzielle Sicherheit und auch weiterhin gute Arbeitsmöglichkeiten. Sie hat durch die Arbeit bei einer großen Firma auch die Möglichkeit, vieles zu Hause zu erledigen und die Arbeitszeiten zu reduzieren. Die übertarifliche Entlohnung trägt zur finanziellen Sicherheit bei, sodass sie keine Einbußen befürchten muss.

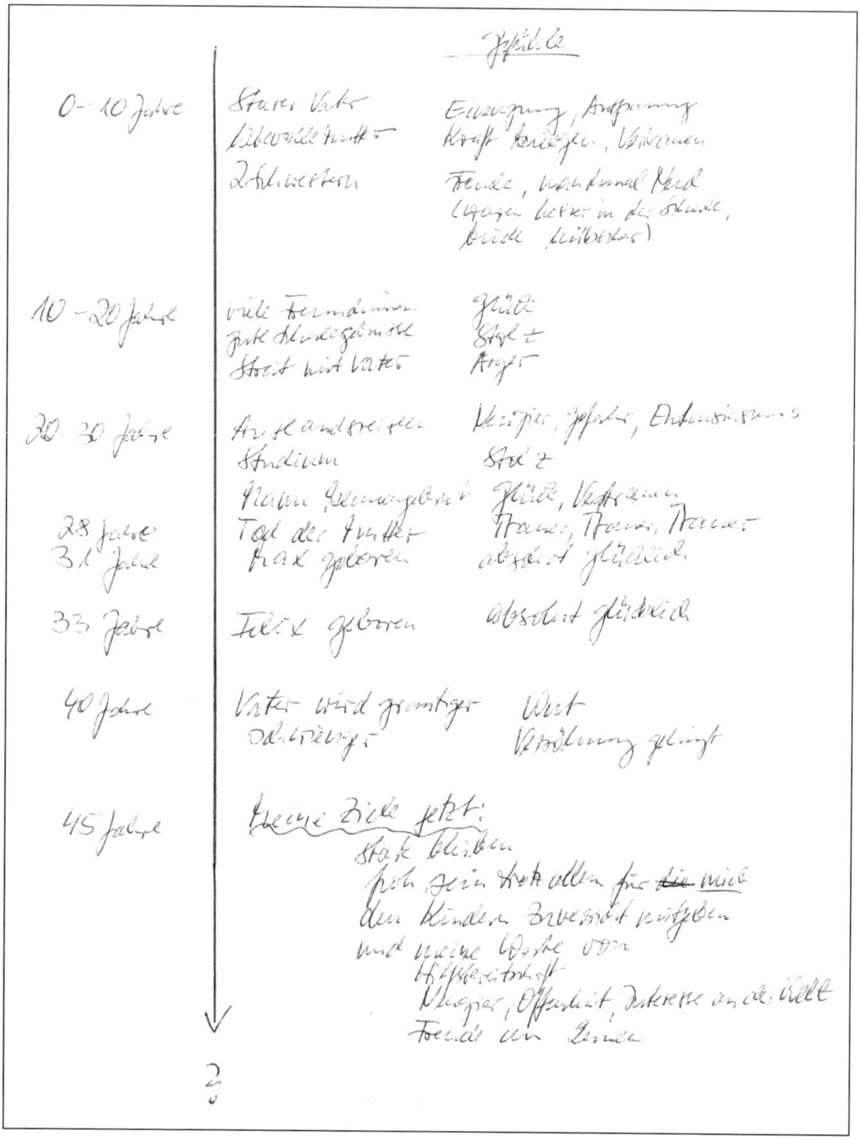


**Abbildung 25:** Lebensrückblick einer 45-jährigen Patientin mit Eierstockkrebs

Außerdem kann sie im Rahmen der Arbeit ihre Krankheit vergessen. Das schwierige Studium durchgestanden zu haben, sieht sie als stolze Leistung. Sie sieht weiterhin, dass sie hier Herausforderungen bewältigt hat, wie sie es lange selbst nicht glaubte. Ihren Selbstwert kann sie dadurch noch tiefer verankern.

Nach der Betrachtung des Lebenslaufs kann sie formulieren, was sie auf jeden Fall den Kindern mitgeben will: nämlich die Zuversicht in die Zukunft, die Zuversicht in die eigene Kraft, die Zuversicht, dass die Überwindung von Hürden stark macht und dass es auch gut ist, wenn nicht immer alles glatt läuft. Weiterhin will sie ihren Kindern ihre primären Wertvorstellungen von Hilfsbereitschaft, auf andere schauen, sich in andere einfühlen und Offenheit für die Welt und andere Kulturen mitgeben. Schließlich möchte sie vermitteln, dass die Kinder all das, was sie in der Schule lernen, nur für sich selbst lernen und sie sich damit eine gute Zukunft ermöglichen.

Die Patientin wurde dabei ruhiger, und dies obwohl sie nicht wusste, wie viele Monate/Jahre ihr noch geschenkt sind. Sie konnte sich auf das, was für sie wichtig ist (vor allem die Zukunft ihrer Kinder und ihres Mannes) und auf sich selbst und das, was sie erfüllt, konzentrieren. Somit gelang es ihr mehr, Kraft für ihre Hobbys zu haben (Mannschaftsmitglied in einer Volleyballmannschaft, dort auch Schriftführerin im Verein und Teilnahme an Kursen für die Philosophie/Kultur Asiens, insbesondere China). Sie fühlt sich wieder mehr als Mitglied der Familie und nicht nur als die Kranke.

Rybarczyk und Auerbach (1990) haben insbesondere für Patienten mit verhaltensmedizinischen Problemen das *Lebensherausforderungsinterview* entwickelt (vgl. Kapitel 4.2.8). Das Lebensherausforderungsinterview (Rybarczyk et al., 2013; vgl. Anhang, S. 241) ermöglicht eine gezielte, strukturierte Kurzintervention mit onkologischen Patienten durchzuführen.

Im Gegensatz zum Ansatz von Rybarczyk und Auerbach ist das Modell „Dignity Psychotherapy" von Chochinov (2002) breiter angelegt. Es werden nicht nur Interviews durchgeführt, sondern mit den Patienten zusammen

- Aspekte bzw. Gegebenheiten ihrer Lebensgeschichte und ihres Lebenslaufs erarbeitet, die ihnen wichtig waren und die sie als besonders sinnhaltig erlebt haben.
- Hoffnungen, Wünsche und Anweisungen zusammengestellt, die sie zurücklassen und an Angehörige richten wollen.
- Inhalte so aufbereitet und an die Familie weitergegeben, wie es der Patient will. Die Inhalte werden z.B. in Form von Briefen und in eine Gesamtdokumentation integriert dem Patienten mitgegeben.

**Fallbeispiel 37: Arbeit mit dem Modell von Chochinov**

Die 36-jährige Patientin litt zum Behandlungszeitpunkt unter einem schnell exazerbierenden Mamma-Karzinom. Dieses wurde zwei Jahre nach der Geburt ihrer fünf Jahre alten Tochter entdeckt. Bis zur Geburt der Tochter hatte sie als chemisch-technische Assistentin gearbeitet. Ihre Ehe bestand seit 10 Jahren. Ihr Partner – Sozialpädagoge – arbeitete als Leiter einer Einrichtung für körperbehinderte, junge Erwachsene. Die Ehe war aufgrund seiner Arbeitsbelastung und damit fehlender, gemeinsamer Zeit für die Familie konfliktreich.

Als die Patientin von der schlechten Prognose und den fehlenden, weiteren Behandlungsmöglichkeiten erfährt, wird – stark gekürzt wiedergegeben – Folgendes mit ihr erarbeitet:

Bezüglich Aspekten bzw. Gegebenheiten ihrer Lebensgeschichte und ihres Lebenslaufs, die ihr wichtig waren und die sie als besonders sinnhaltig erlebt hat:

- Eine besonders gute Beziehung zu beiden Eltern und ihrem Bruder.
- Die Förderung ihrer technischen Begabung durch diese.
- Eine sinnerfüllte Arbeit im Bereich der klinischen Pharmakologie-Forschung.
- Dort Aufstieg zur Projektleitung.
- Ihre Religiosität, „dadurch fühle ich mich getragen".
- Insbesondere ihre Tochter Astrid, die sie jeden Tag mit großer Freude sieht.

Bezüglich Hoffnungen, Wünschen und Anweisungen, die sie zurücklassen und an Angehörige richten will:

- Dass ihre Eltern ihre Tochter zu sich nehmen und sie fördern und begleiten, wie die Eltern es auch bei ihr getan haben.
- Dass ihre Tochter Unterlagen (die sie zusammengestellt hat) an ihrem 10. Geburtstag erhält.
- Dass ihr Mann nach ihrem Tod mit der Belastung besser umgeht, insbesondere weniger Alkohol trinkt.
- Dass er eine neue Lebensgefährtin findet und dabei Rücksicht auf die Tochter nimmt.

Bezüglich der Inhalte, die aufgenommen und als Briefe und in Form einer Gesamtdokumentation mitgegeben werden:

Die Patientin hat an alle nahen Angehörige Briefe diktiert (die Briefe selbst zu schreiben ging aufgrund ihrer Schwäche nicht mehr), die in der Praxis dann geschrieben wurden. Sie hat diese mit Zeichnungen versehen. Für die Tochter hat sie nach und nach einen Karton mit Erinnerungen aus der eigenen Kindheit vorbereitet, z. B. Poesiealben, Fotos und Schulzeugnisse und hat diese jeweils kommentiert. Für die Einschulung hat sie für die Tochter ein extra Schreiben mit allen Wünschen vorbereitet. Dies hat sie eingebunden in Zeichnungen, die ihr die Tochter während der Krankheit gemalt hat. Mit den Seelsorgern im Krankenhaus hat sie zusätzlich verschiedene Bibelstellen herausgesucht, die die Tochter, ihre Eltern und ihren Mann auf deren weiteren Weg begleiten sollen.

### 5.8.3 Biografisches Arbeiten mit Patienten mit einer chronischen Erkrankung

Bei der Arbeit mit chronisch kranken Patienten ist ein ständiger Austausch darüber, ob die Interventionen hilfreich sind, notwendig. Eine Bewusstheit für das Leben der Patienten im Hier-und-Jetzt ist unerlässlich. Imaginative Verfahren verhelfen dazu, Fluchtmomente aus Verzweiflung und Schmerz einzubauen. Diese Imaginationen und dazugehörige Bilder und Empfindungen können unter Verwendung von schönen und herausragenden Erfahrungen aus dem bisherigen Leben erstellt werden.

**Fallbeispiel 38: Arbeit mit der Lebenslaufkurve**

Der 45-jährige Chemiker sucht die Therapie nach einem Hörsturz auf, der von einer Depression begleitet ist. Da er anfangs nicht erfasst, was ihm innerlich die Kraft nimmt, wird er aufgefordert, seine Lebenslaufkurve zu erstellen (vgl. Abbildung 26). Dabei gewinnt er Verständnis für sich und für seine *„hypochondrischen Anfälle"*.

Im Alter von sechs Jahren erkrankt er an einer Mumps-Meningitis. Er wird auf eine Intensivstation mit nur erwachsenen Patienten verlegt. Die Eltern dürfen ihn nicht sehen und besuchen. Traumatisch erinnert sich der Patient an physische Misshandlung seitens einer Krankenschwester (er wird zum Essen gezwungen, ihm werden körperliche Schmerzen zugefügt, u. Ä.). Nach der Entlassung erkrankt seine Mutter an Krebs (Verlustängste) und verstirbt Jahre später. Die Kindheit war verloren. Durch ständige Umzüge verliert er auch immer wieder den Freundeskreis. Pubertätsimpulse werden massiv unterdrückt. Endgültiges Erwachsensein ist gefragt, als der Vater einen Herzinfarkt erleidet.

Nach dem Tod des Vaters beginnen jahrelange Erbstreitigkeiten mit drei Schwestern aus der ersten Ehe des Vaters. Hierzu liegen etliche Briefe der Schwestern vor. Er wird als *„Erbschleicher, Krimineller, Widerling und Betrüger"* beschimpft. Er verarbeitet seine Gefühle anhand der Originalbriefe von damals. Dialoge und Briefe an die Schwestern begleiten den therapeutischen Prozess. Selbstfürsorge für sein eigenes Kind baut er durch Briefe an sein damaliges Kind auf. Mit Fotos aus der Kindheit nimmt er Abschied von der Mutter. Die Fotos von ihm mit seinem Vater erlauben ihm einen Blick auf dessen Verzweiflung *und* Stärke. Er kann innerlich eine andere Vaterfigur in sich aufbauen.

Zum Abschluss der Behandlung schließt er die Dokumente in eine Schachtel ein. Schnipsel von *„bösen"* Briefen seiner Schwestern lässt er die Isar hinabfließen. Er trifft die *Neu-Entscheidung*, im *Hier-und-Jetzt* mit seiner eigenen Familie zu leben.

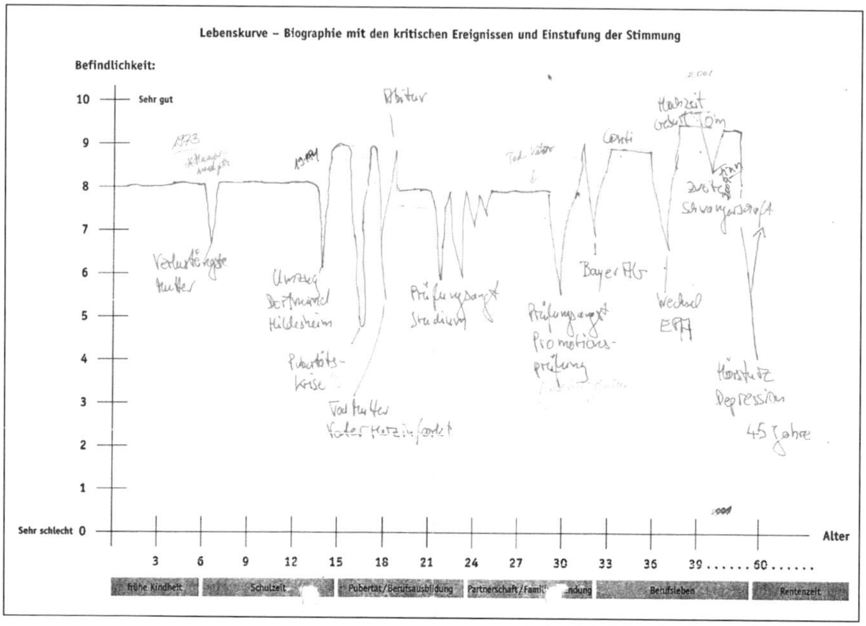


**Abbildung 26:** Lebenslaufkurve eines 45-jährigen Chemikers, der einen Hörsturz erlitten hat und unter Depressionen leidet

### 5.8.4 Biografisches Arbeiten und Lebensrückblick mit Angehörigen chronisch psychisch und somatisch Kranker

Die Arbeit mit Angehörigen von chronisch kranken Patienten ist ein fester Bestandteil der verhaltensmedizinischen Behandlung. Forschungsresultate der Arbeitsgruppen um Ferring (2011) belegen, wie wesentlich die Unterstützung der Bezugspersonen von chronisch psychisch und somatisch Erkrankten ist. Auch Macht und Ellgring (2003) haben sich ausführlich mit der Notwendigkeit psychotherapeutischer Unterstützung von Angehörigen beschäftigt, insbesondere mit der Begleitung von Angehörigen von Parkinsonpatienten. Der Kasten beinhaltet Beispiele für mögliche Unterstützungsangebote.

**Inhalte der Angehörigenarbeit bei Parkinsonpatienten:**

- Erklärung der Symptomatik des erkrankten Angehörigen.
- Medikamente: kurz- und langfristige Nebenwirkungen.
- Beobachtung und Einschätzung der Effektivität psycho- und soziotherapeutischer Maßnahmen.
- Erstellen eines Krisenplans für alle Betroffenen.
- Verminderung gefühlsmäßiger Spannungen in der Familie.

- Lösung von Alltagsproblemen (z. B. Umgang mit Symptomen wie sozialem Rückzug, sozial auffälligem Verhalten, Unregelmäßigkeiten bei der Medikamenteneinnahme, Problemen bei der Tagesstrukturierung, finanziellen Probleme).
- Informationen über das Krankheitsbild und seinen Verlauf, regionale Behandlungs- und Entlastungseinrichtungen (z. B. ambulante Dienste), finanzielle Hilfen, andere Angehörige, Angehörigengruppen, Vereine (z. B. Parkinson-Vereinigung).
- Bewältigung von Abschied und Trauer (Verringerung von zunehmenden „negativen“ Sichtweisen von sich und der Umwelt; Verringerung von überhöhten Hoffnungen auf Besserung; Lernen, Unvermeidliches zu akzeptieren, z. B. Bettlägerigkeit; Lernen, „stückchenweise“ Abschied zu nehmen; Lernen, kleine Freuden zu entdecken, z. B. unerwartete Hilfsangebote).
- Verringerung von Abhängigkeitsverhalten (Analyse der Bedingungen, die gegenseitige Abhängigkeit fördern; Perspektiven strukturieren, z. B. Grenzen der eigenen Belastbarkeit; Verstärkung von sozialer Kompetenz, z. B. Besuche bei Bekannten; Verringerung des Schamgefühls, z. B. zum Einkaufen mitnehmen; evtl. Planung der Heimunterbringung).
- Annahme von Hilfen zur eigenen, psychophysischen Stabilität (Besuch von Angehörigengruppen; Kontinuierliche Möglichkeit, sich aussprechen zu können; Annahme therapeutischer Hilfe, vor allem bei drohender psychophysischer Dekompensation; Verteilung der Pflege, z. B. auf andere Familienangehörige).

Die zeitlichen Ressourcen der meisten pflegenden Angehörigen sind begrenzt. Bei der biografischen Arbeit und Lebensrückblickinterventionen sollte daher fokussiert vorgegangen werden. Wie die Arbeit praktisch ausschauen kann, soll das folgende Fallbeispiel verdeutlichen.

**Fallbeispiel 39: Biografische Arbeit mit Angehörigen**

Die 50-jährige, einzige Tochter einer 80-jährigen, schwer an Parkinson erkrankten Mutter (der Vater ist bereits vor 20 Jahren gestorben), die sonst keine Angehörigen hat (ihr Mann hat sich von ihr getrennt und ist in sein Heimatland zurückgezogen), unterstützt trotz voller Berufstätigkeit die Mutter optimal. Die beiden leben im gleichen Haus, jedoch in verschiedenen Wohnungen, sodass Intimität und Autonomie für beide gewährleistet ist.

Bei der Erarbeitung der *Herausforderungen (Lebensherausforderungsinterview)*, denen sich die Tochter bisher in ihrem Leben stellen musste und welche sie bewältigt hat, ergibt sich folgendes Bild:

- Unter ärmsten Bedingung und mit wenig Perspektive für Ausbildung und Arbeit für eine Frau aufgewachsen zu sein.

- Dabei gelernt zu haben, trotzdem alles das zu genießen, was Freude machen kann (z.B. Familienfeste und Reisen in die nächstgelegene Großstadt, die unter den damaligen Bedingungen eher abenteuerlich waren).
- Allein in die nächst größere Universitätsstadt gezogen zu sein und dort aufgrund der schlechten finanziellen Bedingungen in kürzester Zeit das Studium zur Mediendesignerin mit guten Ergebnissen absolviert zu haben.
- Vor den Eltern nach Deutschland gekommen zu sein und dort die ersten zwei Jahre im Hotel als Zimmermädchen mit einem beschämend geringen Gehalt gearbeitet und prekären Lebensbedingungen überlebt zu haben. Dabei nicht aufgegeben zu haben, die Sprache zu erlernen und nach einem guten Beruf zu suchen, was schließlich auch gelungen ist.
- Für die Eltern das Nachreisen vorbereitet und eine Wohnung zur Verfügung gestellt zu haben, sodass sie diese hier unter besseren Bedingungen lebten.
- Angemessene Arbeit für die Eltern gefunden zu haben.
- Die Ehe mit einem Bootsbauer, der sehr jähzornig war und Alkohol in missbräuchlicher Form trank, doch gut geführt zu haben. Letztlich jedoch akzeptieren müssen, dass der Mann in seine Heimat zurück gegangen ist, da er hier nie adäquate berufliche Möglichkeiten im erlernten Beruf finden konnte.
- Diese Beziehung jetzt einfach als Freundschaft zu sehen.
- Den Vater bei seiner schweren Krebserkrankung und in seinem Sterbeprozess gut unterstützt zu haben, trotz der gleichzeitig vorhandenen Sorge um den Verluste des eigenen Arbeitsplatzes aufgrund von massiven Personalkürzungen in ihrer Firma.
- Jetzt die parkinsonkranke Mutter trotz ihrer vollen Berufstätigkeit zu begleiten und dadurch auch Dankbarkeit und einen guten Abschluss für den Abschied von der Mutter für sich gewährleisten zu können.

Folgende persönliche *Fähigkeiten, Stärken und Ressourcen* kann die Patientin daraus ableiten:

- Durchhaltefähigkeit, Intelligenz, Disziplin, Verantwortlichkeit, Bescheidenheit, Sturheit, nicht zu hadern mit schwierigen Bedingungen, Aufbau eines Freundeskreises in der Arbeit aufgrund ihrer Offenheit für Menschen, dem Mann keine Vorwürfe gemacht zu haben, Toleranz für seine Wünsche nach Leben und Lebensgestaltung, Sprachbegabung, Offenheit für Veränderungen in der Welt, Leben mit den Unsicherheiten des Lebens, Realismus und Optimismus.

Die Tatsache, dass sich die Patientin in der Darstellung der bewältigten Herausforderungen in dieser Stärke erleben kann, erleichtert ihr die schwierige Pflege der Mutter. Sie öffnet sich damit für notwendige Unterstützung durch andere (Selbsthilfegruppen und Psychotherapie).

## 5.9 Biografisches Arbeiten und Lebensrückblick in der Selbsterfahrung

Im Rahmen der Selbsterfahrung setzen sich angehende Psychotherapeuten u. a. mit folgenden Themen, die die eigene Biografie betreffen, auseinander:

**Biografie und Selbsterfahrung:**

- Änderungserfahrungen durch die bisherige Biografie.
- Persönliche „Psychohygiene“ (Umgang mit beruflichem Stress, Prävention von „Burnout“, eigene Grenzen, auch: Grenzen der Belastbarkeit).
- Unmittelbare Erfahrungen im Therapieprozess (Umgang mit Emotionen, selbstkritische Analyse/Reflexion der eigenen praktischen Arbeit; positiv/negativ erlebte Klienten; positiv/negativ besetzte Störungsbilder, etc.).
- Eigenes Interaktionsverhalten in der Therapie (soziale Kompetenzen; verbale, nonverbale und paraverbale Kommunikation).
- Persönliche Entwicklung I: Vergangenheit (Lebens- und Lerngeschichte, familiäre Herkunft, persönlicher Werdegang, Entwicklung incl. Krisen/Konflikte etc.).
- Persönliche Entwicklung II: Gegenwart und Zukunft (jetzige Ziele und zukünftige Pläne).
- Berufliche Sozialisation, professionelle Entwicklung, Zukunftspläne.
- Berufsmotivation und „Helfermotive“ (Was hat mich dazu geführt/Was veranlasst mich dazu, Therapeut zu sein/zu werden?).
- Persönliche sowie therapeutische Stärken und Schwächen.
- Umgang mit eigenen Problemen und Konflikten.
- Zentrales persönliches Wertesystem/„lebenswichtige“ persönliche Bedürfnisse.
- Positive Ressourcen.
- Generelle Einstellung zu therapierelevanten Themen (z. B. Was ist für mich eine „gute“ Therapie? Ziele von Therapie? Was ist für mich „psychopathologisch“?).
- Selbstmodifikationsversuche und eigene Erfahrungen mit therapeutischen Methoden.
- Ethische Aspekte (Möglichkeiten und Grenzen; kritische/bedenkliche Vorgehensweisen).
- Einfluss von Geschlechterrollen.
- Eigene Lebensgeschichte und deren unmittelbare Einflüsse auf die Therapie.

Betrachten wir diese Themen und das übergreifende Ziel, dass Selbsterfahrung auch ein Modell für das spätere Arbeiten mit Patienten sein soll, ergibt sich daraus, dass biografisches Arbeiten und der Lebensrückblick dafür gute Werkzeuge darstellen. Folgende Interventionen können Anwendung finden:

- die Erstellung der Lebenskurve mit biografisch relevanten Ereignissen;
- die Arbeit mit Märchen, Erinnerungen, Fotos, Musik und anderen Schlüsselszenen aus der eigenen Biografie;
- die Arbeit mit den bisher von den Ausbildungskandidaten bewältigten Ereignissen und Herausforderungen.

Folgende Fragen können genutzt werden, um eigene relevante Vorstellungen, Einstellungen, Wertvorstellungen und Lebensstile zu erfassen, die sich aufgrund der lebensgeschichtlichen Entwicklung gebildet haben und die Arbeit mit den Patienten in günstiger bzw. ungünstiger Art und Weise beeinflussen können.

**Fragen zur Erfassung relevanter Einstellungen und Wertvorstellungen aus der eigenen Biografie:**

- Wichtige Leitlinien bzw. Einstellungen der Eltern gegenüber dem Privatleben (Familie, Mann, Frau, Partnerin, Freunden).
- Wichtige Leitlinien der Eltern gegenüber der Arbeit und des Stellung des Ausbildungskandidaten in der Gesellschaft. Wie haben diese Leitlinien den Ausbildungskandidaten beeinflusst? Welche hat er z. B. übernommen? Welche hat er abgelehnt?
- Durften Gefühle und Bedürfnisse in der Kindheit geäußert werden? Welche ja, welche nicht? Einfluss auf den Kandidaten heute?
- Stellung des Kindes in der Familie? Benennungen, Kosenamen, Erwartungen an das Kind? Über- bzw. Unterforderung? Einfluss auf die Kandidaten heute?
- Welche Modelle gaben die Eltern in Belastungssituationen? Wie sind Sie damit umgegangen? Einfluss auf den Kandidaten heute?
- Frühere kritische (im Sinne von traumatischen) Ereignisse? Welche Einflüsse besitzen diese noch heute?
- War die Erziehung eher straf- oder belohnungsorientiert?
- Zusammenfassung der Ergebnisse und Schlussfolgerung für die Arbeit als Psychotherapeut(in).

Hinweise auf kritische Life-Events, die im Rahmen der Selbsterfahrung besprochen werden können, bietet auch die *Social Readjustment Rating Scale* (SRRS) von Holmes und Rahe (1967, vgl. Anhang, S. 250).

Die Selbsterfahrung mit den Methoden der biografischen Arbeit und mit Lebensrückblickverfahren ermöglicht es den Ausbildungskandidaten nicht nur, eine klarere Sicht auf sich selbst und die eigene Prägung zu erhalten, sondern auch den sicheren Umgang mit diesen Verfahren zu erlernen sowie ein Wissen dazu aufzubauen, wann (Indikation) und wie (Methodensicherheit) sie anzuwenden sind.

Bruch und Hoffmann (1996) haben Beispiele für arbeitsfeldspezifische Selbsterfahrungsthemen zusammengestellt (vgl. Tabelle 9). Je nach Arbeitsfeld spielen in schwierigen Therapiesituationen eigene biografische Erfahrungen eine Rolle und üben so Einfluss auf die Therapie aus.

**Tabelle 9:** Einige Beispiele für arbeitsfeldspezifische Selbsterfahrungsthemen (Bruch & Hoffmann, 1996)

| Arbeitsfeld | Wichtige biografische Themen in der Selbsterfahrung |
|---|---|
| Geronto-psychotherapie | Alter, Krankheit, Leiden, Behinderung, Sterben und Tod, etc. |
| Kinder | z. B. Spielen, Entwicklung, „Kindsein“ (positive Erfahrungen wie auch Traumatisierungen) |
| Jugendliche | Pubertät, Generationenkonflikte, „Peer-Group“-Einfluss, Autonomie, Rebellion gegen Normen |
| Familien | eigene Herkunftsfamilie, Rollenmuster, schichtspezifische Einflussfaktoren, Bild der „idealen“ Familie, andere Lebensformen |
| Sucht | eigene Einstellung zu Suchtmitteln und Süchtigen; Umgang mit Suchtmitteln im Alltag, Vorstellung von „Heilung“ etc. |
| Frauen/Männer | Geschlechtsrollenunterschiede, Macht/Unterwerfung, Androgynie, etc. |

# 6 Diagnostische und anamnestische Instrumente für die biografische Arbeit

Zur Unterstützung der Biografie- und Lebensrückblickarbeit eignen sich u. a. folgende Instrumente:

- Childhood Trauma Questionnaire (CTQ; Bernstein & Fink, 1998, Bernstein et al., 2003; dt. Übersetzung: Wingenfeld et al., 2010, Rodewald, 2005),
- Modified Adverse Childhood Experience (MACE, Isele et al., 2012),
- Skriptcheckliste von Berne (in Berne, 1983, S. 483–494 sowie Rabaioli-Fischer, 2006, S. 185 ff. und Anhang, S. 248),
- Lebensrückblick- und das Lebensherausforderungsinterview von Rybarczyk und Auerbach (1990; Rybarczyk et al., 2013 sowie im Anhang, S. 237 und S. 241).

Der *Childhood Trauma Questionnaire (CTQ)* und auch der *Adverse Childhood Experiences International Questionaire (ACE-IQ)* von Pennebaker und Susmann (2013) beschäftigen sich speziell mit traumatischen Erfahrungen in der Kindheit, wie z. B. emotionale Vernachlässigung, emotionaler Missbrauch, körperliche Vernachlässigung, körperliche Misshandlung und sexuelle Gewalt. Der *MACE*-Fragebogen von Isele et al. (2012) erfasst mit 75 Items retrospektiv die erfahrene körperliche, sexuelle und emotionale Gewalt, sowie andere Vernachlässigungserfahrungen im familiären Kontext. Weiterhin werden sexuelle Übergriffe durch fremde Personen und körperliche und sexuelle Übergriffe durch Gleichaltrige im Verlauf der ersten 18 Lebensjahre aufgedeckt.

Die strukturierten Interviewverfahren von Rybarczyk und Auerbach (1990) sind speziell für eine ältere Population im Rahmen der Lebensrückblickarbeit entwickelt worden. Während es im *Lebensrückblickinterview* (vgl. Anhang, S. 237) darum geht, einen Gesamtlebensrückblick zu erzielen, beschäftigt sich das *Lebensherausforderungsinterview* speziell mit Fragen zu Herausforderungen im Lebenslauf (vgl. dazu den Anhang, S. 241). Auch bei der *Skriptcheckliste* von Berne (vgl. Rabaioli-Fischer, 2006) handelt es sich um ein strukturiertes Interviewverfahren, mit dessen Hilfe die Lebensgeschichte insgesamt erfasst werden soll. Diese Interviews dienen alle dazu, dem Patienten ein Bild von der Biografie und der Lebensgeschichte zu vermitteln und damit eine Basis für das Verständnis seiner Probleme im Erwachsenenalter zu geben. Es ist sinnvoll, diese Verfahren bereits am *Anfang der Therapie* einzusetzen. Sie dienen dann als fortlaufende Arbeitsgrundlage über die gesamte Therapiezeit hinweg. Die Interviews bieten den Vorteil, dass der Therapeut durch die non-verbalen und verbalen Reaktionen des Patienten auf die Fragen unmittelbar erfährt, welche *emotionale Qualität* die einzelnen Lebensabschnitte und die jeweiligen Erfahrungen noch heute haben. Es ergeben sich u.a auch Hinweise auf Ereignisse, die die Patienten beispielweise im Rahmen des *expressiven Schreibens* ausführlicher darlegen können.

Haben Menschen gehäuft kritische, belastende Erfahrungen gemacht, kann sich der Einsatz der *Future Time Perspective Scale* von Carstensen (1995) als hilfreich erweisen (vgl. Kapitel 5.7). Die Skala ermöglicht einen neuen, positiven Blick auf die Zukunft und kann zur Ressourcenaktivierung und zur Förderung der Selbstwirksam eingesetzt werden.

Als weitere Diagnostik- und Fragebogeninstrumente im Rahmen des biografischen Arbeitens kommen auch folgende Verfahren infrage:

- *Fragebogen zu Lebensbedeutung und Lebenssinn (LEBE)* von Schnell und Becker (2007),
- *Fragebogen zur Erfassung von Ressourcen und Selbstmanagementfähigkeiten (FERUS)* von Jack (2007),
- *Multidimensionale Selbstwertskala (MSWS)* von Schütz und Sellin (2006),
- *Fragebogen zur Sozialen Unterstützung (F-SozU)* von Fydrich et al., (2007),
- *Fragebogen zu Lebenszufriedenheit (FLZ)* von Fahrenberg et al. (2000).

# 7 Wirksamkeitsforschung

Seit der Entwicklung der kognitiven Verhaltenstherapie und deren Methode zur biografischen Arbeit wurde eine Fülle von Forschungsergebnissen vorgelegt, die die Wirksamkeit der Methoden belegen. Dies gilt sowohl für die Methoden von Kanfer et al. (1991) als auch für die Vorschläge von Aaron und Judith Beck (1999) sowie die Arbeiten von Ellis (1977). Pennebaker (1990) beschreibt ein *Practicioner-Scientist*-Modell, in dem er Schritt für Schritt die Wirksamkeit der Verfahren mit immer weiter reichenden, auch physiologischen Untersuchungsergebnissen, belegt.

Hennighausen und Mitarbeiter legen 2012 eine Studie zur Wirksamkeit *expressiven Schreibens* (sensu Pennebaker) bei alexithymen Schmerzpatienten im stationären Setting vor. Ebenso finden Horn et al. (2012) gute Ergebnisse zum expressiven Schreiben. Bischkopf (2013) verweist auf Studien, die die Wirksamkeit expressiven Schreibens sensu Pennebaker zwar belegen, aber darauf aufmerksam machen, dass dieses eher bei Patienten mit einem unsicheren Bindungsprofil greift (Lepore & Smith, 2002; Stroebe et al., 2006). In Studien von Gerhards und Giehl (2007), Horn et al. (2007) und Reinhold-Hurley und Kröner-Herwig (2007) ergeben sich gute Effekte des expressiven Schreibens. Kröner-Herwig et al. (2007) berichten in ihrer Metaanalyse zum expressiven Schreiben bei gesundheitlichen Belastungen jedoch von zu geringen Effekten. Somit ist die Datenlage als *nicht* eindeutig genug zu bewerten. Auch wenn dies der Fall ist, legen alle Autoren nahe, dass Verarbeitung von Traumata mittels *expressiven Schreibens* insbesondere bei Personen mit hohem Schamgefühl ein Katalysator sein könnte. Es ist eine Methode, die eine gute Selbststeuerung und ein langsameres sich Öffnen bei Personen ermöglicht, die in ihrer Biografie gelernt haben, dass unangenehme Emotionen vermieden werden müssen. Horn und Mehl (2004) fanden heraus, dass sogenannte „Repressor" besonders von expressivem Schreiben profitieren.

Brakemeier et al. (2012) informieren über Wirksamkeitsnachweise zum *Cognitive Behavioural Analysis System of Psychotherapy (CBASP)*. Aktuelle Studien zur Wirksamkeit des Verfahrens finden sich auch bei Wambach (2012), Hohagen (2012) und Schramm (2012) sowie Brakemeier et al. (2013), die in ihrer Studie Ergebnisse zur Anwendung der CBASP im Internet-Setting vorlegen. In allen Studien wird belegt, dass das spezifische Augenmerk, welches die CBASP auf früh erlernte, interaktionell-problematische Verhaltensweisen legt, die eine chronische Depression zur Folge haben, bei diesem Krankheitsbild hilfreich ist. Die Patienten profitieren durch das Neulernen interaktioneller Fertigkeiten, das von den in der Kindheit geprägten, interaktionellen Verhaltensweisen abgekoppelt oder modifiziert und an das tatsächliche, aktuelle Geschehen adaptiert wird.

Wirksamkeitsnachweise zur *Acceptance- und Commitmenttherapie* (ACT) werden von Eifert (2011) vorgelegt. Betrachtet man lediglich die deutsche Forschungsliteratur zur ACT, so wird deutlich, dass bei allen Techniken (auch bei den um spezifische Aspekte erweiterten Verfahren) gute Wirksamkeitsbelege existieren.

Beutel (2009) gibt einen Überblick über Studien zu *emotional-aktivierenden Verfahren* und deren Techniken, die z.B. auch in Kapitel 3 beschrieben wurden. Beutel geht dabei auch auf die Effektivität der Techniken, die neurobiologischen Wirkmechanismen sowie die Notwendigkeit ein, implizite Erinnerungen in der Therapie zu aktualisieren (egal mit welchem Verfahren), um eine Verarbeitung problematischer Erfahrungen zu ermöglichen.

*Gedächtnispsychologische Forschungsergebnisse.* Das gedächtnispsychologische Modell, mit dem die Grundlagen für Lebensrückblickarbeiten gelegt wurden, stammt von Cappeliez et al. (2005, S. 296). In diesem Modell sind die drei Hauptfunktionen des Gedächtnisses schematisch abgebildet (vgl. Abbildung 27).

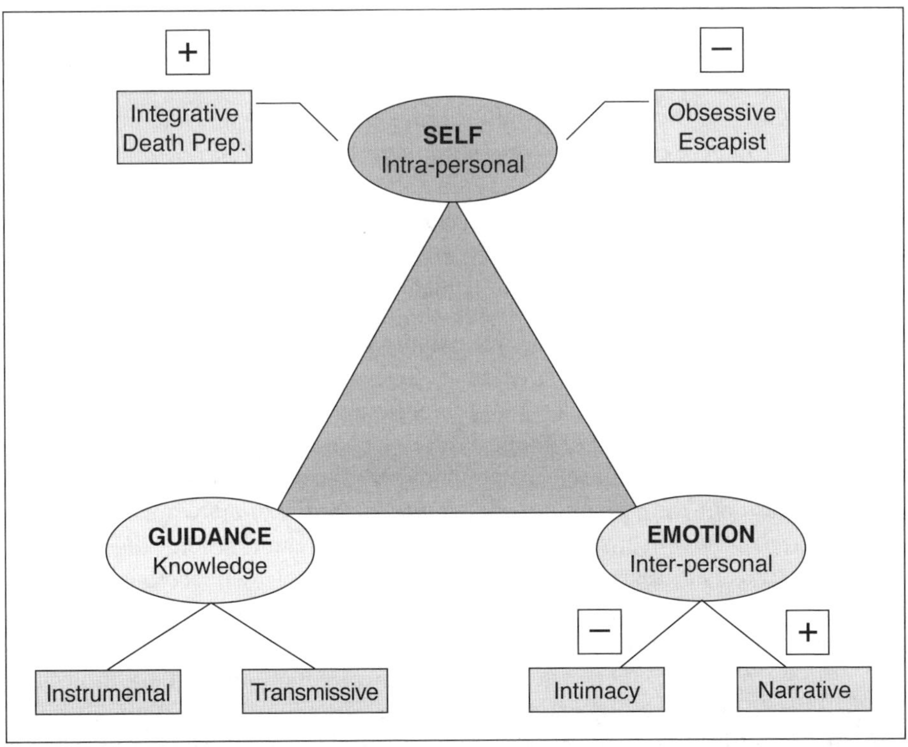


**Abbildung 27:** Gedächtnispsychologisches Modell zur Funktion von Erinnerung (Cappeliez et al., 2005, S. 296)

Nach dem Modell von Cappeliez et al. (2005) hat das Gedächtnis einerseits eine intrapersonelle Funktion *(self-function)*. In *positiver* Hinsicht fördert das Gedächtnis die Zusammenhänge, Bedeutung und Kontinuität des eigenen Seins *(Integrative Death Preparation)*. In *negativer* Hinsicht kann das Gedächtnis aber auch bewirken, dass die Patienten nicht fähig sind, sich von zwanghaften negativen Vergangenheitserfahrungen freizumachen *(Obsessive Escapist)*. Das Gedächtnis hat andererseits eine leitende Funktion *(Guidance)*. Dabei ermöglicht das *instrumentelle* Gedächtnis den Rückgriff auf Copingstrategien in problematischen Lebenssituationen, Übergangsphasen und Krisen. Das *transmissive* Gedächtnis beinhaltet eine Fülle von im Leben erfahrener Sachverhalte *(Lessons of life)*.

Die dritte Funktion des Gedächtnisses bezieht sich schließlich auf die *emotionale* Ebene *(Inter-personal Emotion)*, wobei zwischen dem narrativen Gedächtnis und dem Gedächtnis bezüglich Intimitäten und Partnerschaften differenziert wird. Mittels der Lebensrückblickinterventionen wird die *„gute"* Integration positiv besetzter Gedächtnisanteile unterstützt und ermöglicht, verschiedene gute und schlechte Lebenserfahrungen emotional ausgeglichen zu spüren.

Bohlmeijer et al. (2007) belegen die Wirksamkeit der *Lebensrückblickverfahren* in einer Metaanalyse. Die gefundene Gesamt-Effekt-Stärke beträgt 0.54. In ihrer Metaanalyse überprüften sie 122 Interventionsstudien mit älteren Patienten. Aus ihrer Arbeit ist vor allen Dingen das Ergebnis interessant, dass *strukturierte Lebensrückblickinterventionen* in Bezug auf psychische Gesundheit *signifikant bessere Effektstärken* als einfache Formen der Reminiszenzarbeit aufweisen (Strukturierte Lebensrückblickinterventionen: 1.04; einfache Reminiszenzarbeit: 0.40).

Die Intention von Reminszensverfahren ist es, den Teilnehmern Hinweise über ihre Vergangenheit zu geben, die Assoziationen mit angenehmen Ereignissen evozieren und einen Austausch über diese Ereignisse ermöglichen sollen. Im Gegensatz dazu sind Lebensrückblickinterventionen darauf fokussiert, dass eine *systematische Evaluation* aller Ereignisse, Entscheidungen und Berichte zu Statuspassagen und Lebensphasen (sowohl positiv als auch negativ) stattfindet und deren Einfluss auf die Persönlichkeitsentwicklung diskutiert wird. Somit wird das *Kohärenzerleben* (sensu Antonovsky, 1997) und die fundierte *Identitätsbildung* gefördert. Die Bearbeitung und Analyse von allen Lebensereignissen mit den damit verbundenen unterschiedlichen, begleitenden Emotionen ermöglicht eine Förderung des *Selbstwirksamkeitserlebens*. Personen erleben (immer wieder), wie sie sich verschiedensten Ereignissen innerlich und äußerlich gestellt haben. Durch diese Form der Verarbeitung ist es Patienten möglich, Abschied von einer Verbitterung oder einem Hadern mit einzelnen Ereignissen aus der Biografie zu leisten (vgl. auch die Ergebnisse von Cappeliez et al., 2005).

Wirksamkeitsnachweise zur *Integrative Testimonial Therapy (ITT)* und der *narrativen Expositionstherapie (NET)* werden insbesondere in den Arbeiten von Knaevelsrud et al. (2011), Schauer et al. (2006) sowie Kuwert et al. (2012) im deutschen Sprachraum vorgelegt. Zur *Integrative Testimonial Therapy* berichtet Holthoff (2012), die sich mit der stark erhöhten Suizidalität im Alter und der Behandlung dieser Patienten beschäftigt, ermutigende Ergebnisse. Ergänzende Studien zu Opfern von politischer Verfolgung und Folter legen van Dijk et al. (2003) vor. In Bezug auf neuere Entwicklungen im Bereich der internetbasierten Therapien finden Knaevelsrud et al. (2013) erste ermutigende Resultate. Auch die Studie von Dohmann et al. (2012), die Ergebnisse aus kontrollierten Therapiestudien zu traumatisierten Patienten vorlegt, sowie die Ergebnisse von Elbert et al. (2012) bestätigen die Wirksamkeit der narrativen Expositionstherapie (NET).

Die Relevanz sozialer Netzwerke für psychische Gesundheit und deren sich ändernde Bedeutung im Lebenslauf wird in der Arbeit von Wrzus et al. (2012) belegt.

Pinquart und Forstmeier (2012) betonen jedoch, dass es unbedingt noch weiterer differenzierter Studien bedarf, bis eine endgültige Aussage möglich ist, welche Elemente genau und welche Verfahren genau wodurch im klinischen Setting hilfreich sind.

# Literatur


Antonovsky, A. (1997). *Salutogenese. Zur Entmystifizierung der Gesundheit.* Tübingen: dgvt.

Baltes, P.B. & Baltes, M.M. (1989). Optimierung durch Selektion und Kompensation. Ein psychologisches Modell erfolgreichen Alterns. *Zeitschrift für Pädagogik, 35,* 85–105.

Bartlett, F.C. (1932). *Remembering.* New York: Columbia University Press.

Bartlett, F.C. (1958). *Thinking: An experimental and social study.* New York: Basic Books.

Beck, A.T. (1967). *Depression. Clinical, experimental and theoretical aspects.* New York: Harper & Row.

Beck, A.T., Freeman, A., Pretzer, J., Davis, D.D., Fleming, B., Ottaviani, R., Beck, J., Simon, K.M., Padesky, C., Meyer, J. & Trexler, L. (1995). *Kognitive Therapie der Persönlichkeitsstörungen* (3. Aufl.). Weinheim: Beltz Psychologie Verlags Union.

Beck, A.T., Rush, A.J., Shaw, B.F. & Emery, G. (1986). *Kognitive Therapie der Depression* (2. Aufl.). München: Urban & Schwarzenberg.

Beck, J. (1999). *Praxis der Kognitiven Therapie.* Weinheim: Beltz Psychologie Verlags Union.

Benn, G. (1954). *Altern als Problem für Künstler.* Berlin: Alexander.

Berne, E. (1961). *Transaktionsanalyse in der Psychotherapie.* New York: Groove Press.

Berne, E. (1964). *Games People Play.* New York: Grove Press.

Berne, E. (1967). *Spiele der Erwachsenen. Psychologie der menschlichen Beziehungen.* Reinbek bei Hamburg: Rowohlt Taschenbuch.

Berne, E. (1983). *Was sagen Sie, nachdem Sie „Guten Tag" gesagt haben? Psychologie des menschlichen Verhaltens.* Frankfurt: Fischer TB.

Bernstein, D.P. & Fink, L. (1998). *Childhood Trauma Questionnaire: A retrospective selfreport questionnaire and manual.* San Antonio, TX: The Psychological Corporation.

Bernstein, D.B., Stein, J.A., Newcomb, M.D., Walker, E., Pogge, D. & Ahlovalia, T. (2003). Development and validation of brief screening version of the childhood trauma questionnaire. *Child Abuse and Neglect, 27,* 169–190. http://doi.org/10.1016/S0145-2134(02)00541-0

Bettelheim, B. (1977). *Kinder brauchen Märchen* (2. Aufl.). München: Deutsche Verlags-Anstalt.

Bettelheim, B. (1982). *Erziehung zum Überleben. Zur Psychologie der Extremsituation.* München: dtv.

Beutel, M.E. (2009). Vom Nutzen der bisherigen neurobiologischen Forschung für die Praxis der Psychotherapie. *Psychotherapeutenjournal, 4,* 384–392.

Bischkopf, J. (2013). *Emotionsfokussierte Therapie. Grundlagen, Praxis, Wirksamkeit.* Göttingen: Hogrefe.

Black, C. (2011). *Structured live review.* Retrieved September 08, 2014, from http://www.nacc.org/docs/conference/2010materials/Structure%20Life%20Review%20(teaching%20Outline)%20by%20Carla%20Black.pdf

Bobbio, N. (2004). *Vom Alter – De senectute.* Berlin: Verlag Klaus Wagenbach.

Bohlmeijer, E., Roemer, M., Cuijpers, P. & Smith, F. (2007). The effects of reminiscence on psychological well-being in older adults. A meta-analysis. *Aging & Mental Health, 11* (3), 291–300. http://doi.org/10.1080/13607860600963547

Brakemeier, E.-L., Engel, V., Berg, S., Hautzinger, M. & Normann, C. (2012, November). *Behandlung der chronischen Depression: CBASP in der Praxis.* Weiterbildungssymposium auf dem DGPPN Kongress, Berlin.

Brakemeier, E.-L., Marchner, J., Gutgsell, S., Engel, V., Radtke, M., Tuschen-Caffier, B. et al. (2013). CBASP@home. Ein internetbasiertes Situationsanalysen-Training zur Stabilisierung des Therapieerfolgs nach stationärer Therapie für chronisch depressive Patienten. *Verhaltenstherapie, 23,* 190–203.

Brakemeier, E.-L., Schramm, E. & Hautzinger, M. (2012). *Chronische Depression.* Göttingen: Hogrefe.

Bruch, M. & Hoffmann, N. (1996). *Selbsterfahrung in der Verhaltenstherapie?* Berlin: Springer.

Bühler, C. (1933). *Der menschliche Lebenslauf als psychologisches Problem.* Leipzig: Hirzel.

Butler, R. N. (1963). The life review. An interpretation of reminiscence in the aged. *Psychiatry, 26,* 65–76.

Butler, R. N. (1974). Successful aging and the role of the life review. *Journal of the American Geriatrics Society, 22,* 529–535.

Cappeliez, P., O'Rourke, N. & Chaudhury, H. (2005). Functions of reminiscence and mental health in later life. *Aging & Mental Health, 9* (4), 295–301. http://doi.org/10.1080/136078605001 31427

Carstensen, L. L. (1995). Evidence for a life-span theory of socio-emotional selectivity. *Current Directions in Psychological Science, 4,* 151–156. http://doi.org/10.1111/1467-8721.ep11512261

Caspar, F. (1989). *Beziehungen und Probleme verstehen. Eine Einführung in die psychotherapeutische Plananalyse.* Bern: Verlag Hans Huber.

Chochinov, H. M. (2002). Dignity-conserving care. A new model for palliative care. *Journal of the American Medical Association, 287,* 2253–2260.

Cicero. (2010). *Keine Angst vor dem Älterwerden* (M. Giebel, Übers.). Stuttgart: Reclam.

Coleman, R. M. (1986). *Wide awake at 3.00 a.m.* New York: Freeman.

Dijk, J. A., Schoutrop, M. J. & Spinhoven, P. (2003). Testimony Therapy. Treatment method for traumatized victims of organized violence. *American Journal of Psychotherapy, 57* (3), 361–373.

Dohmann, K., Schauer, M., Ruf-Leuschner, M. & Elbert, T. (2012, November). *Die Wirksamkeit der Narrativen Expositionstherapie (NET) in der Behandlung von Patienten mit Posttraumatischen Belastungsstörungen (PTBS).* Poster präsentiert auf dem DGPPN Kongress, Berlin.

Dreisbach, G. (2008). Wie Stimmungen unser Denken beeinflussen. *Report Psychologie, 33,* 289–298.

Eifert, G. H. (2011). *Akzeptanz- und Commitment-Therapie (ACT).* Göttingen: Hogrefe.

Ekman, P. (2010, 11. März). Die sieben Basisemotionen nach Paul Ekman. *Online Focus.* Zugriff am 09. 09. 2014. Verfügbar unter http://www.focus.de/wissen/mensch/psychologie/gesichtsausdruck-die-sieben-basisemotionen-nach-paul-ekman_did_27752.html

Elbert, T., Hermenau, K., Hecker, T., Weierstall, R. & Schauer, M. (2012). FORNET: Behandlung von traumatisierten und nicht-traumatisierten Gewalttätern mittels Narrativer Expositionstherapie. In J. Endrass, A. Rossegger & B. Borchard (Hrsg.), *Interventionen bei Gewalt- und Sexualstraftätern. Risk-Management, Methoden und Konzepte der forensischen Therapie* (S. 255–276). Berlin: MWV Medizinisch-Wissenschaftliche Verlagsgesellschaft.

Ellis, A. (1977). *Die rationale-emotive Therapie. Das innere Selbstgespräch bei seelischen Problemen und seine Veränderung.* München: Pfeiffer.

Ellis, A. (1982). *Rational-Emotive Therapie in der Praxis.* München: Beltz Psychologie Verlags Union.

Erikson, E. H. (1957). *Kindheit und Gesellschaft.* Stuttgart: Klett-Cotta.

Fahrenberg, J., Myrtek, M., Schumacher, J. & Brähler, E. (2000). *Fragebogen zu Lebenszufriedenheit (FLZ).* Göttingen: Hogrefe.

Ferguson, C. J. (2010). A meta-analysis of normal and disordered personality across the life span. *Journal of Personality and Social Psychology, 98* (4), 659–667. http://doi.org/10.1037/a00187 70

Ferring, D. & Albert, I. (2011). Korrelate intergenerationaler familiärer Unterstützung im Erwachsenenalter. *Verhaltensmedizin, 21* (1), 14–15.

Ferring, D., Boll, T. & Leist, A. (2011). Problematische Verhaltensweisen von pflegebedürftigen alten Menschen aus der Sicht von pflegenden Angehörigen. Eine clusteranalytische Studie. *Verhaltenstherapie, 21* (1), 14.

Ferring, D., Leist, A. & Kaiser-Hylla, C. (2011). Subjektive Ressourcen und Defizite in der Pflege des Ehepartners mit Demenz. *Verhaltensmedizin, 21* (1), 14.

Fiedler, P. (1979). Diagnostische und therapeutische Verwertbarkeit kognitiver Verhaltensanteile. In N. Hoffmann (Hrsg.), *Grundlagen kognitiver Therapie. Theoretische Modelle und praktische Anwendung* (S. 205–251). Bern: Huber.

Fiedler, P. (1998). Biographie in der Verhaltenstherapie. In A. Jütermann (Hrsg.), *Biographische Methoden in den Humanwissenschaften* (S. 367–382). Weinheim: Beltz Psychologie Verlags Union.

Fiedler, P. (2002). *Dissoziative Störungen*. Göttingen: Hogrefe.

Frank, R. (2011). *Therapieziel Wohlbefinden*. Heidelberg: Springer. http://doi.org/10.1007/978-3-642-13760-0

Frevert, U. (2014). *Forschungsbereich Geschichte der Gefühle* [Informationsblatt des Forschungsbereichs]. Berlin: Max-Planck-Institut für Bildungsforschung. Zugriff am 09.09.2014. Verfügbar unter https://www.mpib-berlin.mpg.de/sites/default/files/media/pdf/28/hoe_flyer_dt_140407.pdf

Fydrich, T., Sommer, G. & Brähler, E. (2007). *Fragebogen zur Sozialen Unterstützung (F-SozU)*. Göttingen: Hogrefe.

Gerhards, F. & Giehl, A. (2007). Expressives Schreiben während Strahlentherapie bei Patientinnen mit Mamma-Karzinom. *Verhaltenstherapie, 17* (1), 17.

Göckenjan, G. (2000). *Das Alter würdigen. Altersbilder und Bedeutungswandel des Alters*. Frankfurt/Main: Suhrkamp.

Gottschall, J. (2014). *L'istinto di narrare*. Torino, IT: Bollati Boringhieri.

Goulding, M. & Goulding, R. (1981). *Neuentscheidung. Ein Modell der Psychotherapie*. Stuttgart: Klett-Cotta.

Grawe, K. (1998). *Psychologische Therapie*. Göttingen: Hogrefe.

Grawe, K. & Caspar, F. (1984). Die Plananalyse als Konzept und Instrument für die Psychotherapieforschung. In U. Baumann (Hrsg.), *Psychotherapie. Makro- und Mikroperspektiven* (S. 177–197). Göttingen: Hogrefe.

Grawe, K., Donati, R. & Bernauer, F. (1994). *Psychotherapie im Wandel – von der Konfession zur Profession*. Göttingen: Hogrefe.

Greenberg, L. S. & Paivio, S. C. (1997). *Working with emotions in psychotherapy*. New York: Guilford Press.

Haight, B. & Haight, B. (2007). *The handbook of structured life review*. Baltimore, MD: Health Professions Press.

Haight, B. & Webster, J. (1995). *The art and science of reminiscing: theory, research, methods and applications*. Washington, DC: Taylor & Francis.

Hayes, S. C., Strosahl, K. D. & Wilson, K. G. (1999). *Acceptance and Commitment Therapy. An experiential approach to behavior change*. New York: Guildford Press.

Hennighausen, A. E., Bock, B. K. & Schilling, G. (2012, November). *Wirkt Expressives Schreiben bei alexithymen Schmerzpatienten?* Poster präsentiert auf dem DGPPN Kongress, Berlin.

Hohagen, F. (2012, November). *Aktuelle Entwicklungen in der Psychotherapie chronischer Depression nach dem CBASP-Konzept*. Symposium auf dem DGPPN Kongress, Berlin.

Holmes, T. H. & Rahe, T. H. (1967). The Social Readjustment Rating Scale. *Journal of Psychosomatic Research, 11* (2), 213–218. http://doi.org/10.1016/0022-3999(67)90010-4

Holthoff, V. (2012, November). *Psychotherapie des alten Menschen.* Hauptsymposium auf dem DGPPN Kongress, Berlin.

Horn, A. B., Kneisler, L., Schuster, H., Perrez, M., Traue, H. C. & Müller, J. (2007). Expressives Schreiben in der psychosomatischen Rehabilitation: Krankheitskonzept und Gedankenunterdrückung. *Verhaltenstherapie, 17* (1), 17.

Horn, A. B. & Mehl, M. R. (2004). Expressives Schreiben als Copingtechnik. Ein Überblick über den Stand der Forschung. *Verhaltenstherapie, 14,* 274–283. http://doi.org/10.1159/000082837

Horn, A. B., Mehl, M. R. & Deters, F. (2011). Expressives Schreiben und Immunaktivität – gesundheitsfördernde Aspekte der Selbstöffnung. In C. Schubert (Hrsg.), *Psychoneuroimmunologie und Psychotherapie* (S. 208–210, 224). Stuttgart: Schattauer.

Horn, A. B., Mehl, M. R. & Deters, F. (2012). Expressives Schreiben und Immunaktivität – gesundheitsfördernde Aspekte der Selbstöffnung. *Zeitschrift für Psychosomatische MS-Forschung, 22,* 208–214.

Isele, D., Ruf-Leuschner, M., Schauer, M. & Elbert, T. (2012, November). *MACE: die detaillierte Erfassung belastender Kindheitserfahrungen, Diagnostik und Klassifikation.* Poster präsentiert auf dem DGPPN Kongress 2012, Berlin.

Jack, M. (2007). *Fragebogen zur Erfassung von Ressourcen und Selbstmanagementfähigkeiten (FERUS).* Göttingen: Hogrefe.

Jaspers, K. (1971). *Einführung in die Philosophie.* München: Piper.

Kahn, L. R. & Antonucci, T. C. (1980). Convoys over life curves: attachments, roles and social support. In P. Baltes & O. Priem (Eds.), *Life-span development and behavior* (pp. 235–258). San Diego, CA: Academic Press.

Kanfer, F. H., Reinecker, H. & Schmelzer, D. (1991). *Selbstmanagement-Therapie. Ein Lehrbuch für die klinische Praxis.* Berlin: Springer. http://doi.org/10.1007/978-3-662-09850-9

Kern, M. L. & Friedman, H. S. (2008). Do conscientious individuals live longer? A quantitative review. *Health Psychology, 27,* 505–512. http://doi.org/10.1037/0278-6133.27.5.505

Klerman, G. L., Weissman, M. M., Rounsaville, B. J. & Chevron, E. S. (1984). *Interpersonal psychotherapy of depression.* New York: Basic Books Inc. Publishers.

Knaevelsrud, C. (2013). *Leitlinie Posttraumatische Belastungsstörungen. Gute Praxis psychotherapeutischer Versorgung: „Posttraumatische Belastungsstörungen und andere Traumafolgestörungen"*, Handout zum Vortrag am 05. 06. 2013, Bundespsychotherapeutenkammer, Berlin.

Knaevelsrud, C., Böttche, M. & Kuwert, P. (2011). Integrative Testimonial Therapie (ITT). Eine biographisch-narrative Schreibtherapie zur Behandlung von posttraumatischen Belastungsstörungen bei ehemaligen Kriegskindern des Zweiten Weltkrieges. *Psychotherapie im Alter, 1* (8), 27–41.

Koelbel, H. (1998). *Im Schreiben zu Haus.* München: Knesebeck.

Kröner-Herwig, B., Mogk, C. & Otte, S. (2007). Gesundheitliche Folgen des Expressiven Schreibens. *Verhaltenstherapie, 17* (1), 18.

Kuhlmann, A. (2011). *An den Grenzen unserer Lebensform. Texte zur Bioethik und Anthropologie.* Frankfurt/Main: Campus.

Kurz, A., Cramer, B., Egert, S., Frölich, L., Gertz, H. J., Knorr, C. et al. (2008). Neuropsychologisch fundierte kognitive Verhaltenstherapie für Patienten mit Alzheimer-Krankheit im Frühstadium. Die KORDIAL-Studie. *Zeitschrift für Gerontopsychologie und -psychiatrie, 21,* 157–161.

Kuwert, P., Böttche, M., Freyberger, H., Renneberg, B. & Knaevelsrud, C. (2012, November). *Psychotraumatologische Behandlung im Alter am Beispiel der Integrative Testimonial Therapy (ITT).* Hauptsymposium auf dem DGPPN Kongress, Berlin.

Kuwert, P. & Knaevelsrud, C. (2010). *Integrative Testimonial Therapy (ITT). Praktisches Vorgehen,* Seminar G12 „Lebensrückblicks-Therapie – seelische Auffrischung und potentes antidepressives Mittel", 60. Lindauer Psychotherapiewochen.

Lazarus, A. (1993). *Innenbilder. Imagination in der Therapie und als Selbsthilfe*. München: Pfeiffer.

Lazarus, R. S. & Folkman, S. (1984). *Stress, appraisal and coping*. New York: Springer.

Lepore, S. J. & Smith, J. M. (2002). *The writing cure: how expressive writing promotes health and emotional well-being*. Washington, DC: American Psychological Association.

Lommatzsch, E. (2014). *Fragmentierung oder glatte Linien? Biographie und biographische Selbstwahrnehmung im 20. Jahrhundert.* Tagung am 25. 04. 2014, Mannheim. Zugriff am 09. 09. 2014. Verfügbar unter http://hsozkult.geschichte.hu-berlin.de/index.asp?pn=tagungsberichte&view=pdf&id=5453

Macht, M. & Ellgring, H. (2003). *Psychologische Interventionen bei der Parkinsonerkrankung. Ein Behandlungsmanual*. Stuttgart: Kohlhammer.

Maercker, A. (2002). *Alterspsychotherapie und klinische Gerontopsychologie*. Berlin: Springer. http://doi.org/10.1007/978-3-642-56025-5

Maercker, A. & Forstmeier, S. (2013). *Der Lebensrückblick in Therapie und Beratung*. Berlin: Springer. http://doi.org/10.1007/978-3-642-28199-0

Maercker, A. & Zöllner, T. (2002). Life-Review-Therapie als spezifische Form der Behandlung Posttraumatischer Belastungsstörungen im Alter. *Verhaltenstherapie und Verhaltensmedizin, 23,* 213–226.

Maslow, A. H. (1943). A theory of human motivation. *Psychological Review, 50,* 370–396. http://doi.org/10.1037/h0054346

McCullough, J. P. (2000). *Treatment for chronic depression. Cognitive behavioral analysis system of psychotherapy*. New York: Guildford Press.

Meichenbaum, D. (1999). Behandlung von Patienten mit posttraumatischen Belastungsstörungen. Ein konstruktiv-narrativer Ansatz. *Verhaltenstherapie, 9,* 186–189. http://doi.org/10.1159/000030699

Meichenbaum, D. & Jaremko, M. (1983). *Stress reduction and prevention*. New York: Plenum.

Nawratil, G. & Rabaioli-Fischer, B. (2010). *Sozialpsychologie leicht gemacht. Einführung und Examenshilfe* (6., vollst. überarb. Aufl.). Berlin: Ewald von Kleist.

Newman, C. F., Layden, C. & Byres, S. (1991, Juni). *Cognitive therapy of borderline personality disorder.* Workshop presented at the 21st annual Conference of the European Association for Behavior therapy, Oslo.

Oerter, R. & Dreher, E. (1995) Jugendalter. In R. Oerter & L. Montada (Hrsg.), *Entwicklungspsychologie. Ein Lehrbuch* (S. 310–395). Weinheim: Beltz/PVU.

Pennebaker, J. W. (1990). *Opening up. The healing power of expressing emotions*. New York: Guildford Press.

Pennebaker, J. W., Mayne, T. J. & Francis, M. E. (1997). Linguistic predictors of adaptive bereavement. *Journal of Personality and Social Psychology, 72,* 863–871. http://doi.org/10.1037/0022-3514.72.4.863

Pennebaker, J. W. & Susman, J. R. (2013). *Childhood Trauma Questionnaire. Measurement Instrument. Database for the Social Science.* Retrieved September 09, 2014, from www.midss.ie

Petermann, U. & Petermann, F. (1984). *Training mit aggressiven Kindern* (2., vollst. überarb. Aufl.). München: Urban und Schwarzenberg.

Piaget, J. (1926). *The language and thought of the child.* New York: Harcourt, Brace.

Piaget, J. (1981). *Das Weltbild des Kindes*. Stuttgart: Klett-Cotta.

Pinquart, M. & Forstmeier, S. (2012). Effects of reminiscence interventions on psychosocial outcomes. A meta analysis. *Aging and Mental Health, 16* (5), 541–558. http://doi.org/10.1080/13607863.2011.651434

Pitschel-Walz, G., Bäuml, J. & Kissling, W. (2003). *Psychoedukation bei Depressionen. Manual zur Leitung von Patienten- und Angehörigengruppen*. München: Urban & Fischer.

Pöppel, E. & Wagner, B. (2012). *Je älter desto besser. Überraschende Erkenntnisse aus der Hirnforschung*. München: Goldmann.

Rabaioli-Fischer, B. (2001). Gefühle aus der Kindheit entdecken. In S. K. D. Sulz & G. Lenz (Hrsg.), *Von der Kognition zur Emotion* (S. 217–248). München: CIP-Medien.

Rabaioli-Fischer, B. (2006). *Frühe Gefühle. Die Bearbeitung der Lebensgeschichte in der Therapie. Transaktionale Verhaltenstherapie*. Lengerich: Pabst.

Rabaioli-Fischer, B. (2008). *Ambulante Psychotherapie mit Älteren*. Lengerich: Pabst.

Rabaioli-Fischer, B. & Kraemer, S. (Hrsg.). (2002). *Von Fall zu Fall. Antragstellung und Falldokumentation in der kognitiven Verhaltenstherapie.* Lengerich: Pabst.

Reinhold-Hurley, B. & Kröner-Herwig, B. (2007). Expressives Schreiben im Jugendstrafvollzug. *Verhaltenstherapie, 17* (1), 18.

Rettig, D. (2012). *Soziale Netzwerke – Höheres Alter, weniger Freunde.* Zugriff am 09.09.2014. Verfügbar unter http://www.alltagsforschung.de/soziale-netzwerke-hoheres-alter-weniger-freunde/

Riso, L. P., Miyatake, R. K. & Thase, M. E. (2002). The search for determinants of chronic depression: a systematic review of six factors. *Journal of Affective Disorders, 70,* 103–115. http://doi.org/10.1016/S0165-0327(01)00376-7

Rodewald, F. (2005). *Deutsche Bearbeitung des Childhood Trauma Questionnaire: Testbeschreibung und Auswertung.* Unveröffentlichtes Manuskript, Medizinische Hochschule Hannover.

Rybarczyk, B. D. & Auerbach, S. M. (1990). Reminiscence interviews as stress management interventions in older patients undergoing surgery. *Gerontologist, 30,* 522–528. http://doi.org/10.1093/geront/30.4.522

Rybarczyk, B., Shamaskin, A. & Bellg, A. (2013). Lebensrückblick zur Wohlbefindenssteigerung. Tools zur Stressreduktion und Selbstwirksamkeitssteigerung. In A. Maercker & S. Forstmeier (Hrsg.), *Der Lebensrückblick in Therapie und Beratung* (S. 76–84). Berlin, Heidelberg: Springer.

Schachter, S. (1982). Recidivism and the self-cure of smoking and obesity. *American Psychologist, 37,* 436–444. http://doi.org/10.1037/0003-066X.37.4.436

Schauer, M., Elbert, T., Gotthard, S., Rockstroh, B., Odenwald, M. & Neuner, F. (2006). Wiedererfahrung durch Psychotherapie modifiziert Geist und Gehirn. *Verhaltenstherapie, 16,* 96–103. http://doi.org/10.1159/000093195

Schmidt-Denter, U. (2005). *Soziale Beziehungen im Lebenslauf.* Weinheim: Beltz Psychologie Verlags Union.

Schmidt-Traub, S. (2011). *Angststörungen im Alter*. Göttingen: Hogrefe.

Schnell, T. & Becker, P. (2007). *Fragebogen zu Lebensbedeutung und Lebenssinn (LEBE).* Göttingen: Hogrefe.

Schramm, E. (Hrsg.). (1998). *Interpersonelle Psychotherapie bei Depressionen und anderen psychischen Störungen* (2. Aufl.). Stuttgart: Schattauer.

Schramm, E. (2012, November). *Ambulante CBASP-Behandlung.* Symposium auf dem DGPPN Kongress, Berlin.

Schütz, A. & Sellin, I. (2006). *Multidimensionale Selbstwertskala (MSWS).* Göttingen: Hogrefe.

Schwartz, G. E. & Kline, J. (1995). Repression, emotional disclosure, and health. Theoretical, empirical, and clinical considerations. In J. W. Pennebaker (Ed.), *Emotion, disclosure and health* (pp. 177–194). Washington, DC: American Psychological Association.

Segal, Z. V., Williams, J. M. G. & Teasdale, J. D. (2008). *Die Achtsamkeitsbasierte Kognitive Therapie der Depression. Ein neuer Ansatz zur Rückfallprävention.* Tübingen: dgvt.

Seligman, M. (1986). *Erlernte Hilflosigkeit* (3. Aufl.). Weinheim: Beltz Psychologie Verlags Union.

Seligman, M. (2004). Authentic happiness. Using the new positive psychology to realize your potential for lasting fulfillment. In P. Zimbardo & J. Boyd (Eds.), *The time paradox. The new psychology of time that will change your life* (pp. 85–86). New York: Free Press.

Seneca. (1991). *Von der Ruhe der Seele und andere Essays* (G. Fink, Übers.). Zürich: dtv/Artemis.

Smith, K. L., Crete-Nishihata, M., Damianakis, T., Baecker, R. M. & Marziali, E. (2009). Multimedia biographies. A reminiscence and social stimulus tool for persons with cognitive impairment. *Journal of Technology in Human Services, 27,* 287–306.

Smucker, M. R., Dancu, C. V., Foa, E. B. & Niederee, J. (1995). Imagery rescripting. A new treatment for survivors of childhood sexual abuse suffering from posttraumatic stress. *Journal of Cognitive Psychotherapy: An International Quarterly, 9* (1), 3–17.

Strauß, B. (1980). *Die Widmung. Eine Erzählung*. München: dtv.

Stroebe, M., Schut, H. & Stroebe, W. (2006). Who benefits from disclosure? Exploration of attachment style differences in the effects of expressing emotions. *Clinical Psychology Review, 26,* 66–85. http://doi.org/10.1016/j.cpr.2005.06.009

Vogel, A. & Rabaioli-Fischer, B. (2011, Dezember). *Die Freudenbiografie.* Vortrag am IFT (Institut für Therapieforschung), Verhaltenstherapietage, Freiburg.

Vopel, K. W. (2006). *Expressives Schreiben. Ein Programm zur seelischen Immunisierung.* Salzhausen: Iskopress.

Wagner-Link, A. (1997). *Frauen zeigen Profil.* Renningen-Malsheim: Expert.

Wambach, K. (2012, November). *Was wirkt in der CBASP-Behandlung?* Symposium auf dem DGPPN Kongress, Berlin.

Watt, L. M. & Cappeliez, P. (2000). Integrative and instrumental reminiscence therapies for depression in older adults: intervention strategies and treatment effectiveness. *Aging & Mental Health, 4* (2), 166–177. http://doi.org/10.1080/13607860050008691

Werheid, K. & Thöne-Otto, A. (2010). *Alzheimer-Krankheit. Ein neuropsychologisch-verhaltenstherapeutisches Manual.* Weinheim: Beltz Psychologie Verlags Union.

Wingenfeld, K., Spitzer, C., Mensebach, C., Grabe, H. J., Hill, A., Gast, O. et al. (2010). Deutsche Version des Childhood Trauma Questionnaire (CTQ). Erste Befunde zu den psychometrischen Kennwerten. *Psychotherapie, Psychosomatik und medizinische Psychologie, 60,* 442–450.

Wrzus, C., Hänel, M., Wagner, J. & Neyer, F. J. (2012). Social network changes and life events across the lifespan. A meta-analysis. *Psychological Bulletin, 139* (1), 53–80.

Young, J. E., Klosko, J. S. & Weishaar, M. E. (2008). *Schematherapie. Ein praxisorientiertes Handbuch.* Paderborn: Junfermann.

Zarbock, G. (1994). Emotional-imaginative Umstrukturierung traumatischer Episoden. *Verhaltenstherapie, 4,* 122–129. http://doi.org/10.1159/000258843

Zarbock, G. (2008). *Praxisbuch Verhaltenstherapie. Grundlagen und Anwendungen biographisch-systemischer Verhaltenstherapie.* Lengerich: Pabst.

Zimbardo, P. & Boyd, J. (2008). *The time paradox. The new psychology of time that will change your life.* New York: Free Press.

# Anhang

| Leitfaden zum Wiedererleben traumatischer Szenen („Imagery Rescripting and Reprocessing“ in Anlehnung an Smucker et al., 1995) | |
|---|---|
| **Auswertung der Vorbehandlung** | • Informationssammlung<br>• Durchführung eines Klinischen Interviews (Treffen diagnostischen Kriterien der Posttraumatischen Belastungsstörung zu?) |
| **Sitzung 1** | • Beschreibung des therapeutischen Vorgehens<br>• Wiederdurchleben des traumatischen Erlebnisses (belastende Bilder und assoziierte Emotionen des Traumas) in der Vorstellung<br>• Inneres Bewältigungsbild entwickeln: Vergegenwärtigung des traumatischen Erlebnisses, um Bewältigungsstrategien einzuschließen, in denen sich die Patientin ihr heutiges, erwachsenes Selbst vorstellt, wie sie das Kind rettet und das Verbrechen verhindert (Entmachtung des Täters)<br>• Unterstützendes Erwachsenen-Eltern-Ich-Bild entwickeln (Beruhigung, Tröstung und Versöhnung)<br>• Hausaufgabe aufgeben |
| **Sitzung 2** | • Hausaufgabe besprechen<br>• Wiederdurchleben des traumatischen Erlebnisses<br>• Inneres Bewältigungsbild entwickeln<br>• Unterstützendes Erwachsenen-Eltern-Ich-Bild entwickeln<br>• Rational erklären<br>• Hausaufgabe aufgeben |
| **Sitzung 3 und 4** | • Schriftliche Aufgabe besprechen<br>• Wiederdurchleben des traumatischen Erlebnisses<br>• Inneres Bewältigungsbild entwickeln (ggfs. unter Einschluss neuer Informationen aus der schriftlichen Aufgabe)<br>• Unterstützendes Erwachsenen-Eltern-Ich-Bild entwickeln<br>• Hausaufgabe aufgeben |

| | |
|---|---|
| **Sitzung 5 und 6** | • Schriftliche Aufgabe besprechen<br>• Im Dialog von der unterstützenden Erwachsenen-Ebene zur Kind-Ebene wechseln<br>• Unterstützendes Erwachsenen-Eltern-Ich-Bild entwickeln<br>• Hausaufgabe aufgeben |
| **Sitzung 7** | • Schriftliche Aufgabe besprechen<br>• Im Dialog von der unterstützenden Erwachsenen-Ebene zur Kind-Ebene wechseln<br>• Unterstützendes Erwachsenen-Eltern-Ich-Bild entwickeln und Diskussion der noch notwendigen Themen<br>• Hausaufgabe aufgeben |
| **Sitzung 8** | • Schriftliche Aufgabe besprechen<br>• Im Dialog wechseln von der Erwachsenen-Ebene zur Kind-Ebene<br>• Unterstützendes Erwachsenen-Eltern-Ich-Bild entwickeln<br>• Nochmaliges Besprechen der abschließenden Themen |

**Beobachtungsbogen 1 (in Anlehnung an Newman et al., 1991)**

Situation: ______________________________

______________________________

Gefühle:

1. Gefühl = ______________________________

2. Gefühl = ______________________________

3. Gefühl = ______________________________

Automatische Gedanken: ______________________________

Bilder: ______________________________

Wahrnehmungen: ______________________________

Erinnerungen: ______________________________

______________________________

______________________________

**Beobachtungsbogen 2 (in Anlehnung an Newman et al., 1991)**

Situation: ____________________________________________

____________________________________________

Automatischer Gedanke: ______________________________

Gefühl: ______________________________________________

Wann haben Sie dieses Gefühl das erste Mal gehabt und wann diesen Gedanken?

____________________________________________

Was bedeutet dieser Gedanke für Sie?

____________________________________________

Wie beeinflusst dieser Gedanke Ihr Verhalten?

____________________________________________

Wie denken Sie über sich selbst, wenn Sie diesen Gedanken haben oder ihm entsprechend handeln?

____________________________________________

Notieren Sie weitere Situationen, in denen dieser Gedanke auftaucht oder Verhaltensweisen auftauchen, die von diesem Gedanken beeinflusst sind (z. B., indem Ihre Gefühle, Ihre Fähigkeit zu kommunizieren, Ihre Beziehungen und Ihr Gefühl von Selbstkontrolle beeinflusst wird):

____________________________________________

____________________________________________

____________________________________________

<table>
<tr><th colspan="2">Fragen für das Lebensrückblickinterview<br>nach Rybarczyk und Auerbach[1]</th></tr>
<tr><td>Kindheits-<br>jahre</td><td>Der Anfang:<br>a) Was ist Ihre früheste Kindheitserinnerung?<br>b) Wo sind Sie geboren?<br>c) Sind Sie in der Stadt oder auf dem Land aufgewachsen?<br>d) Wie viele Geschwister haben Sie?<br>e) Wie waren Sie als kleines Kind?<br><br>Das Leben zu Hause:<br>a) Beschreiben Sie mir bitte die Nachbarschaft, in der Sie aufgewachsen sind.<br>b) Wie war das Haus, in dem Sie aufgewachsen sind?<br>c) Erzählen Sie mir von Ihrem ersten besten Freund/Ihrer ersten besten Freundin.<br>d) Haben Sie jemals alle zusammen zu Abend gegessen? Wie war das Abendessen?<br>e) An welches Familienrezept erinnern Sie sich am besten?<br>f) An welche Geburtstage oder Urlaube erinnern Sie sich gerne?<br>g) Hatte Ihre Familie ein Auto?<br>h) Spielte Religion für Sie und Ihre Familie eine wichtige Rolle?<br><br>Eltern und andere Erwachsene:<br>a) Wie waren Ihre Eltern, als Sie ein Kind waren?<br>b) Waren Ihre Eltern Einwanderer? Erzählten Sie Ihnen Geschichten über ihre „alte“ Heimat?<br>c) Gab es außer Ihren Eltern erwachsene Personen, die damals für Sie eine wichtige Rolle spielten? Zu wem schauten Sie auf? Vielleicht eine Tante, ein Onkel oder ein Lehrer?<br><br>Interessen und Hobbys:<br>a) Welche Spiele oder Spielzeuge mochten Sie als Kind besonders gerne?<br>b) Wie war das alltägliche Leben rund um Ihr Elternhaus?</td></tr>
</table>

1 © Rybarczyk und Auerbach (1990); © dt. Version aus Rybarczyk et al. (2013, S. 81–82). Abdruck erfolgt mit freundlicher Genehmigung von Springer Science+Business Media.

| | |
|---|---|
| **Kindheits-jahre** | c) Wer waren Ihre Heldinnen und Helden in Geschichten?<br>d) Haben Sie irgendetwas gesammelt? Briefmarken? Münzen? Muscheln?<br>e) Haben Sie ein Musikinstrument gespielt?<br>f) Mit welcher Sportmannschaft fieberten Sie mit? Hatten Sie einen Lieblingsspieler?<br>g) Hatten Sie eine Leidenschaft für Bastel-, Hand- oder Gartenarbeiten?<br><br>*Leben auf dem Land:*<br>a) Was für eine Art von Bauernhof hatte Ihre Familie?<br>b) Hatten Sie Tiere?<br>c) Was für Arbeiten hatten Sie zu verrichten?<br>d) Was war Ihre Lieblingsjahreszeit und weshalb?<br><br>*Leben in der Stadt:*<br>a) Was mochten Sie daran, in der Stadt aufzuwachsen?<br>b) Sind Sie mit der Straßenbahn gefahren?<br>c) Gab es ein besonderes Lebensmittelgeschäft oder eine Metzgerei?<br>d) Wuchsen Sie in einer international durchmischten Nachbarschaft auf? |
| **Jugend-jahre** | *Schule:*<br>a) Wie weit war es für Sie zur Schule?<br>b) Was waren Ihre Lieblingsfächer in der Schule und weshalb?<br>c) Wie kamen Sie morgens zur Schule?<br>d) Können Sie mir etwas über die Klasse oder die Lehrer erzählen, an die Sie sich am besten erinnern?<br>e) Haben Sie während Ihrer Jugendjahre ein Talent an sich entdeckt?<br>f) Gab es Sportarten, die für Sie besonders wichtig waren?<br><br>*Freunde:*<br>a) Mit wem waren Sie als Jugendliche(r) unterwegs? Gab es einen engen Freundeskreis?<br>b) Was waren das für Leute?<br>c) Wo vertrieben Sie und Ihre Freunde sich die Zeit? |

| | |
|---|---|
| **Jugend-jahre** | *Abenteuer:*<br>a) Was für Träume und Ambitionen hatten Sie für Ihr Leben?<br>b) Was war das erste Auto, das Sie besaßen?<br>c) Wie sah Ihre erste Reise aus?<br>d) Gibt es eine Zugfahrt oder einen Flug, die oder der Ihnen besonders in Erinnerung geblieben ist?<br>e) Welche Länder und/oder Gegenden haben Sie bereist? |
| **Junges Erwach-senenalter** | *Heirat:*<br>a) Sind Sie verheiratet?<br>b) Wer von Ihnen hat den Heiratsantrag gemacht und wie sah dieser aus?<br>c) Können Sie mir Ihre Hochzeit beschreiben?<br>d) Können Sie mir Ihre erste Wohnung beschreiben?<br><br>*Universität/erste Stelle:*<br>a) Was war Ihre erste Anstellung?<br>b) Haben Sie eine Universität besucht? Wie haben Sie sie ausgesucht?<br>c) Erinnern Sie sich an irgendwelche Studentenstreiche?<br>d) Was ist Ihre Lieblingserinnerung im Bezug auf die Universität?<br><br>*Meilensteine:*<br>a) Lebten Sie alleine, bevor Sie geheiratet haben?<br>b) Haben Sie Erinnerungen an den Krieg?<br>c) Was war das erste Auto, das Sie besaßen? |
| **Familien- und Karriere-jahre** | *Kinder:*<br>a) Haben Sie Kinder? Wie viele?<br>b) Was machte Ihre Kinder glücklich?<br>c) Können Sie sich an eine lustige Erinnerung im Zusammenhang mit Ihren Kindern erinnern?<br>d) Was war für Sie das Schönste daran, Vater/Mutter zu sein?<br><br>*Beruf:*<br>a) Was waren/sind Sie von Beruf?<br>b) Wie sind Sie gerade in dieser Branche gelandet? |

| | |
|---|---|
| **Familien- und Karriere-jahre** | *Schlüsselereignisse:*<br>a) Haben Sie jemals an einem großen internationalen Ereignis teilgenommen (Weltmeisterschaften, Olympiaden etc.)?<br>b) Was war die schönste Reise, die Sie je gemacht haben?<br>c) Haben Sie je Klassentreffen besucht? An welches erinnern Sie sich am besten? Ist Ihnen dabei aufgefallen, ob und in wie fern Sie sich seit der Schulzeit verändert haben? |
| **Zusammenfassende Fragen** | a) Was war für Sie bisher das bereicherndste Erlebnis in Ihrem Leben?<br>b) Für welche Dinge in Ihrem Leben sind Sie am dankbarsten? |

| Fragen für das Lebensherausforderungsinterview nach Rybarczyk und Auerbach[2] | |
|---|---|
| **Kindheitsjahre** | *Das Leben zu Hause:*<br>a) Sind Sie in einer großen Familie aufgewachsen? (Falls ja: Das kann eine Herausforderung sein. Wie haben Sie das Beste daraus gemacht?)<br>b) Welche Regeln waren für Ihre Eltern besonders wichtig?<br>c) Haben sie auf irgendeine Art und Weise von diesen Regeln profitiert?<br>d) Hatten Sie als Kind vor irgendetwas Angst, worüber Sie heute lachen, wenn Sie daran zurückdenken? Wie haben Sie diese Angst überwunden?<br>e) Musste Ihre Familie mit weniger auskommen als die Familien in der Nachbarschaft?<br>f) Wie hat der Zweite Weltkrieg Ihre Familie beeinflusst?<br>g) Hat Ihre Familie sich etwas einfallen lassen müssen, um besser durchzukommen?<br>h) Erinnern Sie sich an die Rationierung? Welche Opfer mussten Sie bringen? Waren Sie Selbstversorger?<br>i) Hat Ihre Familie irgendwelche Naturkatastrophen erlebt? (Feuer, Überschwemmungen, etc.) Wie sind Sie und Ihre Familie damit zurechtgekommen?<br><br>*Eltern und andere Erwachsene:*<br>a) Welche positiven Werte und Ideale haben Ihre Eltern Ihnen vermittelt?<br>b) Musste Ihre Familie hart arbeiten, um durchzukommen?<br>c) Welche Lektionen haben Sie von Ihren Eltern gelernt?<br><br>*Hobbys und Interessen:*<br>a) Erinnern Sie sich daran, wie Sie das Fahrradfahren erlernt haben? Wie war das?<br>b) Wie haben Sie es geschafft, sich zu amüsieren, ohne all die Spiele und Spielzeuge, die die Jugendlichen heutzutage haben?<br>c) Gab es, als Sie ein Kind waren, irgendwelche Sportarten, Spiele oder Fertigkeiten, für die Sie besonders hart trainiert haben, um gut darin zu werden? |

2 © Rybarczyk und Auerbach (1990); © dt. Version aus Rybarczyk et al. (2013, S. 82–84). Abdruck erfolgt mit freundlicher Genehmigung von Springer Science + Business Media.

| | |
|---|---|
| **Kindheits-jahre** | *Leben auf dem Land:*<br>a) Gab es viele Aufgaben, die Sie täglich für Ihre Eltern zu verrichten hatten? Welche war Ihre Lieblingsaufgabe? Welche mochten Sie am wenigsten? Was haben Sie unternommen, um es sich so angenehm wie möglich zu machen?<br>b) Erinnern Sie sich daran, dass Sie während eines schlechten Jahres besonders hart arbeiten mussten?<br>c) Wie war es, bei schlechtem Wetter arbeiten zu müssen?<br>d) Früher gab es weniger Landwirtschaftsmaschinen. Wie haben Sie dennoch die ganze Arbeit geschafft?<br><br>*Leben in der Stadt:*<br>a) Inwiefern haben sie in der Stadt gelernt, mit anderen Leuten auszukommen?<br>b) Gab es Orte in der Stadt, die Sie gemieden haben, weil sie zu gefährlich waren? |
| **Jugend-jahre** | *Schule:*<br>a) Wie haben Sie Ihre Fähigkeiten und Talente in der Schule entdeckt?<br>b) In welchem Schulfach waren Sie am besten? Was machte Sie gut darin?<br>c) Haben Sie in Ihrer Schulzeit irgendeinen besonderen Erfolg erreicht?<br><br>*Freunde:*<br>a) Wie haben Sie es geschafft, Freunde zu finden?<br>b) Gab es irgendwelche Hindernisse, die Sie beim Kontakt mit Gleichaltrigen überwinden mussten? Zum Beispiel, kleiner zu sein als andere? Weniger sportlich zu sein als andere? Aus einer Familie zu stammen, die weniger reich war?<br>c) Wurden diese Unterschiede mit der Zeit weniger relevant? Erinnern Sie sich noch, wie Sie das geschafft haben?<br><br>*Sich verabreden:*<br>a) Waren Sie schüchtern gegenüber Mädchen/Jungen?<br>b) Hatten Sie Streit mit Ihren Eltern, wenn es ums Ausgehen ging?<br>c) Wer war der erste Freund/die erste Freundin, der/die Ihnen das Herz brach?<br>d) Waren Sie überrascht, als sie merkten, dass Sie darüber hinwegkamen? |

| | |
|---|---|
| **Jugend-jahre** | *Abenteuer:*<br>a) Können Sie sich an das erste Mal erinnern, als Sie für längere Zeit von zu Hause weg waren?<br>b) Benötigten Sie Zeit, um mit der neuen Situation zurechtzukommen?<br><br>*Heirat:*<br>a) Welche Schwierigkeiten gab es zu Beginn Ihrer Ehe? Wie haben Sie gelernt, mit den Unterschieden zu leben?<br><br>*Universität/erste Stelle:*<br>a) War Ihre erste Stelle anstrengend?<br>b) Was mussten Sie tun, um die Stelle zu bekommen?<br>c) Was mussten Sie tun, um an die Universität zu kommen?<br>a) Haben Ihre Eltern Sie finanziell unterstützt? Mussten Sie während des Studiums Geld verdienen?<br>d) Mussten Sie sich zwischen Familiengründung und Studium/Karriere entscheiden? War diese Entscheidung schwierig für Sie? Oder haben Sie beides gemacht?<br><br>*Meilensteine:*<br>a) Was mussten Sie tun, um Ihr erstes Haus kaufen zu können?<br>b) Was waren Ihre Erlebnisse während des zweiten Weltkriegs? Inwiefern haben diese Sie zu einem besseren oder stärkeren Menschen gemacht?<br>c) Gab es während der Kriegsjahre Menschen, durch die Sie sich inspiriert fühlten?<br>d) Inwiefern haben diese Menschen sie inspiriert? |
| **Familien- und Berufs-jahre** | *Kinder:*<br>a) Welche Werte wollen Sie Ihren Kindern weitergeben?<br>b) Welche unerwarteten Herausforderungen brachte das Elternsein mit sich? Wie haben Sie sich diesen gestellt?<br>c) Inwiefern hat sie das Mutter-/Vatersein zu einem besseren oder stärkeren Menschen gemacht?<br><br>*Beruf:*<br>a) Worin waren Sie besonders gut in Ihrem Beruf?<br>b) Gab es Berufswechsel, die Sie zu bewältigen hatten?<br>c) Haben Sie Sexismus am Arbeitsplatz erlebt? |

| | |
|---|---|
| **Familien- und Berufs- jahre** | d) Was waren die größten Herausforderungen beim Führen des Haushalts, während Ihr Ehemann/Ihre Ehefrau die meiste Zeit außer Haus war?<br>e) Was war herausfordernd an der Tatsache, dass Sie beide berufstätig waren?<br><br>*Schlüsselereignisse:*<br>a) Haben Sie sich in der Gemeinde oder in einer Organisation sozial engagiert?<br>b) Sind Sie jemals mit Ihrer Familie in einen fremden Ort gezogen? Wie war es, wieder von vorne zu beginnen? |
| **Zusammenfassende Fragen** | a) Was ist die größte Herausforderung, der Sie sich in Ihrem Leben stellen mussten?<br>b) Wenn jemand ein Buch über Ihr Leben schreiben sollte, was wären Dinge, die Sie als bemerkenswert herausstreichen würden?<br>c) Was war Ihr stolzester Moment?<br>d) Welche Schlüsselereignisse haben Ihr Leben geformt?<br>e) Wie würden Sie auf der Grundlage Ihrer Lebensereignisse Ihre Lebensphilosophie beschreiben? |

**Lebenslaufkurve 1**

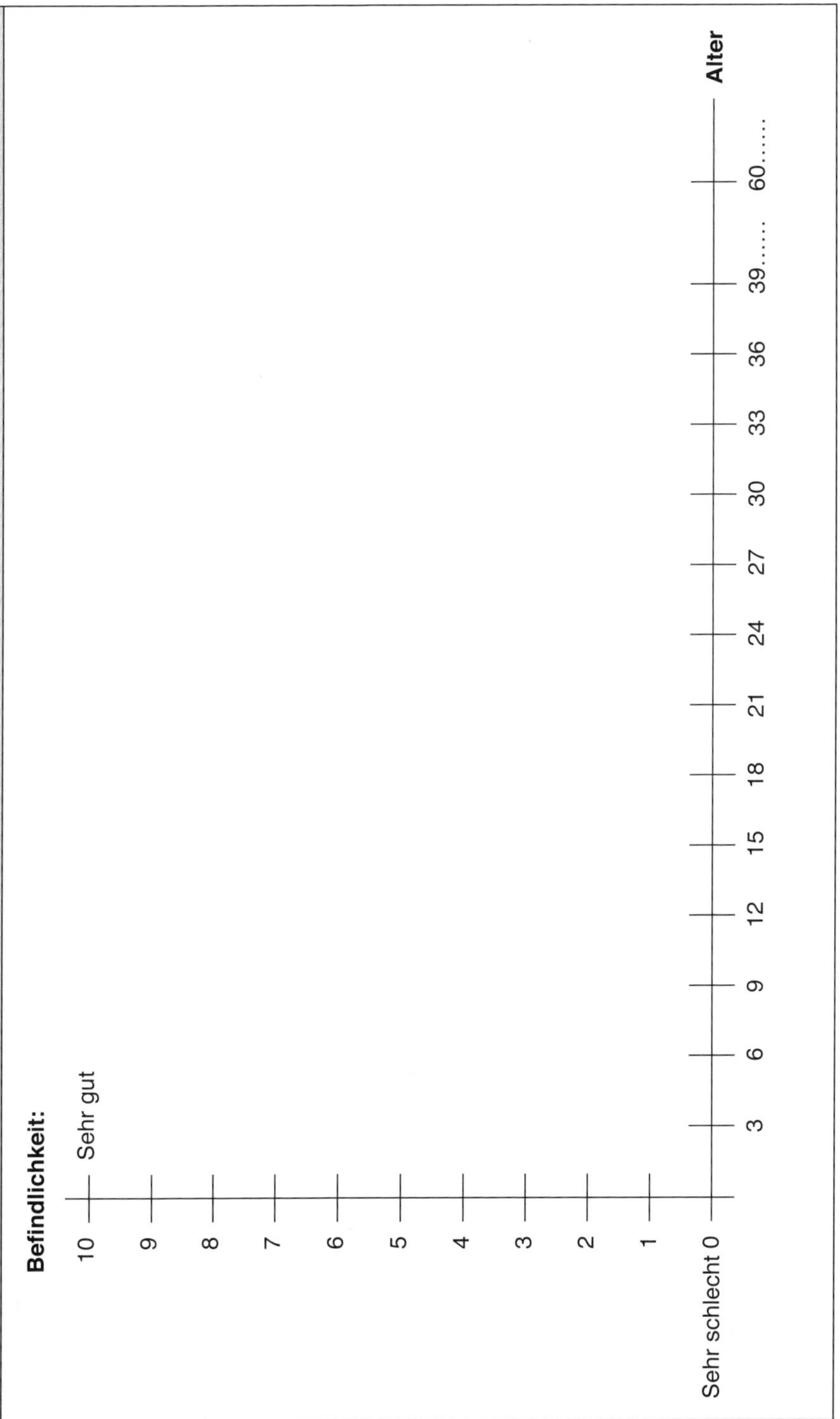

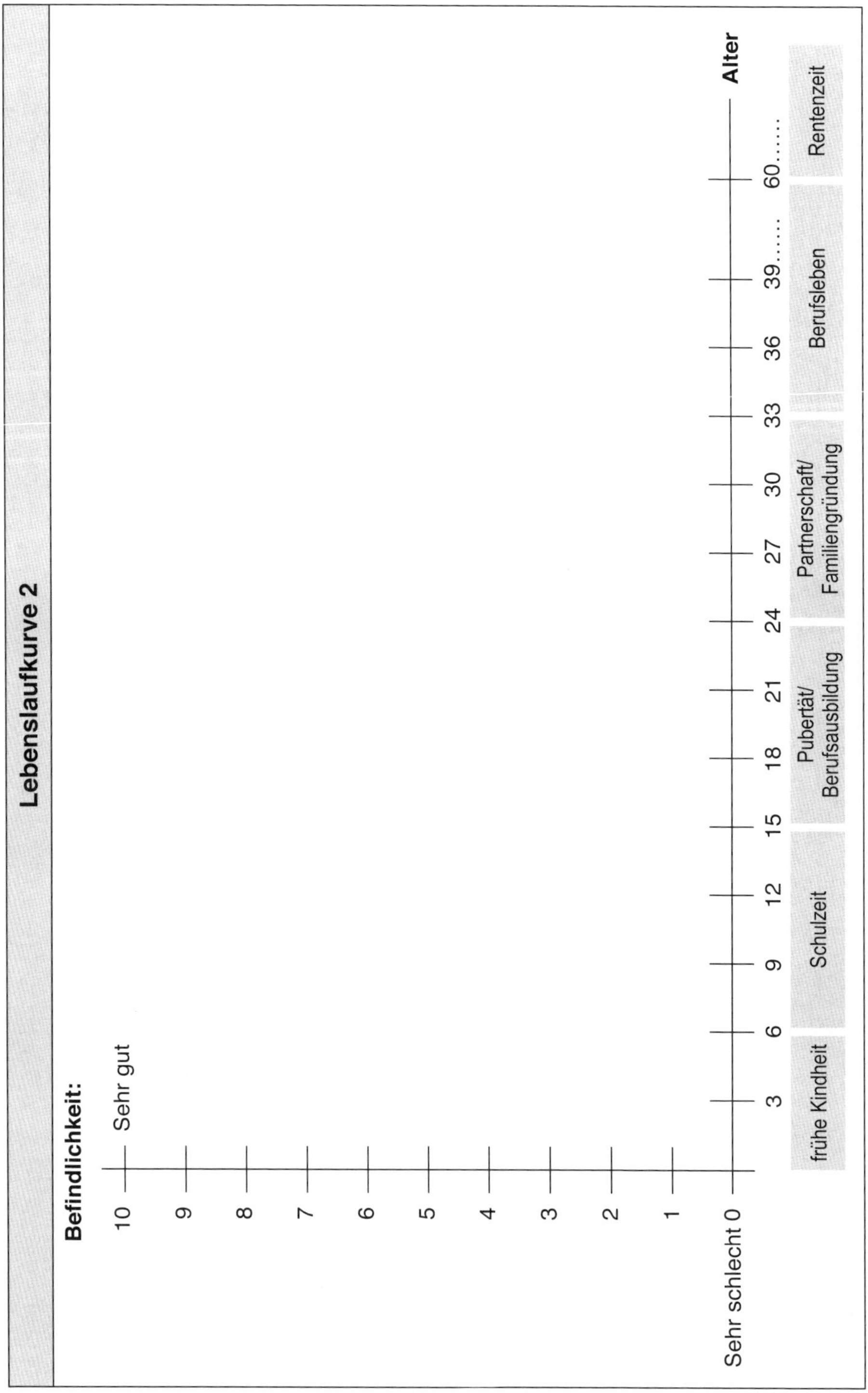
Lebenslaufkurve 2
Befindlichkeit:
Sehr gut
10
9
8
7
6
5
4
3
2
1
Sehr schlecht 0
3
6
9
12
15
18
21
24
27
30
33
36
39......
60......
Alter
frühe Kindheit
Schulzeit
Pubertät/
Berufsausbildung
Partnerschaft/
Familiengründung
Berufsleben
Rentenzeit

**Lebensrückblick zu wesentlichen Lebensthemen**

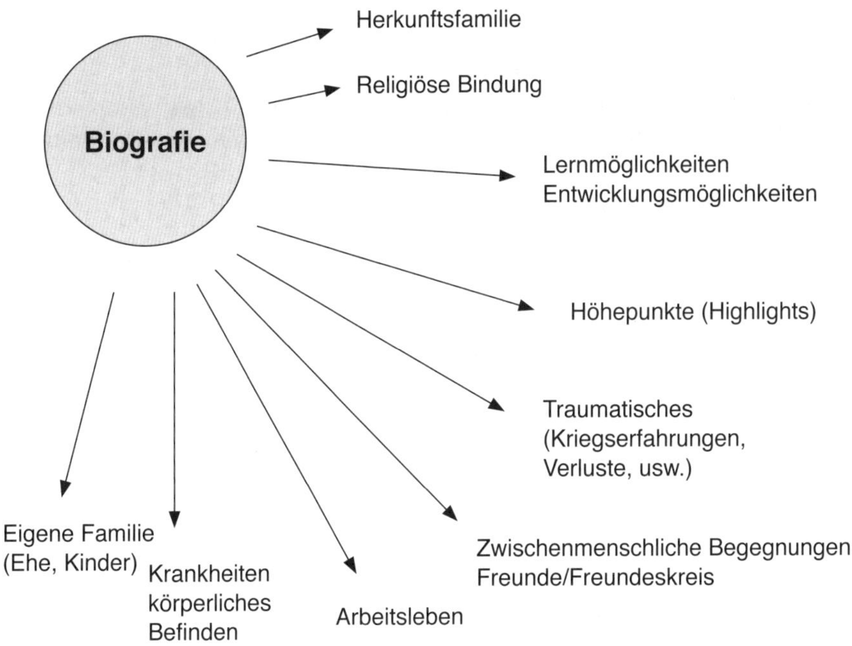

**Fragen zur Analyse von Skripts (in Anlehnung an Berne, 1983, S. 483–494)**

**Geburt/frühe Kindheit:**
- Welche Art von Leben haben Ihre Großeltern geführt?
- Wer war bei Ihrer Geburt anwesend?
- Wurden Sie nach jemanden benannt? Falls ja, nach wem?
- Wie hat man Sie als Kind genannt? Hatten Sie einen Kose- oder Spitznamen?
- Welche Position haben Sie in Ihrer Ursprungsfamilie?
- Haben Sie Geschwister? Wenn ja, wie viele?
- Wie haben Ihnen Ihre Eltern als Kind Regeln beigebracht (z.B. Tischmanieren, Sauberkeitserziehung)?

**Kindheit/Jugendzeit:**
- Welches Lieblingsmärchen (Lieblingsgeschichte, Lieblingsfigur, Lieblingslied) hatten Sie als Kind?
- Wer hat Ihnen die Geschichte vorgelesen bzw. davon erzählt?
- Welches Gefühl haben Ihnen Ihre Eltern, als Sie noch klein waren, vermittelt?
- Was haben Ihre Eltern, als Sie noch klein waren, zu Ihnen gesagt, wie Sie sich verhalten sollten?
- Hatten Ihre Eltern ein Lieblingsmotto? Wenn ja, welches?
- Was haben Ihnen Ihre Eltern zu tun beigebracht und was haben sie Ihnen zu tun verboten?
- Worüber haben Ihre Eltern in Ihrer Kindheit bei Tisch gesprochen?
- Wie haben Ihre Eltern reagiert, wenn es irgendwelche Schwierigkeiten gab?
- Haben Ihre Eltern irgendwelche Eigenheiten (Angewohnheiten, Marotten) gehabt?
- Gab es Streitigkeiten zwischen Ihren Eltern? Falls ja, warum?
- Wie haben sich Ihre Lehrer und Ihre Mitschüler Ihnen gegenüber in der Schule verhalten?

**Erwachsenenalter:**
- Haben Sie ein Lieblingstier? Wenn ja, welches?
- Welche Gefühle mögen Sie gerne und welche Gefühle beunruhigen Sie eher?
- Haben Sie jemals Alpträume gehabt?
- Was erleben Sie in Ihren Träumen? Erzählen Sie mir irgendeinen Ihrer Träume.

- Worüber sprechen Sie, wenn Sie mit guten Bekannten oder Freunden zusammen sind?
- Wie reagieren Sie üblicherweise, wenn Probleme auftreten?
- Wie reagiert Ihr Körper, wenn Sie nervös sind?
- Welchen Gesichtsausdruck haben Sie, wenn Sie auf Belastungen reagieren?
- Welche Gedanken gehen Ihnen sehr häufig durch den Kopf?
- Wie lange machen Sie sich bereits im Vorfeld Sorgen, bevor sich bestimmte Dinge ereignen?
- Wie lange denken Sie noch über Dinge nach, nachdem sie sich ereignet haben?
- Wie haben Sie Ihren Ausbildungsplatz, Ihr Studium, Ihr Arbeitsstelle ausgewählt? Was war dabei wichtig?
- Wie viele Kinder haben Sie bzw. möchten Sie haben?
- Wie oft waren Sie verheiratet?
- Hatten Sie jemals einen Geliebten/eine Geliebte?
- Haben Sie bestimmte Angewohnheiten (Vorlieben, Eigenheiten) im sexuellen Bereich?
- Worauf warten Sie im Leben? Was möchten Sie erreichen? Was möchten Sie mit Ihrem Leben anfangen?
- Wie wird Ihr Leben in fünf Jahren aussehen? Wie in 10 Jahren?
- Wie lautet Ihr Lebensmotto?
- Sehen Sie sich als einen Gewinner oder einen Verlierer? Wann sind Sie zu dieser Erkenntnis gekommen?
- Sind Sie jemals in psychiatrischer Behandlung, in einer Klinik gewesen?
- Haben Sie jemals einen Selbstmordversuch unternommen?

**Alter:**
- Wie wird Ihr Leben im Alter aussehen?
- Wie lange werden Sie leben? Wie kommen Sie gerade auf dieses Alter?
- Was für eine Inschrift würden andere Menschen auf Ihren Grabstein setzen und welche Inschrift würden Sie selbst auf Ihren Grabstein schreiben?
- Was wird von Ihnen bleiben, was werden Sie hinterlassen?

**Wahl des Therapeuten/der Therapeutin:**
- Warum haben Sie gerade mich als Therapeut/Therapeutin ausgewählt?
- Was haben Sie von dem Therapeuten/der Therapeutin gelernt, bei dem/der Sie vorher waren?
- Warum sind Sie von diesem Therapeuten/dieser Therapeutin weggegangen?
- Was soll Ihrer Meinung nach hier in der Therapie geschehen?

| Ergebnisse der Social Readjustment Rating Scale (nach Holmes & Rahe, 1967) | | |
|---|---|---|
| **Rang** | **Life Event** | **Durchschnittswerte** |
| 1. | Tod des Ehepartners | 100 |
| 2. | Scheidung | 73 |
| 3. | Trennung vom Ehepartner | 65 |
| 4. | Haftstrafe | 63 |
| 5. | Tod eines nahen Familienangehörigen | 63 |
| 6. | Eigene Verletzung oder Krankheit | 53 |
| 7. | Heirat | 50 |
| 8. | Verlust des Arbeitsplatzes | 47 |
| 9. | Aussöhnung mit dem Ehepartner | 45 |
| 10. | Pensionierung | 45 |
| 11. | Änderung im Gesundheitszustand eines Familienmitglieds | 44 |
| 12. | Schwangerschaft | 40 |
| 13. | Sexuelle Schwierigkeiten | 39 |
| 14. | Familienzuwachs | 39 |
| 15. | Geschäftliche Veränderung | 39 |
| 16. | Erhebliche Einkommensveränderungen | 38 |
| 17. | Tod eines nahen Freundes | 37 |
| 18. | Berufswechsel | 36 |
| 19. | Änderung in der Häufigkeit von Auseinandersetzungen mit dem Ehepartner | 35 |
| 20. | Aufnahme eines Kredits über 10.000 $ | 31 |
| 21. | Kündigung eines Darlehens | 30 |
| 22. | Veränderung im beruflichen Verantwortungsbereich | 29 |
| 23. | Kinder verlassen das Elternhaus | 29 |
| 24. | Ärger mit der angeheirateten Verwandtschaft | 29 |

| Rang | Life Event | Durchschnittswerte |
|---|---|---|
| 25. | Großer persönlicher Erfolg | 28 |
| 26. | Anfang oder Ende der Berufstätigkeit der Ehefrau | 26 |
| 27. | Schulbeginn- oder abschluss | 26 |
| 28. | Änderung des Lebensstandards | 25 |
| 29. | Änderung persönlicher Gewohnheiten | 24 |
| 30. | Ärger mit dem Vorgesetzten | 23 |
| 31. | Änderung von Arbeitszeit und -bedingungen | 20 |
| 32. | Wohnungswechsel | 20 |
| 33. | Schulwechsel | 20 |
| 34. | Änderung der Freizeitgewohnheiten | 19 |
| 35. | Änderung der kirchlichen Gewohnheiten | 19 |
| 36. | Änderung der gesellschaftlichen Gewohnheiten | 18 |
| 37. | Aufnahme eines Kredits unter 10.000 $ | 17 |
| 38. | Änderung der Schlafgewohnheiten | 16 |
| 39. | Änderung der Häufigkeit familiärer Kontakte | 15 |
| 40. | Änderung der Essgewohnheiten | 15 |
| 41. | Urlaub | 13 |
| 42. | Weihnachten | 12 |
| 43. | Geringfügige Gesetzesüberschreitungen | 11 |

# Sachregister

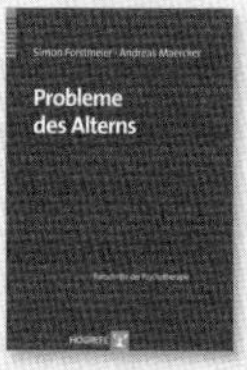



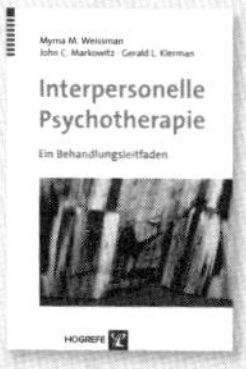



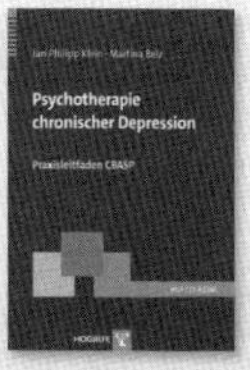



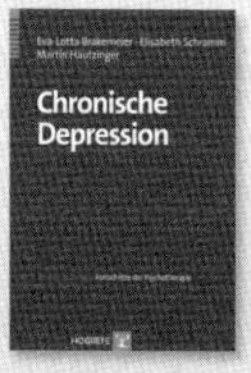



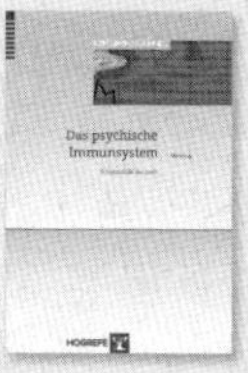



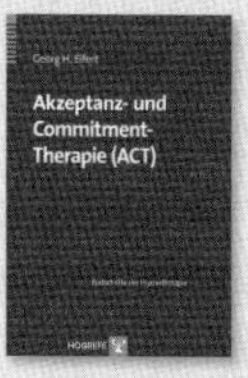